Rostro sin edad, Mente sin edad

NICHOLAS PERRICONE

Rostro sin edad, Mente sin edad

Elimina las arrugas & rejuvenece el cerebro

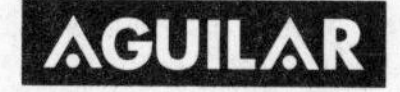

AGUILAR

Título original: *Ageless Face, Ageless Mind,* by Nicholas Perricone, M.D.

This translation published by arrangement with Ballantine Books, an imprint of Random House Publishing Group, a division of Random House, Inc.

De esta edición:
D.R. © 2008, Santillana USA Publishing Company, Inc.
2105 N.W. 86th Avenue
Doral, FL 33122
Teléfono: (305) 591-9522
www.alfaguara.net

Traducción: Rubén Heredia

Diseño de cubierta: Tatiana Sayig
Fotografía de cubierta: Erick Tucker
Adaptación de cubierta: Antonio Ruano Gómez
Diseño de interiores: Gerardo Hernández Clark

Primera edición: Octubre de 2008
Impreso en Estados Unidos by HCI Printing
Printed in the United States by HCI Printing

ISBN-13: 978-1-60396-214-8
ISBN-10: 1-60396-214-X

Agradecimientos

Anne Sellaro merece nuevamente una mención estelar en estos agradecimientos. Su incansable entusiasmo, esfuerzo, creatividad y visión como amiga, productora y colaboradora me siguen ayudando a compartir mi mensaje y misión con millones de personas en todo el mundo.

Quisiera extender un cálido agradecimiento a todos mis grandes amigos y colegas que me han asistido con generosidad, entre ellos Caroline Sutton, Gina Centrello, Libby McGuire, Tom Perry, Kim Hovey, Brian McLendon, Rachel Bernstein, Cindy Murray, Lisa Barnes, Christina Duffy y todo el personal de Ballantine, incluido su sobresaliente equipo de ventas.

A todos mis amigos y colegas por su continua dedicación y apoyo:

David Vigliano y el personal de Vigliano Associates

Tony Tiano, Lennlee Keep, Eli Brown y el equipo de Santa Fe Productions

Public Broadcasting Service (PBS-TV)

Doctor Harry G. Preuss, maestro del American College of Nutrition, expresidente del Certification Board for Nutrition Specialists

Colegio de Medicina Humana de la Universidad Estatal de Michigan
Personal de NV Perricone M.D. Tienda principal.
Personal de NV Perricone M.D. Ltd.
Ken Starr
Johanna Schlosser
Maria La Rosa
Dana Bledsoe
Edward Magnotti
Craig Weatherby
Sharyn Kolberg
Chim Potini
Mahnaz Badamchian
Terence Sellaro
Randy Hartnell y el equipo de Vital Choice
Nuestros socios de ventas Sephora, Nordstom, Neiman Marcus, Bloomingdale's, Saks Fifth Avenue, Henri Bendel, Belk & Parisian
Bob Terry y Judy Brown de Green Foods
Amy Weitz de InterHealth Nutraceuticals, Inc.
Mis padres
Mis hijos Caitie, Jeffrey y Nicholas, mi nuera Paige y mi nieto Nicholas Perricone III
Mis hermanos Jimmy, Laura, Barbara y June

Índice

PARTE CUATRO: ESTRATEGIAS ANTI-AGE PARA LA PIEL

PARTE CINCO: EL ESTILO DE VIDA ANTI-AGE

Introducción

Hace una década, cuando apareció *The Wrinkle Cure,* mi primer libro, se le consideró revolucionario porque revelaba la conexión entre la inflamación y el envejecimiento. Sin embargo, el tiempo pasó y el libro cumplió con su misión, pues el papel de la inflamación en el envejecimiento fue reconocido y aceptado por la comunidad científica. Desde entonces, he explorado muchos otros descubrimientos novedosos, entre ellos, el milagro del rejuvenecimiento celular, el cual nos muestra que podemos reconstruir nuestro cuerpo si empezamos en el nivel celular.

Sin embargo, en *Rostro sin edad, mente sin edad*, doy un paso gigante hacia el futuro. Por primera vez explico uno de los procesos cardinales del envejecimiento. Examino el proceso que crea los productos finales de glicación avanzada (*advanced glycation end products*), conocidos adecuadamente como AGE. También presento lo mejor y más revolucionario en el campo de la tecnología: una que ayudará a revertir los efectos de los AGE en cada sistema del cuerpo, así como la gran mayoría de las enfermedades a las que se consideró durante mucho tiempo como una parte "normal" del envejecimiento.

Los AGE están en el núcleo mismo del proceso de envejecimiento en todos los lugares donde se manifiesta, desde la piel hasta el cerebro. Los AGE son responsables de las arrugas, enfermedades cardiacas, diabetes y muchas cosas más, incluida la pérdida de memoria relacionada con la edad, e incluso, la enfermedad de Alzheimer. Por muchos años, la ciencia ha sabido sobre los AGE pero no hemos tenido intervenciones estratégicas efectivas para combatirlos, hasta ahora. Gracias a importantes descubrimientos recientes, ahora podemos controlar y evitar sus efectos nocivos. Primero, señalo los alimentos y recetas que detendrán e incluso revertirán la formación de AGE. Muy pronto, usted lucirá, se sentirá y pensará mejor al adoptar esta manera de comer. Incluyo también la información más reciente sobre suplementos que tienen el poder de ayudarle a lucir y a sentirse bien, sin AGE. Esto incluye un hallazgo tecnológico relacionado con el glutatión —el más poderoso, versátil e importante de los antioxidantes generados por el propio cuerpo— así como algunos sorprendentes descubrimientos sobre cómo la carnosina puede proteger sus ojos y cómo el resveratrol puede proteger contra casi cualquier enfermedad relacionada con la edad. También conocerá el Picnogenol®, un antioxidante único que es tan importante para la salud como el colágeno y la elastina de la piel. Éstos son sólo algunos de los maravillosos suplementos con los que contamos ahora para ayudarnos a contrarrestar los efectos destructivos de los AGE.

Pero los alimentos y suplementos son sólo una parte de las nuevas estrategias para combatir los AGE. Hoy, el rejuvenecimiento del cuerpo por medio de células madre derivadas de la piel es una realidad viable. Al principio, la terapia por células madre recibió mucha publicidad negativa. Esto se debía a que estas células se tomaban originalmente de fetos, lo cual planteó muchos problemas éticos y morales que aún siguen sin resolverse.

Sin embargo, ha ocurrido un gran cambio; hoy, la ciencia se ha desarrollado al grado de que las células madre pueden tomarse por medio de una técnica especial y pueden provenir de personas de cualquier edad, desde la infancia hasta la adultez.

Yo he tenido la afortunada oportunidad de trabajar al lado de los científicos que encabezan esta nueva tecnología de células madre e investigo sus beneficios potenciales para mis pacientes y lectores de todo el mundo.

En los capítulos siguientes, usted descubrirá cómo esta increíble tecnología puede revertir el daño causado por los AGE para rejuvenecer la piel, y cuando sea necesario, cómo puede ser utilizada para combatir desde las enfermedades autoinmunes hasta la diabetes.

Esto es ciencia en su aspecto más innovador y satisfactorio, información tan nueva, fresca, emocionante y avanzada como la que se encontraba en *The Winkle Cure* hace una década.

Acompáñeme en este emocionante viaje mientras yo traduzco esta magia en aplicaciones prácticas para un rejuvenecimiento total del cuerpo y la mente.

Doctor Nicholas Perricone,
Madison, CT

Parte uno

El secreto de los age

1. Los productos finales de glicación avanzada (AGE)

Es un hecho universal que la gente de todo el mundo desea lucir y sentirse lo mejor que puede, sin importar su edad cronológica.

Quizá usted piense que para motivar a las personas a que se cuiden mejor basta con enseñarles que comer de manera correcta y seguir un estilo de vida saludable prolongará la calidad y duración de su vida y ayudará a evitar enfermedades degenerativas como el Alzheimer y el cáncer, y a combatir problemas de la vista, enfermedades cardiacas, diabetes, obesidad o artritis. Por desgracia, en el mundo de hoy, el mensaje suele caer en oídos sordos.

No obstante, suele ser la vanidad lo que las salva. Cuando la gente oye que puede modificar su *apariencia*, reducir y evitar arrugas profundas y piel flácida, perder grasa corporal, mantener su masa muscular e incrementar su energía y desempeño atlético, todo de manera radical, empieza a interesarse mucho. Aunque a menudo se le percibe como un rasgo superficial, la vanidad es en realidad uno de los mayores motivadores humanos, y ninguna enseñanza o predicación sobre la salud puede siquiera compararse con sus poderes transformadores.

Y eso es bueno, pues nuestra apariencia física no es sólo una cuestión de estética o atractivo. Nuestra piel y apariencia exterior reflejan con gran precisión lo que nos ocurre por dentro: el estado de nuestros órganos internos, nuestros niveles hormonales y nuestra fisiología en general.

¿A qué se debe eso? ¿Qué ocurre en nuestro exterior que refleja tan bien nuestro interior?

Lo que ocurre es que formamos AGE, los cuales —para expresarlo con sencillez— se encuentran entre las sustancias conocidas por la ciencia que más aceleran el envejecimiento.

LO QUE NOS DICEN LAS ARRUGAS

Algunas arrugas nos dicen que hemos tenido una vida dura. Algunas nos dicen que hemos pasado demasiado tiempo bajo el sol. Algunas nos dicen que estamos envejeciendo y otras que hemos heredado el rostro de algún abuelo. Pero *todas* las arrugas nos dicen que las líneas profundas y la piel floja que vemos son, en parte, productos secundarios de un proceso conocido como *glicación* (o glicosilación). La glicación ocurre cuando una molécula de glucosa (azúcar) se adhiere a una molécula de proteína sin la influencia de las enzimas, esas proteínas que aceleran el ritmo de las reacciones químicas. En términos científicos, estas uniones de azúcar con proteína reciben el nombre de AGE, un acrónimo muy adecuado del término completo en inglés: *advanced glycation end products* (productos finales de glicación avanzada).

Aunque la piel arrugada es una de las manifestaciones visibles de los AGE, la mayoría de las enfermedades degenerativas tiene alguna influencia de las reacciones de glicación nocivas. Estas reacciones resultan en daños mayores al cuerpo, incluido el endurecimiento de las arterias; la aterosclerosis (obstrucción, estrechamiento y endurecimiento de los vasos sanguíneos); la formación de cataratas; daños neurológicos; complicaciones de la diabetes; y una piel arrugada y flácida. En otras palabras, la formación de los AGE es responsable de un serio daño al cuerpo, tanto en el interior como en el exterior.

CRUZAR LA BARRERA DE LOS AGE

Durante años, los científicos pensaron que no había manera de revertir los efectos de los AGE. Trataron de crear medicamentos *antiglicantes*, todos los cuales han demostrado ser inefectivos o potencialmente peligrosos.

Es por eso que este libro es tan importante. Por primera vez, usted leerá sobre estrategias revolucionarias para detener y evitar el daño que pueden provocar los AGE. *Rostro sin edad, mente sin edad* le enseña cómo revertir de manera holística los daños visibles a la piel —arrugas, flacidez y pérdida de tono y contorno— así como los daños internos e invisibles en todos los sistemas del cuerpo, incluida la pérdida de memoria relacionada con la edad. También aprenderá:

- cómo se forman los AGE dentro del cuerpo y resultan en un serio daño a la piel y a todos los sistemas de órganos;

- cómo los AGE están tan difundidos en los alimentos procesados y son tan nocivos como las grasas de tipo trans y el jarabe de maíz alto en fructosa;

- cómo no sólo los alimentos, sino la manera en que están preparados influye en el proceso de glicación. También aprenderá los mejores métodos de cocina para evitar su formación;

- cómo compensar el mecanismo de formación de los AGE con suplementos nutricionales seguros, efectivos y bien dirigidos que evitarán el proceso de glicación justo en el momento en que ocurre, por ejemplo, al comer dulces o carnes a la parrilla; y,

- cómo los AGE ayudan a crear y exacerbar los efectos perjudiciales de la inflamación —hoy, un concepto conocido por quienes han leído mis libros—, y quizá lo más importante, cómo puede usted controlar y revertir muchas de sus consecuencias negativas.

En este libro, presento un suplemento que puede salvar su sentido de la vista y una potente bebida que puede desintoxicar su organismo, aún cuando haya ingerido demasiado alcohol. Aprenderá qué comer (y sobre todo, qué no comer) y cuán importantes pueden ser ciertos tipos de ejercicio para evitar el proceso de formación de los AGE. Y descubrirá cómo la revolucionaria ciencia de las células madre embrionarias ha sido usada para desarrollar fórmulas de medicamentos tópicos (locales) que evitan que los AGE le hagan lucir más viejo de lo que es en realidad.

Aunque mi punto de partida siempre está en desarrollar y mantener una piel lozana, bella y saludable, al controlar y revertir los AGE, hoy podemos obtener enormes beneficios adicionales. Podemos:

- evitar la resistencia a la insulina, condición precursora del síndrome metabólico;
- evitar la diabetes y ayudar a aliviar sus síntomas en personas diabéticas;
- controlar el proceso que conduce a la enfermedad de Alzheimer;
- evitar las enfermedades vasculares;
- proteger la retina y preservar la vista;
- evitar las enfermedades renales y el mal funcionamiento de los riñones;
- evitar las cataratas;

- detener la pérdida de memoria y la reducción del poder cerebral (neurodegeneración);
- evitar las enfermedades cardiovasculares; y,
- evitar la inestabilidad cromosómica que conduce al cáncer.

Tras décadas de investigación, por fin nos acercamos a resolver el misterio de cómo evitar de manera segura y efectiva los efectos letales y deformantes de los AGE.

LOS AGE ACELERAN EN EL ENVEJECIMIENTO

La medicina occidental se divide en cientos de especialidades diferentes. El neurólogo estudia y trata el cerebro; la materia central del dermatólogo es la piel, el pelo y las uñas; la del oftalmólogo, los ojos; la del gerontólogo, el envejecimiento; la del cardiólogo, el corazón; etcétera. Sin embargo, los AGE trascienden la enorme diversidad de especialidades médicas y su estudio nos obliga a crear tratamientos en verdad holísticos. Aunque no hay una causa única del envejecimiento, las diferentes vías que conducen a él —incluidas la inflamación, el desequilibrio de la insulina y los AGE— están interconectadas de manera muy cercana. Las tres son participantes principales en el deterioro físico y mental que suele acompañar el envejecimiento y que se acelera con cada década.

La razón de esto es el simple hecho de que nuestro cuerpo se componte básicamente de proteínas, y éstas son responsables del funcionamiento diario del cuerpo. Los AGE son muy destructivos para ellas. Cuando la integridad de la proteína corporal se encuentra bajo amenaza o sufre daño, se produce un impacto significativo tanto en el funcionamiento como en la apariencia del cuerpo.

A medida que envejecemos, la proteína de nuestro cuerpo comienza a deteriorarse. Esto se debe en gran parte a los efectos dañinos de los aldehídos, una combinación altamente reactiva de compuestos químicos y azúcar. Los aldehídos producen daño al acumularse en el cuerpo y provienen de diversas fuentes, como la ingesta de alcohol, el tabaquismo, el humo vehicular e incluso la candidiasis crónica.

Los aldehídos también disminuyen la producción de energía al inhibir la coenzima A, que está presente en todas las células vivas y es esencial para el metabolismo de los carbohidratos, las grasas y algunos aminoácidos. La exposición continua a los aldehídos también produce numerosas señales y síntomas del envejecimiento, incluidas las enfermedades cardiacas y las cataratas, además de tener efectos nocivos en el funcionamiento del cerebro.

CÓMO SE FORMAN LOS AGE

Todo empieza con el azúcar. Todas las moléculas de azúcar pueden ser lineales (piensa en un trozo de cuerda recta sobre una mesa) o circulares (al unir ambos cabos). En un pH (equilibrio ácido-alcalino) corporal normal, la mayor parte de nuestra glucosa es circular. Esto es bueno, pues es más estable. Por desgracia, el resto de la glucosa está en forma recta o lineal, que es reactiva en extremo. Es esta glucosa lineal la que se pega a nuestras proteínas. A esta unión se le llama *entrecruzamiento*, término que aparece una y otra vez en las investigaciones sobre los AGE. El entrecruzamiento o *glicación* es el resultado de los AGE. A estos tres términos —entrecruzamiento, glicación y AGE— se les suele emplear como sinónimos, pues cada uno describe el resultado final de la formación de los AGE. En otras palabras, el entrecruzamiento o la glicación de las proteínas desemboca en la formación de los productos finales de glicación avanzada.

Para visualizar este proceso en acción, imagina que construyes una escalera. Empieza por las piezas laterales largas y una caja llena de piezas transversales cortas que servirán como peldaños de la escalera. Las piezas laterales largas representan las proteínas; las cortas, el azúcar (glucosa).

Cuando comenzamos, las dos piezas laterales largas de la escalera no están conectadas por ningún travesaño. En otras palabras, las proteínas de nuestro cuerpo fluyen en libertad, con mucho espacio entre ellas para agua.

Ahora tomamos las dos piezas laterales largas de la escalera y añadimos un *travesaño*. El travesaño (azúcar) acaba de conectar o *entrecruzar* a dos proteínas, lo cual las hace más rígidas, menos flexibles y menos libres para fluir. A medida que pasan los años, más y más travesaños de azúcar se añaden a las piezas laterales de proteína, y esto las hace más rígidas.

Como puede imaginar, una vez que la escalera ha sido construida al conectar los travesaños de azúcar con las piezas laterales de proteína, dentro de la escalera hay mucho menos espacio para agua que cuando las dos piezas laterales no están conectadas. Esto es lo que crea el serio problema de las proteínas alteradas. Una vez que se ha alterado la estructura y el funcionamiento de las proteínas, éstas ya no pueden cumplir de manera efectiva con sus funciones tan importantes.

SALVA TUS PROTEÍNAS

La degradación y el mal funcionamiento de las proteínas es una de las principales causas del envejecimiento, y puede ser resultado de ataques a las proteínas por otras moléculas. Si la glicación se sale de control, muchas proteínas que son de vital importancia para el buen funcionamiento del cuerpo se degradan o destruyen. Nuestra capacidad natural para protegernos de la glicación disminuye con la edad, lo cual a su vez conduce a un aumento en los daños de la glicación. Una enzima importantísima para la protección contra la glicación es la glioxalasa 1. Al usar un sistema modelo con *Caenorhabditis elegans*, un tipo de gusano nemátodo estudiado exhaustivamente en el campo de la extensión de la vida, el profesor Paul Thornalley de la Universidad de Warwick y sus colaboradores de la Universidad de Heidelburg han mostrado por primera vez que, al aumentar los niveles de glioxalasa 1, puede reducirse el proceso de glicación, y con ello, extender la vida hasta en 40 por ciento. De manera similar, al reducir las cantidades de la enzima han acortado el tiempo de vida de los nemátodos. Yo concuerdo con la conclusión de

Thornalley: "Esto implica que la glicación promueve múltiples tipos de daño proteínico durante el envejecimiento".

Por supuesto, los humanos somos bastante diferentes de los nemátodos. Sin embargo, cualquier sustancia que pueda deshacer el incalculable daño de los AGE merece investigaciones adicionales.

LOS AGE DENTRO Y FUERA

El primer paso en la prevención es entender por qué se forman estos AGE y de dónde vienen. Los AGE pueden ser de dos tipos: exógenos —producidos fuera del cuerpo— o endógenos —producidos dentro de él.

LOS AGE DEL INTERIOR

Como sabemos, los AGE se forman cuando una molécula de azúcar se une a una proteína sin la acción controladora de una enzima. Los científicos llaman a esto *reacción no enzimática*. Las proteínas son los ladrillos básicos de la vida. Están compuestas de aminoácidos, constituyen una gran parte de los tejidos corporales y son necesarias para la estructura, el funcionamiento y la regulación de las células, los tejidos y los órganos del cuerpo. Cada proteína tiene funciones únicas. Pueden actuar como hormonas (algunas hormonas producidas por las glándulas endocrinas son proteínas o péptidos; otras son esteroides), enzimas, anticuerpos, componentes estructurales o moléculas de señalización. Las enzimas, por ejemplo, son proteínas producidas por células vivientes que facilitan reacciones químicas o metabólicas específicas en todo el cuerpo. Un anticuerpo es una proteína producida por el sistema inmunológico del cuerpo, que reconoce y ayuda a combatir infecciones y otras sustancias extrañas en el cuerpo. Un colágeno es una fibra proteínica insoluble y estructural que forma los principales componentes del tejido conjuntivo (piel y cartílago), con lo cual proporciona soporte a los huesos, tendones y piel.

En el momento en que el azúcar se adhiere a la proteína, se echa a andar un pequeño mecanismo que produce inflamación. Por ejemplo, cuando estas moléculas de azúcar se adhieren a proteínas de colágeno, se forman arrugas a medida que la inflamación produce enzimas para descomponer el colágeno. Este proceso también causa el entrecruzamiento descrito con anterioridad, lo cual convierte al colágeno, antes suave y flexible, en una materia dura y rígida, algo similar a lo que ocurre cuando usted deja un guante bajo la lluvia.

Los AGE endógenos se producen cuando ingerimos azúcar y alimentos que se convierten rápido en azúcar, como carbohidratos de alto índice glucémico, incluidas las papas, pasteles, panes, pastas, bizcochos y frituras. Estos alimentos causan elevaciones súbitas en los niveles de azúcar, lo cual produce brotes de inflamación y liberación de insulina en el torrente sanguíneo. Este azúcar se adhiere a las proteínas de nuestro cuerpo, lo cual deriva en la formación de los AGE, verdaderas fábricas de *radicales libres* (los radicales libres son la fuerza principal detrás de nuestra vieja enemiga, la inflamación).

Estas *cadenas de azúcar* pueden formarse por todo el cuerpo a medida que envejecemos. La molécula de azúcar se adhiere al colágeno, que se encuentra en nuestras arterias, venas, huesos, ligamentos e incluso en nuestro cerebro, lo que provoca la falla de los sistemas de órganos y el deterioro del cuerpo. También se han encontrado AGE en otras proteínas del cuerpo, incluido el líquido intersticial (cualquier material producido por las células y segregado en el medio circundante), el cerebro, el cartílago que hay entre las articulaciones, los riñones y el cristalino de los ojos, donde su acumulación conduce al entrecruzamiento con proteínas que desempeñan un papel principal en la formación de las cataratas.

Los AGE se acumulan poco a poco con el paso del tiempo. A medida que envejecemos, este proceso continuo y destructivo daña las proteínas esenciales del cuerpo. Como la estructura y el funcionamiento de las proteínas han sido alterados, ya no pueden cumplir con sus funciones tan fundamentales. Para evitar este proceso, necesitamos mantener niveles estables de azúcar en la sangre y la insulina. Una manera de hacerlo es evitar, en la medida de lo posible, los alimentos y bebidas con azúcar y almidón. En capítulos posteriores, usted aprenderá qué nutrimentos y suplementos nutrimentales pueden ayudarle a mantener niveles sanos de azúcar en la sangre y evitar la formación de los AGE.

LOS AGE DEL EXTERIOR

Y por si no tuviésemos suficiente con producir AGE en el interior de nuestro cuerpo, también consumimos AGE en nuestros alimentos. Estudios recientes han demostrado que ciertos alimentos son importantes fuentes exógenas de AGE altamente reactivos. Los métodos modernos de procesamiento de los alimentos, en especial el calentamiento de los azúcares con proteínas o grasas, acelera su formación. Los alimentos fritos y procesados promueven su formación, al igual que los dorados, ya sean carnes, granos de café o nueces. Los panes muy dorados también se incluyen aquí.

Cuando el azúcar (glucosa) reacciona con los aminoácidos de las proteínas, crea unas estructuras entrecruzadas de color pardo. A este proceso se le conoce como *reacción de Maillard* (o dorar), descrita por primera vez por Louis Maillard en 1912. Tostar una rebanada de pan o asar un pavo hasta que adquiera un tono dorado oscuro produce la reacción de Maillard, la cual oscurece y endurece los alimentos. La reacción de Maillard es una parte importante de varios tipos de procesamiento de alimentos. Muchos de sus efectos, que incluyen los aromas acaramelados y los colores ricos, dorados y oscuros, son lo que hace de esa comida algo tan deseable. En las décadas recientes, los fabricantes de alimentos han usado este conocimiento para realzar el sabor de los alimentos naturales al incorporarles AGE sintéticos. Esto ha provocado un gran incremento en el contenido de AGE de los alimentos durante los últimos 50 años, y estos AGE pueden ser tan dañinos como otros ingredientes cuyos efectos nocivos conocemos hoy, incluidas las grasas del tipo trans, los conservadores químicos y el jarabe de maíz alto en fructosa. Aún cuando los fabricantes saben que muchos de estos aditivos y métodos de preparación son en extremo perjudiciales para nuestra salud, se rehúsan a tomar medidas.

Un perfecto ejemplo de esto es el fiasco de las grasas trans. Ha sido sólo gracias a la conciencia y protesta del público que algunos fabricantes hoy empiezan a retirar las grasas trans en sus productos. Por desgracia, algunos de los mayores usuarios de las grasas trans son fabricantes de alimentos como galletas y panes dulces, que están dirigidos a los niños. Muchas cadenas de comida rápida hoy anuncian que han encontrado nuevos ingredientes para freír sus papas y aros de cebolla, aunque no todas han empezado ya a usarlos. A finales de 2006, el Consejo de Salubridad de la Ciudad de Nueva York votó para convertir a Nueva York en la primera ciudad en prohibir el uso de las dañinas grasas trans artificiales en los restaurantes, entre los que se cuentan elegantes *bistros*, pizzerías de barrio y panaderías grandes y pequeñas. Aunque estos son pasos en la dirección correcta, todo lo que han logrado es que muchos alimentos, como las donas y las papas fritas, se vuelvan un poco menos nocivas al retirarles las grasas trans. Sin embargo, estos alimentos aún promueven la formación de AGE y aún causan un gran daño a nuestro cuerpo.

Aunque la reacción Maillard proporciona un sabor y un aroma muy deseable, también reduce las propiedades nutritivas de los alimentos, con lo cual afecta la disponibilidad de proteínas al destruir el contenido vitamínico e inhibir las enzimas digestivas. Además promueve la formación de sustancias con potencial tóxico que pueden causar alteraciones en el ADN celular. Estos compuestos mutagénicos, que originan cambios permanentes en el material genético de cada célula viviente, pueden ser carcinogénicos, otra razón de peso para elegir alimentos en su estado más natural, menos procesado.

Cuando procesamos las papas para hacerlas *a la francesa* o fritas, usamos aceite calentado a una temperatura muy alta. En verdad, la mayor parte de los alimentos chatarra y de las botanas populares se preparan utilizando sólo temperaturas extremadamente altas, lo cual conduce a la formación de AGE y de las toxinas causantes de mutaciones genéticas, conocidas como carcinógenos. También se añade azúcar a las papas fritas y a los panes para acelerar el proceso de dorado, lo cual, por desgracia, también acelera la formación de los AGE.

Pero cocinar con altas temperaturas las proteínas no es lo único que genera AGE. Cocinarlas a bajas temperaturas también puede producirlos. Cocinar los alimentos por periodos largos, como cuando se asan a fuego lento, cuando se asan carnes a las brasas o cuando se caramelizan cebollas y otras verduras o frutas en una sartén, también conduce a la formación de AGE.

Pero, si no debemos cocinar alimentos a temperaturas altas ni bajas, ¿qué nos queda? Por fortuna, hay cosas que podemos hacer para disfrutar de alimentos deliciosos y libres de AGE. Por ejemplo, si queremos *dorar* algo, podemos asar a la sartén vegetales como las cebollas hasta que se hagan transparentes pero sin dorarlas al grado de caramelizarlas. Y, como usted lo verá más adelante, al marinar y/o enlardar la mayoría de los alimentos antes o al momento de cocinarlos, podemos reducir en forma considerable la cantidad de AGE que se produce.

EL ARGUMENTO EN CONTRA DE LAS ALTAS TEMPERATURAS

Como hemos visto, no sólo las carnes asadas al carbón causan la formación de AGE. Cocinar los vegetales a altas temperaturas, sobre todo los que son ricos en almidón, como las papas, también puede crear un carcinógeno conocido como *acrilamida*. La acrilamida es una sustancia química que se genera en los alimentos cuando los almidones y otros carbohidratos se sobrecalientan (a más de 120° C) al momento de cocinarlos. La acrilamida también se utiliza en procesos como la fabricación de papel, el tratamiento de minerales, la producción de telas de prensado permanente, la fabricación de tinta y el tratamiento de aguas negras.

Aunque la mayoría de los consumidores no conoce la acrilamida, tanto la Administración de Alimentos y Medicamentos de Estados Unidos (FDA) como La Organización Mundial de la Salud (OMS) han prestado mucha atención al problema de la presencia de acrilamida en los alimentos. De acuerdo con la FDA, científicos de todo el mundo tratan de determinar con exactitud cómo se forma la acrilamida en los alimentos. Richard Stadler, del Centro de Investigaciones Nestle en Lausana, Suiza, y Donald Mottram, de la Universidad de Reading en el Reino Unido, informaron en la gaceta *Nature* que habían descubierto que la reacción de Maillard puede explicar cómo se forma la acrilamida en los alimentos. Descubrieron que el aminoácido asparagina tiene el potencial de convertirse en acrilamida durante la reacción de Maillard. Esto ocurre a temperaturas superiores a los 100° C.

Los científicos han descubierto que tanto las papas fritas crujientes —sobre todo las muy doradas— como las papas a la francesa contienen niveles peligrosamente altos de acrilamida, y que existe un fuerte vínculo entre el consumo de acrilamida y el riesgo de desarrollar cáncer. Investigadores de la FDA han encontrado que la acrilamida daña el ADN y las proteínas celulares. Tal daño suele ser el primer paso hacia el cáncer, pues puede propiciar mutaciones que convierten las células en tumores.

La acrilamida parece no estar presente, o sólo estarlo en niveles no detectables, en los alimentos crudos.

Aunque todo indica que los métodos de cocina como freír, asar a las brasas o a la parrilla y hornear a altas temperaturas pueden favorecer la formación de acrilamida, los niveles producidos varían mucho entre diferentes productos y entre lotes de producción de los mismos productos alimentarios. Sin embargo, un hecho queda claro: hasta ahora, la información indica que hervir los alimentos no promueve una formación cuantificable de acrilamida. Por fortuna, como usted verá más adelante en este libro, existen muchos otros maravillosos métodos y estrategias de cocina que evitan la formación de acrilamida, entre ellos, cocinar con líquidos, como en el escalfado y el cocido al vapor, y marinar los alimentos antes de cocinarlos.

En el siguiente capítulo descubrirá cómo reconocer y evitar los alimentos que promueven los AGE, los cuales son peligrosos para su mente, cuerpo y apariencia.

2. Encuentre los AGE en sus alimentos

De acuerdo con los doctores Melpomeni Peppa, Helen Vlassara y Jaime Uribarri, colaboradores de *Clinical Diabetes*, la gaceta de la American Diabetes Association, una proporción significativa de los AGE —hasta 10 por ciento— proviene de los alimentos. El resto se forma en el interior del cuerpo, tal como se describió en el capítulo anterior.

Otro estudio, publicado en *Journal of Gerontology: Medical Sciences* en abril de 2007, resultó aún más alarmante. Mostró que, en todos los participantes, entre más alimentos ricos en AGE comieran, más AGE se encontraron en su sangre y mayores eran los niveles de sus indicadores de inflamación. Además, los investigadores hallaron que los participantes de 65 años y más tenían niveles de AGE 35 por ciento más altos que los participantes de 45 años o menos.

Lo más preocupante es que el estudio de *Clinical Diabetes* mostró que algunos de los adultos sanos más jóvenes tenían niveles de AGE a la par de pacientes diabéticos de estudios anteriores. Eso motivó a Vlassara, el autor principal del estudio, a afirmar que los procesadores de alimentos deben incluir los AGE en las etiquetas de información nutricional de los productos, de manera que los compradores puedan considerar su ingestión de AGE de la misma manera en que lo hacen con los niveles de grasas trans y de sodio. Ahora yo también he adoptado esta causa. De hecho, escribí este libro para llevar los AGE al terreno público y para que, de este modo, los consumidores y las agencias gubernamentales puedan exigir que los AGE sean listados y eliminados, en la medida de lo posible, de los alimentos.

Lo que esto nos dice es que la reducción o eliminación de los AGE en la dieta es una importante estrategia de salud que ayuda a evitar el envejecimiento y la inflamación. Por desgracia, la mayoría de las personas ni siquiera sabe de la existencia de los AGE, y mucho menos que se les añade en abundancia a los alimentos procesados. Es por ello que todos debemos aprender a leer las etiquetas de los alimentos y bebidas para reconocer formas ocultas de AGE. Cuando lea una etiqueta, asegúrese de conocer bien cada ingrediente. Si no conoce alguno, mejor evite el producto.

ALIMENTOS QUE DEBEN EVITARSE

Azúcares ocultos: El azúcar viene en muchas formas. Como quizá ya sabe, cuando comemos azúcar se eleva nuestro nivel de azúcar en la sangre, y un nivel alto de azúcar en la sangre mantenido crónicamente conduce a la formación de las cadenas de azúcar conocidas como AGE. Por lo tanto, es muy importante reconocer que existen muchas formas de azúcar; de hecho, es posible que la palabra *azúcar* no aparezca en algunas etiquetas. Busque palabras como azúcar blanco, azúcar de caña, azúcar moreno, azúcar de confite, azúcar invertida, azúcar cruda, azúcar de remolacha, azúcar turbinado, jarabe de maíz, jarabe de maíz rico en fructosa, dextrina, miel, maple, jugo de caña evaporado, malta, melaza, dextrosa, fructosa, sucrosa, jugo de fruta concentrado, glucosa y maltosa.

Colorantes artificiales: Las pinturas para alimentos sintéticos son innecesarias. Además, pueden ser tóxicas o carcinógenas, lo cual significa que son capaces de promover el cáncer.

Aspartame y todos los edulcorantes artificiales, incluida la sacarina: Éstas son excitotoxinas peligrosas con muchos efectos negativos.

Conservadores THT y BHA: Se les usa para conservar grasas y aceites. Los estudios indican que pueden ser carcinógenos.

Aceite Vegetal Bromado (AVB): Se le usa en refrescos gasificados con sabor a cítricos y está prohibido en más de 100 países. Se le ha implicado en daños a los principales sistemas de órganos. Al parecer, la FDA no exige que se le incluya en las etiquetas, por lo que conviene evitar cualquier gaseosa con sabor a cítricos (como limón o lima), pues es muy probable que contenga AVB.

Carragaenina: Es un agente estabilizador y espesativo que se encuentra en una enorme cantidad de alimentos, desde los helados hasta el yogur. Puede ser carcinógeno y se le relaciona con padecimientos como las úlceras y el cáncer. Además de suprimir la función inmunológica, la carragaenina provoca úlceras intestinales y la enfermedad inflamatoria intestinal en animales. Algunas investigaciones indican también que este agente es un posible causante de cáncer en los humanos.

Aceites vegetales parcialmente hidrogenados: Se trata de las infames grasas del tipo trans, relacionadas de manera directa con las enfermedades del corazón. La FDA publica un periódico en que afirma que si los estadounidenses dejaran de comer grasas trans, habría entre 30 mil y 100 mil muertes menos cada año por causa de enfermedades coronarias. Las grasas trans también están asociadas al cáncer de mama y colon, la aterosclerosis, el colesterol alto, el debilitamiento de los sistemas inmunes y las alergias.

Nitratos: Forman poderosos agentes cancerígenos en el estómago. Se les encuentra en los alimentos ahumados, como los productos tipo *delicatessen*, las carnes curadas, el tocino, los *hot dogs*, el *pepperoni* y las salchichas.

Glutamato monosódico (GMS): Es una peligrosa excitotoxina que puede causar jaqueca, comezón, náuseas, desórdenes de los sistemas nervioso y reproductor, e hipertensión. Las mujeres embarazadas y en lactancia, los bebés y los niños pequeños deben evitar el GMS. Las reacciones alérgicas son comunes. El GMS puede estar oculto en la comida china, los alimentos para bebés, la leche descremada, los dulces, los chicles, las bebidas y en medicamentos de uso común. Los siguientes ingredientes son o contienen GMS:

- Glutamato monosódico.
- Proteína vegetal hidrolizada.
- Proteína hidrolizada.
- Extracto de levadura.
- Proteína texturizada (incluida la de soya o TPV).
- Extracto de proteína vegetal.
- Caseinato de calcio.
- Caseinato de sodio.
- Harina de avena hidrolizada.
- Levadura autolisada.
- Aceite de maíz.

Neotame: Relacionado con el aspartame, pero tal vez más tóxico.

Olestra: Este sustituto de la grasa provoca molestias gastrointestinales. También reduce la absorción de los carotenoides (nutrimentos que disminuyen nuestro riesgo de desarrollar cáncer) y otros nutrimentos solubles en grasa.

Bromato de potasio: Causa cáncer. Se utiliza en la elaboración de pan.

Sulfitos: Pueden causar peligrosas reacciones alérgicas.

Las fuentes alimentarias comunes de AGE incluyen:

- Todos los alimentos cocinados mediante altas temperaturas.
- Alimentos cocinados a bajas temperaturas por largos periodos y sin líquidos.
- Carnes asadas al carbón.
- Carnes asadas a las brasas.
- Pollos, pavos y otras carnes rostizadas. La piel dorada de ave es una importante fuente de AGE.
- Alimentos fritos.
- Nueces y semillas asadas o tostadas.
- Los panes y pasteles preempaquetados de color café (marrón) oscuro suelen contener azúcares o colorantes de caramelo, lo cual las convierte en una fuente de AGE exógenos.
- Las botanas procesadas (o "comida chatarra") como papas fritas, *pretzels*, etcétera.

- La comida rápida (la mayoría de los establecimientos de comida rápida ofrecen productos repletos de grasas trans, carnes asadas al carbón, alimentos fritos y refrescos).

- El café (además de elevar los niveles de hidrocortisona, los granos de café se tuestan mucho, lo cual fomenta la formación de AGE).

- Todas las formas de soda (refrescos con gas). Las sodas son peligrosas por diversas razones, entre ellas, su contenido de azúcar y, peor aún, su jarabe de maíz alto en fructosa. En verdad, casi cada botella o lata de soda en el mercado está hecha con jarabe de maíz alto en fructosa, el cual incrementa el apetito y promueve la obesidad en mucho mayor grado que el azúcar de caña. Una gran cantidad de estos refrescos contienen colorante de caramelo, y no sólo los obvios como los refrescos de cola o la cerveza de raíz. Las sodas también pueden contener benzoato de sodio, un conocido conservador que es capaz de reaccionar con el ácido ascórbico para formar el benceno o benzol, sustancia cancerígena.

EL COLOR DE LOS AGE

El sólo hecho de pensar en caramelo hace que a mucha gente se le haga agua la boca. Pero el colorante de caramelo, usado de manera muy común en sodas como los refrescos de cola y en muchos otros alimentos, es en realidad azúcar quemada, que es a la vez carcinógena e inmunosupresora. La FDA es consciente de esto, y exige que cualquier alimento o bebida que contenga colorante de caramelo debe señalarlo en su etiqueta. Por desgracia, la mayoría de la gente no es consciente del lado oscuro de esta sustancia que, aunque suene inofensiva, en realidad es tóxica. El colorante de caramelo es una fuente de AGE exógenos. Cuando se les combina con el azúcar y/o el jarabe de maíz contenido en las sodas, obtenemos una dosis doble de AGE. Si usted bebe un refresco de cola y lo acompaña con un plato rebosante de papas a la francesa y una hamburguesa al carbón aderezada con catsup endulzada con jarabe de maíz alto en fructosa, bueno, creo que ya se imaginará. Esta popular combinación es uno de los principales promotores del envejecimiento acelerado y de la formación de AGE en todos los sistemas del cuerpo. Esto también es importante para los niños, pues los AGE se acumulan con la edad, y con este tipo de alimentos, los niños inician muy temprano su contacto con los compuestos glicantes que aceleran el envejecimiento.

AUMENTO DE LAS EPIDEMIAS RELACIONADAS CON LA EDAD

A medida que la población mundial se incrementa y envejece, el número de personas afectadas por enfermedades relacionadas con la edad también se incrementa. Hoy, más que nunca, es importante encontrar estrategias terapéuticas eficientes para combatir la enfermedad de Alzheimer, la demencia y la diabetes.

UN MUNDO LOCO, LOCO

Si a veces usted piensa que todo el mundo se ha vuelto loco, quizá no esté tan equivocado. Un estudio llamado "Global Prevalence of Dementia: A Delphi Consensus Study" (C.P. Ferri *et al.*) estimó que 24 millones de personas en todo el mundo padecen la enfermedad de Alzheimer o alguna otra forma de demencia, con un caso nuevo cada siete segundos (4.6 millones de casos cada año). Y esto no es lo único malo. Se estima que el número de personas afectadas puede duplicarse cada 20 años. Los autores dicen que en 2001, más o menos 60 por ciento de los casos de demencia se presentaban en países en desarrollo, y que esta proporción tal vez se eleve a 71 por ciento para 2040.

Uno de los principales culpables del aumento de casos de la enfermedad de Alzheimer y otras formas de demencia es la adopción del estilo de vida occidental por parte de los países en desarrollo. A medida que nuestra ubicua "comida rápida" y nuestros alimentos empaquetados se extienden por todo el mundo, van tomando el lugar de los saludables platillos autóctonos. Se calcula que el número de casos de demencia se incrementará 100 por ciento para 2040 y que aumentará más de 300 por ciento en India, China y sus vecinos inmediatos.

Aunque el alargamiento en la expectativa de vida contribuye a la enfermedad de Alzheimer, muchos observadores atribuyen el rápido aumento en los casos de demencia al creciente dominio de la dieta occidental, que es baja en factores alimentarios protectores (ácidos grasos omega-3 derivados del pescado, la fibra y los antioxidantes de origen vegetal). En lugar de estos beneficios para la vida y salud, los alimentos occidentales son altos en grasas, azúcar y calorías, lo cual significa que también son altos en propiedades formadoras de AGE. Y la formación de AGE desempeña un papel muy importante en la enfermedad de Alzheimer. Combatir los AGE y la inflamación derivada de ellos es la mejor estrategia que tenemos contra esta enfermedad.

Pero no sólo el Alzheimer está alcanzando proporciones epidémicas. De acuerdo con la Organización Mundial de la Salud, en 1985, la diabetes afectaba a alrededor de 30 millones de personas en todo el mundo. Una década después, los casos globales de diabetes se estimaban en 135 millones. El último cálculo de la OMS, realizado en el año 2000, era de 171 millones de personas afectadas de diabetes. Y es muy probable que esto se incremente a 366 millones de personas para 2030. Dos de las mayores preocupaciones son que una gran parte de este incremento ocurrirá en países en vías de desarrollo (debido a factores como el crecimiento y envejecimiento de la población, la mala alimentación, la obesidad y el estilo de vida sedentario) y que hay una creciente incidencia de la diabetes de tipo 2 —que constituye cerca de 90 por ciento del total de los casos— en personas cada vez más jóvenes. En los países desarrollados, la mayoría de las personas con diabetes sobrepasan la edad de jubilación. En los países en desarrollo, las personas más afectadas se encuentran en sus años de madurez y mayor productividad, entre los 35 y los 64.

LA RESISTENCIA A LA INSULINA: MÁS ALLÁ DE LA DIABETES

Hoy se presta una tremenda atención a la diabetes, debido en gran parte a la epidemia de obesidad y al alarmante incremento en los casos de resistencia a la insulina en niños (hasta ahora desconocida) y adultos. La insulina es una hormona segregada por el páncreas en respuesta a la elevación de los niveles de azúcar en la sangre. La resistencia a la insulina ocurre cuando los receptores de esta hormona que hay en nuestras células pierden sensibilidad y ya no utilizan dicha sustancia de manera efectiva. Para compensar esta mutación en nuestra reacción corporal a la insulina, se produce más de ella en un esfuerzo por reducir los niveles de glucosa. Dicho de manera sencilla, cuando somos resistentes a la insulina nuestro mecanismo de insulina no funciona como debería. Esta condición produce una elevación en los niveles de esta sustancia, lo cual desemboca en la resistencia a la insulina. Los altos niveles de glucosa circulante pueden adherirse químicamente a las proteínas y al ADN, y se cree que esto influye de manera importante en el proceso de envejecimiento por medio del aumento en la formación de radicales libres, en el daño al ADN y, por supuesto, en la producción de AGE.

Varios científicos, entre ellos el doctor Harry Preuss de la Universidad de Georgetown, creen que, como la resistencia a la insulina promueve el aumento de los AGE, desempeña un papel más prominente que la diabetes en la aceleración del envejecimiento. En general, se reconoce que ciertos desórdenes relacionados con la edad, como las enfermedades vasculares, la obesidad y el cáncer están relacionados con la resistencia a la insulina. Además, esta afección se observa a menudo en los ancianos, y también se la ha asociado al proceso de envejecimiento en estudios muy cuidadosos y controlados realizados con animales. Las anomalías en el metabolismo de la glucosa y la insulina también pueden perjudicar el metabolismo de los huesos y promover la formación y el crecimiento de tumores, problemas que normalmente se encuentran en el personas de edad avanzada.

Muchos estudios bien controlados en animales y humanos muestran que la ingestión abundante de azúcar provoca resistencia a la insulina debido a la elevación crónica en los niveles de insulina que circulan en la sangre. Esta condición puede desembocar en el síndrome metabólico, un peligroso cuarteto de desequilibrios metabólicos que incrementan el riesgo tanto de sufrir enfermedades cardiovasculares como diabetes:

1. presión arterial alta;
2. niveles elevados de insulina;
3. exceso de peso (sobre todo alrededor del abdomen); y,
4. dislipidemia, es decir, niveles bajos de colesterol LAD (bueno), niveles altos de colesterol LBD (malo) y niveles altos de triglicéridos (grasas alimentarias metabolizadas que acaban en nuestra sangre, órganos y tejidos).

También existen numerosas evidencias que ligan tanto la intolerancia a la glucosa como la resistencia a la insulina con un aumento en el riesgo de padecer enfermedades coronarias. Uno de los mecanismos potenciales con que la hiperglucemia (nivel elevado de azúcar en la sangre) puede contribuir a las enfermedades coronarias es mediante la formación de AGE. De acuerdo con un revolucionario estudio llamado "Advanced Glycation End Products in Nondiabetic Patients with Coronary Artery Disease", realizado por los doctores Kanauchi, Tsujimoto y Hashimoto, y publicado en la gaceta *Diabetes Care* en septiembre de 2001, la formación de AGE puede causar estrés oxidativo, que puede derivar en resistencia a la insulina. Como lo verá en capítulos posteriores, la aterosclerosis, una importante causa de enfermedades cardiacas y apoplejía, tiene una fuerte influencia de los AGE.

Los científicos han encontrado crecientes complicaciones de salud derivadas de la formación de AGE tanto en pacientes diabéticos como en la población de la tercera edad en general. Debido al incremento en la disponibilidad de glucosa en los diabéticos, esta formación de glicación se acelera de manera notable. Como consecuencia, los diabéticos no controlados envejecen 30 por ciento más rápido que los no diabéticos.

Sabemos que el omnipresente azúcar, el aceite de maíz alto en fructosa, la comida rápida y procesada, y los cereales y tubérculos refinados de la dieta occidental se encuentran entre los principales responsables del síndrome metabólico y la formación de AGE, tanto como lo son la carencia de grasas saludables, de frutas y verduras frescas y de fibra, todos los cuales pueden ayudar a mitigar los efectos negativos de los alimentos productores de AGE.

Hasta ahora hemos hablado de lo malo. Lo bueno es que en los capítulos siguientes aplicaré una triple fórmula que consiste en dieta, suplementos y medicamentos tópicos (locales), cada uno de los cuales está creado para combatir de manera sinérgica el poder destructivo de los AGE. Usted aprenderá métodos de cocina que no promueven la formación de AGE y descubrirá una notable sustancia que evita de manera segura la digestión de los carbohidratos, lo cual nos permitirá comer nuestro pastelito ocasional.

Parte dos

Alimentos que combaten los AGE

3. La dieta anti-age

Ya sea que hablemos de problemas de peso, arrugas o una enfermedad grave, sabemos que los AGE se encuentran entre los principales factores causantes. En la actualidad, mis lectores saben, y numerosos estudios científicos lo confirman, que la inflamación, que se encuentra en el origen mismo de la formación de los AGE, está implicada en el envejecimiento y en las enfermedades relacionadas con la edad.

Nuestras elecciones diarias de alimentos influyen de manera significativa en la calidad de vida que tendremos durante nuestra vejez, tanto interna como externamente. Por fortuna para nosotros, como usted lo verá más adelante en este capítulo, ciertos alimentos son insuperables cuando se trata de mantener nuestras células funcionando en niveles óptimos, lo cual nos ofrece la mejor protección contra los aceleradores de los AGE que nos vuelven susceptibles a padecimientos como diabetes, enfermedades del corazón, cáncer y otras enfermedades degenerativas relacionadas.

COMER BIEN PARA VIVIR BIEN

Nuestra elección de alimentos y métodos con que los preparamos tienen una importancia fundamental para evitar los AGE. Cuando cocinamos carbohidratos de alto índice glucémico (es decir, los que se convierten rápido en azúcar cuando se les come), proteínas y/o grasas a temperaturas elevadas, generamos altos niveles de AGE. Sin embargo, es importante aclarar que no todos los carbohidratos están implicados. La mayoría de los vegetales y cereales integrales no se convierten tan rápido en azúcar dentro del torrente sanguíneo cuando se les come, de modo que no suelen ser fuentes importantes de AGE. A diferencia de la mayoría de los vegetales, las papas tienen un alto índice glucémico. Si se les cocina en aceite caliente (como las papas fritas y a la francesa) se convierten en fuentes significativas de AGE así como de acrilamida, una sustancia tóxica que se vio en el capítulo 1.

Los alimentos que por naturaleza tienen niveles de grasa más elevados generan más AGE. En general, los alimentos bajos en grasa y altos en fibra, incluidas las legumbres, verduras y granos, tienden a ser bajos en AGE, pero si usted fríe una croqueta de verduras o nueces con altas temperaturas, promoverá la formación de AGE. Las nueces y semillas, que por naturaleza tienen un alto contenido de grasa, pueden convertirse en fuentes de AGE cuando se les asa. Para disfrutar de los beneficios para la salud de las nueces y semillas, cómalos crudos.

Este capítulo contiene extensas listas de alimentos de todas las categorías importantes para ayudarle a hacer las elecciones correctas, así como muchas recetas deliciosas y consejos sobre la adecuada preparación de la comida, una estrategia clave para evitar la formación de AGE.

LA MANERA CORRECTA DE COCINAR

Hoy sabemos que cocinar los alimentos con altas temperaturas, o con bajas temperaturas por periodos prolongados, genera una cantidad considerable de AGE. No importa si se les prepara a la parrilla, asados, fritos, al carbón, a las brasas, en microondas o en la sartén. El calor —alto o prolongado— es lo que cuenta.

Un estudio publicado en *Proceedings of the National Academy of Sciences* mostró que es posible que consumir alimentos altos en AGE promueva la aparición de un estado de inflamación leve aunque crónico. Además, los AGE producidos cuando los alimentos se cocinan con altas temperaturas promueven la formación de AGE en nuestros tejidos vivos.

Las implicaciones de estos descubrimientos son profundas. Nos inspiran a repensar lo que comemos y cómo lo preparamos. Los científicos que realizaron este estudio observaron que cocinar y envejecer tienen propiedades biológicas similares. Cocinar los alimentos mediante altas temperaturas produce un efecto de *dorado*, en el cual, los azúcares y ciertas grasas oxidadas reaccionan con las proteínas para formar AGE en la comida. El artículo también afirma que el envejecimiento normal puede ser considerado como un lento proceso de cocinado, pues estos mismos AGE se forman en la piel, las arterias, el cristalino de los ojos, las articulaciones, los cartílagos y otras partes de nuestro cuerpo. Los científicos han conocido estos peligros durante años; por desgracia, son un secreto bien guardado para las personas comunes.

En el estudio que comenté en el capítulo 2, los doctores Peppa, Vlassara y Uribarri encontraron no sólo que alrededor de 10 por ciento de los AGE que hay en nuestro cuerpo lo absorbemos de los alimentos, sino que sólo un tercio de lo que absorbemos se elimina en un lapso de 48 horas por medio la orina, siempre y cuando nuestros riñones funcionen de manera normal. Los AGE que no eliminamos se depositan en los tejidos, donde permanecen biológicamente activos, lo cual implica una seria amenaza. Los diabéticos, quienes a menudo sufren afecciones renales, tienen mayor riesgo de desarrollar AGE y los daños que de ellos se derivan. Sin embargo, a medida que envejecemos, los no diabéticos también sufren de un incremento en la formación de AGE, lo cual aumenta su riesgo de padecer enfermedades y desórdenes relacionados con los AGE.

MAGIA LÍQUIDA

Si la idea de toda una vida de comer pollo hervido o al vapor no le resulta demasiado atractiva, no se altere. Añadir humedad al proceso de cocinado disminuye en gran medida la formación de AGE y en verdad hace que la comida sepa mejor si se le prepara correctamente. Recuerde, la glicación es una *reacción de dorar*. Cuando doramos las carnes y otros alimentos con calor seco a altas temperaturas hasta el punto de carbonizarlos, lo que hacemos es crear AGE exógenos. Cocinar con agua mejora esta situación. Un bistec bien asado queda como cuero de zapato gracias al entrecruzamiento de las proteínas con las grasas. Un pedazo de pescado suavemente escalfado es húmedo y suave porque no crea AGE (vea en el capítulo 11 algunos ejemplos de cómo cocinar proteínas sin promover la formación de AGE).

Aunque es conveniente limitar el consumo de carnes rojas (a menos que tenga acceso a variedades de carne orgánica de ganado alimentado con pasto y no con granos), aún puede disfrutarlas de manera ocasional sin acelerar el desarrollo de los AGE. Lo mejor que puede hacer para cocinarlas es incluir alguna forma de líquido, como preparar una deliciosa sopa o estofado con caldo o tomates. Otra buena estrategia es marinar los alimentos proteínicos (carnes y tofu) antes de cocinarlos. El sabor de los alimentos mejora muchísimo cuando se les deja marinar en un rico escabeche. Incluso puede disfrutar de las costillas *barbecue* (previa eliminación del exceso de grasa) de manera ocasional si las marina y las cocina lentamente en una salsa a fuego lento. No cubra su carne o tofu con harina, pues la harina es un alimento de alto índice glucémico que incrementará la formación de AGE. Si quiere cubrirla con algo, muela nueces y semillas frescas.

ASAR A LAS BRASAS SIN AGE

Si usted elige asar a las brasas su carne o sus verduras, córtelos en trozos pequeños (como si fuese a preparar brochetas). Esto permitirá que los alimentos se cocinen mucho más rápido, aún a fuego lento, y evitará la formación de AGE derivada de los largos periodos de cocinado. Es obvio que hay ocasiones en que esto no funciona, como cuando prepara pavo al horno. Si el día de Acción de Gracias fuera el único en que usted comiera un alimento repleto de AGE, eso no sería un problema. Por desgracia, solemos ingerir estas sustancias más o menos tres veces al día. Aquí la cuestión es hacer conciencia sobre cómo se forman los AGE durante el proceso de cocinado. Esto nos permitirá dejar de usar poco a poco los métodos de cocina que promueven su formación.

LAS GRASAS CORRECTAS EN LAS CANTIDADES CORRECTAS

Como ya sabe, comer incluso alimentos saludables cocinados con altas temperaturas puede promover la formación de AGE. En general, una regla de oro es mantener su consumo de grasas saturadas en no más de 10 por ciento de su consumo total de calorías. Las grasas saturadas se encuentran en las carnes y los productos lácteos. El consumo abundante de grasas saturadas está asociado a la resistencia a la insulina, que a su vez tiene que ver con la inflamación y los AGE. Usted puede reducir su consumo de grasa saturada al elegir cortes magros de carne (como los de res alimentada con pasto) y sustituir la mantequilla con aceite de oliva extravirgen.

Por otro lado, los tipos de grasa que se encuentran en el salmón y otros tipos de pescados y mariscos (omega-3) son de lo más positivo: reducen la resistencia a la insulina y ayudan a mantener los vasos sanguíneos y las arterias sanos y flexibles. Las grasas contenidas en alimentos como las nueces, las aceitunas, el aceite de oliva y los aguacates también son benéficas. La dieta mediterránea, rica en pescado, aceite de oliva y demás fuentes saludables de grasa citadas arriba, es bien conocida por promover la salud cardiovascular.

LOS MEJORES CARBOHIDRATOS PARA NUESTROS FINES

En la prevención de los AGE, no puede insistirse lo suficiente en la importancia de los carbohidratos complejos, como los que se encuentran de manera natural en frutas y verduras frescas, frijoles y lentejas, y granos integrales. No sólo son ricos en oxidantes antiinflamatorios, sino que también contienen múltiples fitonutrimentos que previenen enfermedades, así como la importantísima fibra. Los alimentos ricos en fibra disminuyen el ritmo del proceso digestivo y previenen la rápida liberación de glucosa en el torrente sanguíneo.

La dieta en Estados Unidos es muy pobre en fibra, lo cual ayuda a explicar la tendencia de los estadounidenses a comer en exceso, pues la fibra disminuye el ritmo de la digestión y eso nos ayuda a sentirnos llenos por más tiempo. Un régimen bajo en fibra también fomenta anomalías con el azúcar en la sangre y la insulina. La fibra puede ayudar a evitar los cálculos renales y biliares, así como ciertos tipos de cáncer, por ejemplo, los de mama, ovarios, colon y útero. De acuerdo con los National Institutes of Health, el estadounidense promedio come actualmente entre 10 y 15 gramos diarios de fibra. La recomendación para los niños mayores, adolescentes y adultos es de entre 20 y 35 gramos al día. Quizá los niños pequeños no sean capaces de comer las calorías suficientes para lograr esto, pero se sugiere introducirlos en el consumo de granos integrales, frutas frescas y otros alimentos altos en fibra.

Para asegurar el consumo adecuado de fibra, coma diversos tipos de productos (frutas y verduras, frijoles y guisantes secos y granos y cereales integrales). Añada fibra en forma gradual durante un periodo de unas cuantas semanas para evitar molestias abdominales. El agua ayuda a que pase la fibra por todo el sistema digestivo, así que beba bastantes líquidos (alrededor de ocho vasos de agua o de líquidos no calóricos al día).

Si retira la cáscara a las frutas y verduras, reducirá su contenido de fibra. Por ello es importante comprar frutas y verduras orgánicas. Así podrá comer de manera segura la cáscara de los alimentos después de lavarlos a conciencia. No es recomendable comer la cáscara de frutas y verduras no orgánicas porque puede contener residuos tóxicos de pesticidas.

La manera de cocinar los alimentos en verdad puede incrementar su consumo de fibra al reducir el volumen de la comida. Por ejemplo, cuando usted prepara espinacas al vapor o a la sartén, puede comer una mayor cantidad del vegetal y, por lo tanto, obtener más fibra. Si coloca medio kilo de espinacas cocinadas junto a medio kilo de espinacas crudas, entenderá lo que digo: el volumen de las espinacas cocinadas es alrededor de tres cuartas partes menor que el de las crudas. Tan sólo no cocine en exceso las verduras. Una pasada rápida por la sartén es ideal para los vegetales verdes como las espinacas, mientras el cocido al vapor es ideal para los espárragos y el brócoli. Coma también bastantes frutas y verduras crudas, pues los alimentos crudos contienen enzimas importantes que se pierden en el proceso de cocinado.

La fibra soluble, como los glucanos beta que se encuentran en la avena, atrae agua durante la digestión y disminuye el ritmo de absorción de los nutrimentos. Ayuda a evitar las enfermedades del corazón al ejercer un efecto positivo en el colesterol, los triglicéridos y otras partículas en la sangre. La fibra soluble también nos ayuda a sentirnos llenos de modo que, automáticamente, comemos menos. La fibra también disminuye la velocidad de absorción de los carbohidratos, con lo cual reduce el índice glucémico de alimentos específicos. Las dietas altas en fibra también pueden aumentar la sensibilidad a la insulina y son componentes indispensables para evitar la formación de los AGE.

FUENTES ALIMENTARIAS DE FIBRA

La siguiente es una lista del contenido de fibra de muchas frutas, verduras, nueces y semillas conocidas. Tenga en mente que sólo los alimentos del reino vegetal contienen fibra; la carne no. Debido a la complejidad de las frutas y verduras, los científicos no han sido capaces de determinar su cantidad exacta de fibra, de modo que todas las cantidades son aproximaciones.

ALIMENTO	PORCIÓN	CALORÍAS	FIBRA (G)
Abelmosco (quingombó)			
fresco o congelado, cocinado	½ taza	13	1.6
Aceitunas			
verdes	6	42	1.2
negras	6	96	1.2
Aguacates			
picados en cubos	¼ de taza	97	1.7
rebanados	2 rebanadas	50	0.9
enteros	½ mediana	170	2.8
Alcachofas			
cocinadas	1 grande	30-44	4.5
corazones enlatados	4 o 5 pequeños	24	4.5
Almendras			
desgajadas	1 cucharada	14	0.6
rebanadas	¼ de taza	56	2.4
Apio, pascal			
crudo	¼ de taza	5	2.0
picado	2 cucharadas	3	1.0
cocinado	½ taza	9	3.0
Arándanos agrios			
crudos	½ taza	12	2.0
Berenjena			
horneada con tomates	2 rebanadas gruesas	42	4.0
Berro			
crudo	20 ramitas	4	1.0

ALIMENTO	PORCIÓN	CALORÍAS	FIBRA (G)
Brócoli			
crudo	½ taza	20	4.0
congelado	4 briznas	20	5.0
fresco, cocinado	¾ de taza	30	7.0
Calabacitas, crudas o cocinadas	½ taza	7	3.0
Calabaza			
común (amarilla)	½ taza	8	2.0
calabaza de Castilla, horneada o en puré	½ taza	40-50	3.5
Camotes (batatas)			
horneados o hervidos	1 chico (140 g)	146	4.0
Castañas			
asadas	2 grandes	29	1.9
Castañas de Pará			
descascaradas	2	48	2.5
Cebada			
pelada	¼ de taza, seca	110	4.0
Cebolla			
cruda	1 cucharada	4	0.2
cocinada	½ taza	22	1.5
verde, cruda (chalote)	½ taza	11	0.8
Cerezas	10	28	1.2
dulces, crudas	½ taza	55	1.0
Chabacano			
crudo	1 entero	17	0.8
seco	2 mitades	36	1.7

ALIMENTO	PORCIÓN	CALORÍAS	FIBRA (G)
Chícharos con zanahorias			
congelados	½ paquete (140 g)	40	6.2
Chícharos secos partidos (ver guisantes)			
Chirivía, mondada			
cocinada	1 grande	76	2.8
	1 pequeña	38	1.4
Ciruelas	2 o 3 pequeñas	38-45	2.0
Coco, seco			
sin endulzar	1 cucharada	22	3.4
Col, blanca o morada			
cruda	½ taza	8	1.5
cocinada	2/3 de taza	15	3.0
Coles de Bruselas			
cocinadas	¾ de taza	36	3.0
Coliflor			
cruda, picada	3 pellas pequeñas	10	1.2
cocinada, picada	7/8 de taza	16	2.3
Duraznos			
crudos	1 mediano	38	2.3
Escarola, cruda			
ensalada	10 hojas	10	0.6
Espárragos			
cocinados, briznas pequeñas	½ taza	17	1.7

ALIMENTO	PORCIÓN	CALORÍAS	FIBRA (G)
Espinaca			
cruda	1 taza	8	3.5
cocinada	½ taza	26	7.0
Frambuesas rojas			
frescas/congeladas	½ taza	20	4.6
Fresas	1 taza	45	3.0
Frijoles			
bayos/judías/alubias			
enlatados	½ taza	94	9.7
blancos, secos			
antes de cocinarlos	½ taza	160	16.0
enlatados o cocinados	½ taza	80	8.0
de lima, secos			
enlatados o cocinados	½ taza	150	5.8
de lima/Fordhook baby/ frijoles manteca (enlatados o cocinados)	½ taza	118	3.7
habas (italianas, en *haricot* enlatado o cocinadas)	¾ de taza	30	3.0
negros, cocinados	1 taza	190	19.4
pintos, secos			
antes de cocinarlos	½ taza	155	18.8
enlatados o cocinados	1 taza	155	18.8
(ver también ***garbanzos, judías verdes, lentejas y guisantes***)			

ALIMENTO	PORCIÓN	CALORÍAS	FIBRA (G)
Gachas de hojuelas de avena (tradicional)	½ taza, secas	150	4.0
Garbanzos			
enlatados	½ taza	86	6.0
cocinados	1 taza	172	12.0
Germen de frijol, crudo			
en ensalada	¼ de taza	7	0.8
Guisantes (chícharos)			
verdes, frescos o congelados	½ taza	60	9.1
chícharos de vaca congelados/ enlatados	½ taza	74	8.0
chícharos secos, partidos	½ taza	63	6.7
cocinados	1 taza	126	13.4
Hojas, cocinadas			
hojas verdes de berza, betabel, diente de león, col, acelga, nabo	½ taza	20	40
Hongos			
crudos	5 pequeños	4	1.4
asados a la sartén u orneados con 2 cucharadas de margarina dietética	4 grandes	45	2.0
enlatados rebanados, empacados en agua	¼ de taza	10	2.0

ALIMENTO	PORCIÓN	CALORÍAS	FIBRA (G)
Judías verdes			
frescas o congeladas	½ taza	10	2.1
Lechuga			
(Boston, orejona, arrepollada), picada	1 taza	5	0.8
Lentejas			
pardas, crudas	1/3 de taza	144	5.5
pardas, cocinadas	2/3 de taza	144	5.5
rojas, crudas	½ de taza	192	6.4
rojas cocinadas	1 taza	192	6.4
Manzana			
cruda	1 pequeña	55-60	3.0
cruda	1 mediana	70	4.0
cruda	1 grande	80-100	4.5
Melón de indias	1 rebanada de 7 cm	42	1.5
Melones cantalupos	¼	38	1.0
Naba (nabo amarillo)	½ taza	40	3.2
Nabos, blancos			
crudos	¼ de taza	8	2.1
desgajados	½ taza	16	2.0
Naranjas	1 grande	70	2.4
	1 pequeña	35	1.2
Ñames			
cocinados u horneados sin pelar	1 mediano (170 g)	156	6.8

ALIMENTO	PORCIÓN	CALORÍAS	FIBRA (G)
Pepino, crudo			
con cáscara	10 rebanadas delgadas	12	0.7
Peras	1 mediana	88	4.0
Perejil, picado	2 cucharadas	4	0.6
	1 cucharada	2	0.3
Pimientos			
chiles rojos, frescos	1 cucharada	7	1.2
pimiento morrón	2 cucharadas	9	1.0
secos, machacados	1 cucharada	7	1.2
verdes dulces, cocidos	½ taza	13	1.2
verdes dulces, crudos	2 cucharadas	4	0.3
Piña			
fresca, picada en cubos	½ taza	41	0.8
enlatada	1 taza	58-74	0.8
Plátano	1 mediano	96	3.0
Rábanos	3	5	0.1
Sandía	1 rebanada gruesa	68	2.8
Tomates (jitomates)			
crudos	1 pequeño	22	1.4
enlatados	½ taza	21	1.0
salsa de tomate	½ taza	20	0.5
Toronja	½ mediana	30	0.8
Trigo sarraceno (kasha)	½ taza	160	9.6
antes de cocinarlo	1 taza	160	9.6
cocinado			

ALIMENTO	PORCIÓN	CALORÍAS	FIBRA (G)
Uvas			
blancas	20	75	1.0
rojas o negras	15-20	65	1.0
Zanahorias			
crudas, desgajadas (4 a 5 barritas)	¼ de taza	10	1.7
cocinadas	½ taza	20	3.4
Zarzamoras			
crudas, sin azúcar	½ taza	27	4.4

COMA PESCADO Y VIVA MÁS

Como ya se señaló, los científicos han confirmado que los AGE son factores causantes de las enfermedades cardiovasculares. Al igual que los azúcares de una cebolla se caramelizan cundo se les cocina por un tiempo largo, a medida que envejecemos, nuestros órganos también se caramelizan. Ejemplo de ello son las personas con diabetes no controlada, cuyo cuerpo tiene altos niveles de AGE. Esto hace que tengan altas posibilidades de desarrollar afecciones de los riñones, y está demostrado que las enfermedades renales incrementan el riesgo de sufrir padecimientos del corazón. De hecho, la mayoría de los pacientes con enfermedades renales mueren más por complicaciones derivadas de afecciones cardiacas que por insuficiencia renal. Esto proporciona una motivación más para reducir el desarrollo de los AGE, pues las estadísticas estiman que cerca de 70 por ciento de los diabéticos muere de enfermedades cardiacas o apoplejía. Y aunque no hay evidencias científicas sólidas de que los ácidos grasos esenciales omega-3 ayuden a evitar desórdenes de los riñones de las personas tal como parecen hacerlo en los perros, sí las hay de que pueden evitar afecciones del corazón.

UN EXTRAORDINARIO PRONOSTICADOR DE ENFERMEDADES

La presencia excesiva de la proteína C-reactiva (PCR) en la sangre es un indicador biológico de la inflamación sistémica. Por ello, la PCR también es un indicador biológico del síndrome metabólico, la diabetes tipo 2, la hipertensión y las enfermedades cardiovasculares (ECV), y tiene una relación directa con la masa corporal, es decir, nuestro peso, pues la inflamación se eleva en estos procesos. Además, la PCR regula positivamente los receptores de AGE en las células endoteliales humanas, las cuales recubren el interior de algunas cavidades del cuerpo, incluidos los vasos sanguíneos. Esto significa que la PCR incrementa el número de receptores de AGE en las superficies celulares, lo cual las convierte en blancos perfectos de los efectos dañinos de los AGE.

La presencia elevada de la PCR también es un pronosticador extraordinariamente preciso de la aterosclerosis, que es la obstrucción, el engrosamiento y el endurecimiento de los vasos sanguíneos. En verdad, la medición de la PCR es mucho más precisa para predecir la aterosclerosis que la medición del colesterol. La aterosclerosis puede desembocar en apoplejía, ataque cardiaco, problemas oculares y afecciones renales.

Los niveles de la PCR pueden reducirse por diversos medios: actividad física; medicamentos antiinflamatorios como la aspirina; suplementos antioxidantes, incluidos el ácido alfa lipoico y la vitamina C; alimentos ricos en antioxidantes y fibra como las frutas y verduras frescas; los ácidos grasos esenciales omega-3; y la pérdida de peso en individuos obesos.

Además, el salmón salvaje, mi alimento favorito, también tiene un efecto muy positivo en la PCR gracias a sus poderosas propiedades antiinflamatorias. Esto se debe en parte a que contiene ácidos grasos esenciales omega-3, que también pueden adquirirse en cápsulas de aceite de pescado de alta calidad (más sobre esto en el capítulo 4).

Gracias a sus propiedades antiinflamatorias, los ácidos marinos omega-3 de cadena larga (DHA y EPA) que se concentran en pescados grasosos como el salmón, el atún, el pez espada y las sardinas parecen ser tan buenos como los poderes salvadores de las estatinas, los medicamentos más efectivos que se conocen para evitar los ataques al corazón.

Aunque sabemos muy bien que el pescado y los ácidos marinos omega-3 reducen de manera significativa el riesgo de sufrir ataques cardiacos y apoplejía, carecíamos hasta hace poco de evidencias directas que mostraran que lo hacen mediante la reducción de los tipos de inflamación generada por los AGE, considerados cada vez más (junto con los altos niveles de colesterol) como factores clave de riesgo para los ataques cardiacos.

Hoy, esa laguna de información se ha llenado gracias a las nuevas investigaciones del estudio continuo ATTICA en Grecia, llamado así en honor a aquella famosa ciudad, en el cual participan 1 514 hombres sanos y 1 528 mujeres sanas que viven en Atenas y sus alrededores. Los investigadores examinan a estas personas para determinar el papel de diversos factores alimentarios y de estilo de vida en el aumento o la disminución del riesgo de padecer enfermedades del corazón.

Alrededor de 90 por ciento de los participantes del ATTICA informaron que comían pescado al menos una vez al mes. Comparados con aquellos que consumían poco pescado, los participantes que lo comían más —cerca de 300 gramos por semana— mostraban niveles mucho menores de cinco indicadores clave de inflamación: ¡hasta 33 por ciento menos! Los investigadores griegos también hallaron niveles considerablemente menores de estos indicadores de inflamación en los participantes que comían entre 140 y 280 gramos de pescado cada semana.

Los investigadores tomaron la precaución de ajustarse a otros factores que pudiesen influir en la inflamación, como las variables demográficas y socioeconómicas, el tabaquismo, la presión arterial, los niveles de colesterol y la diabetes. El equipo científico concluyó que "el consumo de pescado estaba asociado de manera independiente con indicadores menores de inflamación entre adultos sanos. La fuerza y la consistencia de este hallazgo tiene

[sic] implicaciones para la salud pública y debería explorarse más a fondo".

En una entrevista con el American College of Cardiology, el doctor Demosthenes Panagiotakos, coautor del estudio, declaró que estos resultados sustentan la actual recomendación médica de que la gente debería comer más pescado, en particular, el de las variedades aceitosas que contienen altos niveles de ácidos grasos omega-3. "Puede decirse que, si la población en general consume pescado una o dos veces a la semana, podrá gozar de los efectos benéficos que encontramos en nuestro estudio", afirmó Panagiotakos. "La recomendación general es evitar freír el pescado. El pescadito local (parecido a la sardina) que suele consumirse entero con los huesos es una buena fuente de ácidos grasos omega-3."

El doctor Antonis Zampelas, autor principal del estudio, añadió que, según los resultados, los suplementos de omega-3 deben acarrear beneficios similares. "Nosotros revelamos que no sólo la porción de pescado, sino la cantidad de ácidos grasos omega-3 influyen en la reducción de los niveles de indicadores inflamatorios", dijo Zampelas. "Por lo tanto, podemos suponer que el consumo de 0.6 gramos (600 mg) diarios de ácidos grasos omega-3 puede funcionar en otras poblaciones independientemente del origen del pescado."

Ésta es una prueba más de que el salmón es uno de los mejores alimentos para promover la salud y evitar el envejecimiento. Y un comentario especial sobre el salmón salvaje: a diferencia de muchos pescados salvajes, el salmón es un alimento sostenible. De acuerdo con información de Vital Choice Seafood, el salmón salvaje de Alaska regresa a procrear en sus ríos natales. La excelente conservación del hábitat y el buen manejo de las pesquerías comerciales contribuyen a la preservación del recurso natural sostenible más precioso de Alaska. El salmón de Alaska tiene la distinción de haberse convertido en el primer pescado estadounidense en ser declarado sostenible por el Marine Stewardship Council Environmental Standard. En Canadá y California también se da un excelente salmón salvaje.

UN COMENTARIO ESPECIAL SOBRE EL PESCADO

Se sabe bien que los pescados y mariscos son alimentos bajos en grasa. Además, no contendrán AGE a menos que usted los prepare empanizados y fritos en abundante aceite. Recuerde que el problema está en los alimentos altos en azúcar y grasas saturadas. El pescado rico en grasa, como el salmón, la trucha, la sardina, el arenque y las anchoas contiene grasas saludables, no la grasa saturada que se encuentra en las carnes de res, cordero y otras.

Dicho lo anterior, si usted cocina el pescado a altas temperaturas, le dará una consistencia gomosa y desagradable. Siempre prepare el pescado a fuego lento; lo ideal es escalfarlo o asarlo ligeramente a la sartén. Sea como sea, evite el pescado empanizado y frito en abundante aceite con papas a la francesa, pues esto es como una triple convocatoria a los AGE, debido al empanizado, el fuego alto y el freído. En el capítulo 11, encontrará algunas sabrosas recetas.

CAMBIE AL VERDE: UNA DIETA RICA EN VEGETALES

Como los AGE son grandes generadores de estrés oxidativo y radicales libres —lo cual puede desbordar una cascada inflamatoria muy destructiva—, y debido a que se acumulan en nuestro cuerpo cada año, necesitamos estrategias nutrimentales muy bien dirigidas para combatir sus efectos. Yo he encontrado que eso que llamamos *alimentos verdes* proporcionan una concentración excepcional de antioxidantes que previenen la inflamación y el envejecimiento. Desgraciadamente, por mejores que sean nuestras intenciones, no es tan fácil consumir la cantidad de frutas y verduras frescas necesarias para una óptima salud y protección contra los estragos del envejecimiento y los AGE. Sin embargo, las investigaciones reconocen una y otra vez la importancia de una dieta rica en vegetales, en conjunción con fuentes proteicas de alta calidad.

Los expertos concuerdan en que una dieta desprovista de vitaminas esenciales crea un mayor riesgo de padecer enfermedades degenerativas. Aunque la mayoría de la gente es consciente de la importancia de consumir frutas y verduras con regularidad para evitar afecciones como la diabetes, las enfermedades cardiovasculares y el cáncer, los estudios indican que menos de 40 por ciento consume siquiera la ración mínima recomendada: de tres a cinco raciones combinadas al día. Y quizá incluso esa ración recomendada sea demasiado baja, pues las personas que comen siete o más raciones de frutas y verduras al día reducen el riesgo de padecer enfermedades cardiacas hasta en más de 50 por ciento.

La excelencia nutrimental de los alimentos verdes ha sido bien documentada por décadas, y con razón: los alimentos verdes, incluida la hierba de cebada verde (alcacer), contienen en abundancia nutrimentos esenciales y fitonutrimentos benéficos, incluidos los flavonoides, los carotenoides, las catequinas y la clorofila.

Si uno estudia la literatura científica sobre los beneficios que las frutas y verduras brindan a la salud, quedará claro que la cantidad es tan importante como la variedad. Hasta hace poco, los expertos en nutrición creían que los beneficios en la salud de las plantas provenían tanto de los macronutrimentos (carbohidratos, grasas, proteínas y fibra) como de los micronutrimentos (vitaminas y minerales) que los constituyen. Pero ahora resulta claro que, aunque todos estas sustancias son esenciales, muchas de las propiedades que las plantas tienen para evitar enfermedades pueden atribuirse a fitonutrimentos específicos, de los cuales ya se han identificado miles. Aunque quizá sería impráctico para muchas personas consumir incluso una pequeña porción de los miles de fitonutrimentos individuales, obtendremos sus beneficios al incluir en nuestra dieta una variedad de plantas que contengan los tipos conocidos de fitonutrimentos. Algunos de ellos (y los alimentos que los contienen) se muestran en la tabla de arriba.

Además de proveer estas sustancias ya conocidas, una dieta con muchos tipos diferentes de vegetales incluirá fitonutrimentos benéficos que aún no han sido identificados. Como a la mayoría de la gente le es muy difícil tener una dieta variada, la Green Foods Corporation ha desarrollado Green Magma®, un suplemento

Los fitonutrimentos y sus fuentes

TIPO DE FITONUTRIMENTO	ALIMENTOS
Compuestos de sulfuro de alilo:	ajo, cebollas
Antocianidinas:	zarzamoras, arándanos azules, uvas, frambuesas
Carotenoides:	zanahorias, ñames, calabaza
Catequinas:	té verde, uvas, verduras de hoja verde
Cumarinas:	
Glucosinolatos:	vegetales verdes, frutos cítricos
Isoflavones:	brócoli, coles de Bruselas, col, berza
Isoflavonoides:	soya, kudzu, trébol rojo, lino, centeno
Lignanos:	hierba de cebada, espiga de trigo, verduras de hoja verde
Limonoides:	
Ácidos fenólicos:	lino, centeno
Fitosteroles:	frutos cítricos
Tocoferoles y tocotrienoles:	moras, cerezas, uvas, frutos cítricos
	frijoles de soya
	granos integrales

nutrimental integral elaborado con varios ingredientes para proporcionar los fitonutrimientos benéficos que pudiesen faltar en nuestro régimen alimentario. Green Magma contiene una base de jugo de hierba de cebada en polvo (1 800 miligramos por ración) y otros ingredientes naturales, los cuales incluyen extractos concentrados de frutas, verduras, hierbas, probióticos y enzimas digestivas en polvo. Los últimos tres ingredientes fueron añadidos para promover la buena digestión y absorción de los nutrimentos. En mi propio régimen, yo consumo tanto Green Magma como Veggie Magma (ver página 68) todos los días. Los poderosos antioxidantes antiinflamatorios de estos productos proporcionan un antídoto muy bien dirigido contra la formación de los AGE.

LA HIERBA DE CEBADA VERDE

La hierba de cebada es uno de los alimentos verdes mejor estudiados por el doctor Yoshihide Hagiwara, fundador de Green Foods Corporation. Las investigaciones del doctor Hagiwara y otros científicos de importantes universidades han demostrado con claridad los beneficios de la hierba de cebada en la salud, los cuales incluyen niveles elevados de energía, mejor digestión e inmunidad, apoyo cardiovascular, acciones antiinflamatorias, protección antioxidante y desactivación de los pesticidas de organofosfato.

La hierba de cebada es alcalina, rica en vitaminas, minerales, aminoácidos y enzimas activas. Su intenso color verde se debe a su alto contenido de clorofila natural, sustancia muy conocida con propiedades limpiadoras y desodorantes. La superóxido dismutasa, una enzima importante en la neutralización de los radicales libres que inducen la inflamación en nuestras células, también se encuentra en grandes cantidades en la hierba de cebada. Este vegetal también es rico en potasio, calcio y magnesio, y por peso, contiene más vitamina C que las naranjas y más hierro que la espinaca.

Green Magma da a nuestro cuerpo una fuente alimentaria integral y natural de vitaminas, minerales, proteínas, aminoácidos (esenciales y no esenciales), enzimas activas, antioxidantes, desintoxicantes y clorofila. Al contener tanto nutrimentos esenciales como la mayoría de los tipos de fitonutrimentos, nos ayuda a nutrir y proteger el cuerpo entero.

Pero, ¿cómo es el contenido nutrimental de Green Magma en relación con el de los vegetales frescos enteros? En otras palabras, ¿en verdad recibe usted el equivalente nutrimental de varias raciones o más de vegetales frescos cuando toma Green Magma?

Para responder a esta pregunta, se comparó el contenido nutrimental de raciones individuales de vegetales frescos de hortaliza, como alfalfa, brócoli, col, zanahorias, coliflor, pepinos, lechuga, espinaca y tomates con el que contiene las raciones individuales de Green Magma. La información nutrimental de Green Magma y de los vegetales está basada en análisis nutrimentales certificados por laboratorios independientes y en datos publicados por la Administración de Alimentos y Medicamentos de Estados Unidos (USDA), respectivamente.

Cuando se comparó el contenido nutrimental de las raciones individuales de Green Magama con el de las raciones individuales de diversos vegetales, se descubrió que Green Magma contiene mayores cantidades de las vitaminas A, C, B1, B2, B3 y B6, ácido pantoténico, magnesio y calcio que nueve o más de los 10 vegetales medidos. Cuando se le comparó con una ensalada de 4.5 tazas de germen de alfalfa, col, apio, pepino, lechuga, espinacas y jitomate, el Green Magma tuvo cinco gramos menos de carbohidratos, pero contenía mayores cantidades de las vitaminas A, C, B1 y B6 y de ácido pantoténico, y casi la misma proporción de magnesio.

Las comparaciones anteriores indican que el Green Magma proporciona apoyo alimentario comparable al de las raciones diarias recomendadas de verduras frescas. Aunque sólo fueron medidos los nutrimentos esenciales, puede inferirse que la comparación también es válida para toda la variedad de fitonutrimentos benéficos.

Es importante señalar que el Green Magma contiene menos carbohidratos que la cantidad de vegetales necesaria para proveer los mismos niveles de nutrimentos esenciales que ofrece el Green Magma. Este es un aspecto importante a considerar para las personas que siguen una dieta baja en carbohidratos y para quienes están preocupados por su peso, pues sabemos que la masa corporal se relaciona de manera directa con la resistencia a la insulina, que a su vez se relaciona con el consumo de carbohidratos refinados.

Aunque usted no debe remplazar el consumo de verduras con ningún suplemento, si toma un suplemento que, en conjunción con una dieta saludable, le asegure que recibirá la cantidad y diversidad de fitonutrimentos necesarios, podrá obtener beneficios drásticos y duraderos, entre ellos, salud, vitalidad y longevidad máximas.

GREEN MAGMA: LIBRE DE PESTICIDAS Y HERBICIDAS

Yo soy un fuerte defensor de los alimentos orgánicos. Los estudios señalan toda una variedad de enfermedades que podrían estar asociadas a la ingestión de pesticidas y herbicidas. Cuando usted compra alimentos producidos de manera orgánica, no sólo protege su salud y la de sus seres queridos sino también el aire, el agua y la tierra, así como los animales, desde las aves hasta las abejas y las mariposas.

Green Foods Corporation, junto con otras compañías en el ramo de los alimentos y los suplementos naturales, apoya y practica métodos orgánicos y sostenibles de producción de alimentos. Todos los productos agrícolas que Green Foods cultiva para usarlos como ingredientes de sus suplementos están certificados como orgánicos. Además, exige certificados de seguridad y pureza para todos los ingredientes que necesite comprar a otros productores y vendedores de materia prima. Aunque quizá muchos de estos ingredientes no puedan conseguirse orgánicos debido a razones prácticas, económicas o de temporada, están libres de niveles detectables de contaminantes tales como los residuos de herbicidas y pesticidas.

El Green Magma no sólo está exento de niveles detectables de pesticidas y herbicidas, sino que además, su contenido de jugo de hierba de cebada puede ayudar a protegernos contra los pesticidas en nuestra dieta que provengan de otras fuentes.

Además de la hierba de cebada, otros alimentos verdes como brócoli, berza, col, alfalfa, té verde y espinacas contienen cantidades concentradas de ciertos fitonutrimentos que producen beneficios específicos en la salud. Para gozar de los beneficios de toda la diversidad de nutrimentos y fitonutrimentos contenidos en los alimentos verdes y otros vegetales sin la molestia de extraerles el jugo, la Green Foods Corporation ha desarrollado un producto llamado Veggie Magma®. Esta poderosa combinación de vegetales en polvo está hecha a partir de 18 verduras y otras plantas, a la mayoría de las cuales se les ha extraído el jugo antes de secarlas y pulverizarlas. Al extraerles el jugo, se liberan los nutrimentos de la planta, lo cual los concentra y los hace más fáciles de asimilar por el organismo.

Los fitonutrimentos de Veggie Magma tienen beneficios de amplio espectro en la salud.

A continuación encontrará una descripción de los ingredientes del Green Magma y sus beneficios conocidos.

Ajo: Contiene alilsúlfidos, unas sustancias con posibles propiedades antimutágenas. Además, fortalece las funciones inmunes y ofrece protección cardiovascular. Se ha descubierto que los alilsúlfidos también inhiben el crecimiento de hongos parasitarios y reducen tanto los niveles de colesterol como la adherencia de las plaquetas sanguíneas. Al igual que los vegetales crucíferos, el ajo estimula las enzimas que desintoxican el hígado y ayuda a contrarrestar los efectos de las toxinas microbianas.

Alfalfa: Contiene las vitaminas A, D, E y K, así como fósforo, hierro, potasio, magnesio y calcio. También es rica en minerales traza, y su alcalinidad ayuda al cuerpo a asimilar las proteínas. Contiene un grupo de compuestos conocidos como saponinas, las cuales disminuyen los niveles de colesterol al combinarse con las grasas en el tracto digestivo, con lo cual ayudan al cuerpo a eliminarlas.

Aloe Vera: Contiene calcio, potasio, sodio, manganeso, hierro, zinc y lecitina. El aloe vera también tiene 20 de los 22 aminoácidos, incluidos 10 de los esenciales.

Apio: Contiene grandes cantidades de las vitaminas A y C, además de calcio, ácido fólico y potasio.

Berza: Contiene sulforafán y otros isotiocinatos. También contiene una rica variedad de nutrimentos y fitonutrimentos: cuatro veces más caroteno beta que el brócoli, más vitamina C que las naranjas, la mayor concentración de luteína (un carotenoide antioxidante), y altas cantidades de bioflavonoides antioxidates, conocidos por su importancia para la salud cardiovascular.

Betabel (remolacha roja): Es alcalino, contiene altas cantidades de fósforo y potasio, y estimula la digestión. También contiene betalinas, pigmentos de color morado rojizo y solubles en agua que, al igual que otros tres tipos principales de pigmentos —clorofila, carotenoides y flavonoides— tiene propiedades desintoxicantes. Las betalinas estimulan la producción de enzimas de fase 2, las cuales reducen algunos de los riesgos del envejecimiento, incluidos el cáncer y las enfermedades cardiovasculares. El betabel también contiene el aminoácido betaína, que sirve como una fuente de metilo. La provisión de grupos de metilo por parte de la betaína es importante para el buen funcionamiento del hígado, la replicación celular y las reacciones de desintoxicación.

Brócoli: Contiene sulforafano, sustancia con posibles propiedades antimutágenas. El brócoli también es una rica fuente de carotenoides, vitamina C y folato.

Brotes de brócoli: Científicos de la Universidad Johns Hopkins han descubierto que esta verdura contiene de 30 a 50 veces más sulforafano que el brócoli maduro. El sulforafano pertenece a una clase de fitonutrimentos llamados isotiocinatos, poderosos estimuladores de la inducción de las enzimas de fase 2, conocidas por inactivar los carcinógenos.

Espinacas: Es rica en hierro —vital en la producción de sangre—, clorofila, ácido fólico y carotenos beta, y tiene cantidades moderadas del antioxidante glutatión.

Hierba de cebada verde: Ver el cuadro de la página 66.

Hongos shiitake: Contienen lentinina antimutágena polisacárida así como una gran concentración del complejo vitamínico B, incluida la vitamina B12 (que suele faltar en las dietas vegetarianas). Otros de los componentes de los hongos shiitake pueden ayudar a reducir el colesterol.

Pimiento verde: Contiene vitamina C y tiene propiedades antimicrobianas.

Raíz de gengibre: Estimula la digestión y actúa como antioxidante al evitar la peroxidación lípida.

Tomates (jitomates): Son una rica fuente de licopeno, un carotenoide antioxidante. Los tomates también contienen altas cantidades de vitamina C, potasio, ácido fólico, carotenos beta, carotenos gama, glutación y bioflavonoides.

Yo tomo las presentaciones en polvo tanto de Green Magma como de Veggie Magma, y mezclo dos cucharadas en agua. También son un fabuloso ingrediente adicional para los *smoothies*.

Zanahorias: Son una de las mejores fuentes de los carotenos alfa y beta, dos antioxidantes liposolubles que inhiben la formación de los radicales libres y la inflamación resultante. El cuerpo también utiliza estos dos carotenoides para producir vitamina A. Las zanahorias contienen cantidades moderadas de glutatión, un compuesto que ayuda a reciclar la vitamina E y que, según se ha observado, incrementa la producción de glóbulos blancos en el cuerpo. También se sabe que las zanahorias fortalecen los ojos.

EL TÉ VERDE, UN IMPORTANTE ALIADO CONTRA LA FORMACIÓN DE AGE

En años recientes ha habido mucha especulación acerca del té verde y de sus efectos en la producción de insulina. A pesar de que se le asocia con el control del peso, no hay suficientes pruebas de que sea un agente antidiabético y sólo una prueba clínica en que se evaluaba los efectos del extracto de té verde, ha arrojado resultados claramente positivos.

Pero ciertos descubrimientos publicados a principios de 2007 por investigadores de la empresa suiza DSM Nutritional Products muestran que el extracto de té verde mejora la tolerancia a la glucosa en ratones diabéticos, un efecto que podría ayudar a evitar la diabetes del tipo 2.

Debemos notar en primer lugar que estos alentadores resultados se relacionan con el extracto de té verde tan concentrado que produce la DSM. Dicho extracto, llamado Teavigo®, contiene niveles artificialmente altos (94 por ciento en peso) de uno de los principales antioxidantes de polifenol, el galato de epigalocatequina (EGCG por sus siglas en inglés).

Se cree que el potencial del té verde para evitar las enfermedades cardiovasculares, la obesidad, la enfermedad de Alzheimer, el cáncer, las enfermedades periodontales y las caries reside en el EGCG. Además, el EGCG es *glucostático*, o sea, que ayuda a evitar elevaciones drásticas del azúcar en la sangre y los consecuentes disparos en los niveles de insulina, metas clave en la prevención y el combate a la diabetes, el envejecimiento, los desórdenes metabólicos y la formación de AGE.

El equipo suizo de la DSM, dirigido por el doctor Sven Wolfram, administró a ratones con diabetes severa una de tres diferentes dosis de galato de epigalocatequina o un placebo por siete semanas. Después de cinco semanas realizó pruebas de tolerancia a la glucosa, y después de seis, pruebas de tolerancia a la insulina. Los científicos descubrieron que la tolerancia a la glucosa mejoró después de cinco semanas según la dosis que recibió cada uno, y el efecto más notable ocurrió en los ratones a los que se sometió a una dieta muy baja en calorías.

Aunque en el estudio con mejores resultados se usó un extracto rico en EGCG y no la presentación bebible, es razonable suponer que el té verde ofrece un verdadero potencial antidiabético, otra buena razón para beber té verde o consumir extracto de té verde con frecuencia.

CÚRCUMA: LA ESPECIA PARA LAS PERSONAS ETERNAMENTE JÓVENES

La cúrcuma pertenece a la familia del jengibre, y como a éste, se le ha usado desde hace mucho tiempo en India y China como remedio casero, conservador de alimentos, agente colorante y especia. La cúrcuma ofrece tantos y tan notables beneficios a la salud que casi pertenece a una clase aparte. La raíz de esta planta, de color naranja intenso, contiene toda una variedad de compuestos de polifenol llamados curcuminoides, relacionados con los antioxidantes del tipo de los polifenoles, que dan propiedades para evitar el cáncer al té, el chocolate, las bayas, el jengibre, las uvas, las ciruelas y otras frutas, verduras, hierbas y especias.

La sustancia aceitosa llamada curcumina es la clave tanto del color naranja amarillento de la cúrcuma como de sus beneficios para la salud. Esto se debe a que la curcumina contiene tres polifenoles curcuminoides muy potentes, llamados turmerona, atlantona y zingiberona. Comparado con los polifenoles de otros alimentos vegetales, estos curcuminoides están dotados de propiedades antioxidantes y antiinflamatorias extraordinariamente fuertes. (Aunque suene similar, la cucumina no está relacionada con el comino, la popular semilla empleada en el chile con carne y otros platillos mexicanos y españoles.)

Se ha demostrado que la curcumina ofrece los siguientes beneficios para la salud:

- Interfiere con las tres etapas de la formación del cáncer: aparición, crecimiento y expansión.
- Reduce la inflamación, la oxidación y las placas amiloideas asociadas con la enfermedad de Alzheimer.
- Actúa como un poderoso antioxidante y antiinflamatorio cuya actividad limpiadora de radicales libres sobrepasa a la de la vitamina C y de la mayoría de los polifenoles, incluidas la vitamina E y las catequinas del té, y de los flavonoles del cacao y del chocolate oscuro.

- Tiene efectos antiinflamatorios comparables con los medicamentos esteroidales y no esteroidales (por ejemplo, la aspirina, el ibuprofeno, el naproxeno, etcétera).

- Protege el sistema cardiovascular al reducir los niveles de colesterol y triglicéridos, revertir el daño a las membranas celulares e inhibir la inflamación y la adhesión de plaquetas.

- Protege el hígado mediante diversos mecanismos.

- Aminora el daño cerebral resultante de traumatismos craneales.

- Aumenta los beneficios terapéuticos cuando se le usa en conjunción con los pescados de río o el aceite de pescado omega-3.

Aunque la curcumina constituye sólo entre tres y cinco por ciento de la cúrcuma, incluso una pequeña cantidad de ella puede dar un gran impulso preventivo a la salud, como verá a continuación:

ENVEJEZCA MENOS CON MÁS CÚRCUMA

Como hemos visto, los AGE son compuestos que se forman a partir de la descomposición del azúcar en la sangre. Los AGE se forman de manera lenta y constante en el cuerpo humano y se acumulan con el tiempo. Sin embargo, los diabéticos presentan una mayor incidencia de daño en sus tejidos debido a que los altos niveles de azúcar en su sangre aceleran las reacciones químicas que forman los AGE.

Para explorar la relación entre los AGE, la diabetes y la curcumina, los investigadores administraron dosis orales de curcumina a ratas diabéticas en un periodo de ocho semanas. Las ratas recibieron cada día 200 miligramos de curcumina por cada kilogramo de su peso corporal.

Tras el aumento en el consumo de curcumina, los investigadores examinaron, además de la piel de las ratas, los niveles de antioxidantes y AGE. Descubrieron que el consumo de curcumina reducía de manera significativa el estrés oxidativo en estos roedores.

Esto es importante porque cuando los niveles de azúcar en la sangre son elevados, como en la diabetes, los AGE se acumulan en el cuerpo con mayor velocidad. Sin embargo, como sabemos ahora —y este libro lo señala—, los niveles elevados de azúcar en la sangre e insulina de niños y adultos no diabéticos están a la orden del día. Para evitar estas afecciones degenerativas, necesitamos implantar muchas de las estrategias alimentarias y de salud recomendadas a los diabéticos. El uso libre de la cúrcuma en una variedad de recetas y la ingestión de suplementos de cúrcuma como un preventivo probado pueden ayudar a retardar el proceso de envejecimiento y promover la juventud de todos los sistemas de órganos del cuerpo, incluida la piel.

CÚRCUMA, NO ASPIRINA

La diabetes no es la única área en que la cúrcuma ha demostrado su utilidad. Muchos estudios alentadores muestran cuán poderoso es en la prevención de la enfermedad de Alzheimer y otras formas de demencia (recuerde que los AGE se encuentran en cantidades significativas en el cerebro de los pacientes con Alzheimer). También se ha mostrado que la curcumina, presente en la cúrcuma, ayuda a las células del sistema inmunológico a eliminar las placas dañinas del cerebro de los pacientes con Alzheimer (abundaremos en esto más adelante). Este hallazgo fue motivado por el descubrimiento de que, en India, las personas muestran una incidencia considerablemente menor de Alzheimer que en Estados Unidos y Europa. Como la alimentación desempeña un papel tan importante en la salud, se emprendió una búsqueda de factores alimentarios que explicaran la enorme ventaja de los hindúes. Los investigadores no tardaron mucho en descubrir que el curry, un platillo que se consume de manera muy amplia en India, guardaba la clave gracias a la cúrcuma (un componente importantísimo de curry) y a las poderosas sustancias anti-AGE que lo componen, entre ellas, la curcumina.

La inflamación es tanto un promotor como un efecto del Alzheimer, y a ello se debe que el uso de medicamentos antiinflamatorios no esteroidales como la aspirina y el ibuprofeno parece reducir el riesgo de desarrollar esta enfermedad y disminuye su severidad y desarrollo. La aspirina y otros antiinflamatorios de esta clase inhiben la inflamación al inactivar una enzima multipropósitos llamada ciclooxigenasa 1 (COX-1), capaz de promover la inflamación. Sin embargo, el uso crónico de estos medicamentos puede causar daño gastrointestinal, hepático y renal.

Gracias a ciertas investigaciones anteriores sobre artritis animal y humana, los científicos ya sabían que la curcumina tiene fuertes propiedades antioxidantes y antiinflamatorias, incluida la capacidad de impedir la activación de otra enzima proinflamatoria, la COX-2. Sin embargo, a diferencia de los medicamentos sintéticos inhibidores de la COX-2, como el Vioxx y el Celebrex, la curcumina inhibe dicha enzima sin producir efectos cardiovasculares adversos. Como lo dijeron los autores de un artículo reciente sobre el tema, la curcumina es "un agente fitoquímico farmacológicamente seguro" que inhibe la activación excesiva de interruptores genéticos proinflamatorios como el factor nuclear kappa B, que promueve el envejecimiento prematuro, el Alzheimer y el cáncer.

¿NO ENCUENTRA SUS LLAVES? BUSQUE CÚRCUMA

Estudios epidemiológicos (poblacionales) que buscan establecer vínculos entre la dieta y la salud sugieren que los aficionados al curry —rico en cúrcuma— reducen el riesgo de padecer senilidad en cerca de 50 por ciento, mientras incluso el consumo ocasional del curry reduce el riesgo de sufrir demencia en 38 por ciento. La enfermedad de Alzheimer se caracteriza por la formación de placas compuestas por proteínas llamadas amiloides beta, las cuales también forman unos nudos tiesos llamados fibrilos.

Aún no se sabe a ciencia cierta si estas acumulaciones de amiloides beta son la causa o el resultado del aún misterioso proceso que conduce a la enfermedad de Alzheimer. Lo cierto es que acompañan los síntomas del Alzheimer y que los factores medicinales y alimentarios que inhiben la inflamación, la oxidación y la formación de dichas placas y fibrilos también reducen los síntomas de la enfermedad.

Es la labor de los macrófagos, células especiales del sistema inmunológico en nuestra sangre, eliminar el amiloide beta de nuestro cerebro. Por desgracia, los macrófagos no funcionan adecuadamente en muchas personas. Esto debilita nuestro sistema inmunológico y aumenta el riesgo de padecer inflamación, condición muy dañina para el cerebro y característica del Alzheimer.

De acuerdo con investigadores de la Escuela de Medicina de la Universidad de California en los Ángeles, la curcumina aumenta la capacidad de los macrófagos para remover las placas de los tejidos cerebrales extraídos a pacientes con Alzheimer. Este estudio, realizado con pacientes de este mal y controles sanitarios, expuso los macrófagos al extracto de cúrcuma por 24 horas. El resultado del estudio fue muy alentador. Los macrófagos tratados con cúrcuma fueron capaces de funcionar de manera adecuada y removieron las placas de amiloide beta de los tejidos cerebrales. Estos hallazgos iniciales podrían conducir a un enfoque enteramente nuevo del tratamiento del Alzheimer. Yo siento un entusiasmo particular en relación con descubrimientos como éste, pues demuestran que al fortalecer el funcionamiento natural del sistema inmunológico con sustancias naturales es posible no sólo aumentar la capacidad del cuerpo para remover las placas que posiblemente causen el Alzheimer y otros tipos de demencia, sino que lo hace de manera segura, efectiva y sin efectos secundarios.

Cúrcuma: la especia inteligente

Pero la cúrcuma no sólo es buena en relación con el Alzheimer. También se ha mostrado que esta raíz fortalece el desempeño cognitivo general. No es exagerado decir que parece mejorar la habilidad de las personas para varias actividades mentales, incluso para hallar las llaves del auto. Investigadores de la Universidad Nacional de Singapur reclutaron a 1 010 ancianos asiáticos (con 68.9 años de edad como promedio), les preguntaron sobre su consumo de curry y los colocaron en una de tres categorías de consumo de curry:

- a menudo o muy a menudo, desde una vez al mes hasta diario: 43 por ciento de los participantes;
- de manera ocasional: 41 por ciento;
- rara vez o nunca: 16 por ciento.

Después, el doctor Tze-Pin Ng, jefe de la investigación, y sus colegas aplicaron una prueba convencional de funcionamiento cerebral llamada *miniexamen de estado mental* y correlacionaron el desempeño de los participantes con su consumo de curry.

Esto reveló que los participantes que consumían curry a menudo o muy a menudo tenían 49 por ciento menos probabilidades de mostrar deterioro cognitivo que aquellos que rara vez o nunca lo consumían, mientras al consumo ocasional de curry se le asoció con un riesgo 38 por ciento menor.

"Estos hallazgos presentan la primera evidencia epidemiológica que sustenta un vínculo entre el consumo de curry y el desempeño cognitivo, ya sugerido por un gran número de evidencias experimentales anteriores", afirmó el doctor Ng.

El estudio tenía limitaciones pues no tomaba en cuenta otros posibles factores de los platillos con curry que pudiesen reducir o aumentar los riesgos, como los vegetales y las grasas. Además, la precisión de las declaraciones sobre el consumo de curry que hicieron los participantes no está probada. A pesar de estas limitaciones, los investigadores señalaron a la cúrcuma como una explicación obvia de las diferencias observadas entre los adeptos al curry y aquellos que rara vez lo consumían.

Como lo hizo notar el doctor Ng: "Curiosamente, también se ha sostenido que la incidencia de la enfermedad de Alzheimer en India en los ancianos de entre 70 y 79 años de edad es cuatro veces menor que la de Estados Unidos. Por lo tanto, los resultados que se muestran aquí son significativos, pues señalan un efecto benéfico importante en la función cognitiva con incluso niveles moderados de consumo de curry".

UN DOBLE IMPULSO: CÚRCUMA Y DHA

Existen más evidencias positivas sobre la cúrcuma, pues se ha observado que sus efectos se fortalecen con otras sustancias como el DHA, uno de los principales ácidos grasos Omega-3 presentes en los pescados de agua fría, ricos en grasas saludables. En un estudio realizado en el Veterans' Research, Education and Clinical Center en Sepulveda, California, los investigadores encontraron que, aunque los medicamentos antiinflamatorios no esteroidales podrían reducir la acumulación de placas de amiloides beta, suprimían pocos indicadores de inflamación y no reducían el daño oxidativo (además de las preocupaciones sobre cuán seguro es su uso, mencionadas anteriormente).

Dicho estudio puso a prueba los efectos combinados de la cúrcuma y del DHA en ratones, y encontraron que la combinación era muy efectiva. Según dijeron, el DHA "también limitaba el daño amiloideo y oxidativo así como el déficit sináptico y cognitivo en ... [ratones]. Tanto el DHA como la cúrcuma tienen perfiles epidemiológicos [resultados de estudios poblacionales], de seguridad y de eficacia favorables, y es probable que ofrezcan beneficios generales contra el envejecimiento (anticancerígenos y cardioprotectores)".

Todas estas investigaciones son muy alentadoras. Los científicos han estado buscando un medicamento que ayude a reducir la acumulación de estas placas de amiloides beta. Es muy bueno saber que una deliciosa especia de cocina podría guardar la clave para lograrlo.

PROTECCIÓN DE LAS ARTICULACIONES

Los AGE pueden causar estragos de varias maneras. Se les ha encontrado en el suero y el líquido sinovial de los pacientes con artritis reumatoide, una enfermedad en que el sistema inmunológico del cuerpo ataca las articulaciones, lo cual les provoca calor, inflamación dolorosa y deformidad. Hace mucho que se sabe que

VERDADES SOBRE EL CURRY

La cúrcuma en polvo y la raíz fresca, puras y sin adulterar, disponibles en la mayor parte de las tiendas de abarrotes y de productos naturistas, son las mejores fuentes de esta especia tan importante. Sin embargo, la cúrcuma que consume la mayoría de la gente la obtiene en el curry y del curry en polvo. La palabra inglesa curry —que abarca todas las mezclas de especias hindúes— proviene de la palabra tamila (hindú del Sur) *kari*, que significa sopa o salsa. Conviene advertir que los currys en polvo comerciales no son fuentes confiables de cúrcuma. Busque un buen curry en polvo orgánico que incluya cúrcuma como primer o segundo ingrediente. Si usted tiene acceso a algún mercado hindú, entonces también debe poder hallar mezclas de polvo de curry ricas en cúrcuma. De lo contrario, compre su curry en tiendas naturistas como Whole Foods, Wild Oats, Trader Joe's o en la tienda de su localidad. Estos establecimientos cuentan con las presentaciones en polvo, de mayor calidad. También puede comprarlo por internet. Puede encontrar un buen curry en polvo marca Morton and Bassett en worldpantry.com. Cuídese de las salsas de curry ya preparadas para su comercialización pues pueden tener niveles elevados de grasas omega-6 de soya, de maíz y de aceites convencionales de girasol o alazor, lo cual les resta muchos de sus beneficios. Las recetas que contienen cúrcuma o mezclas de polvo de curry ricas en cúrcuma serán más benéficas si se preparan con aceites que no contengan ácidos grasos productores de AGE. Mejor opte por el aceite de oliva extravirgen, el de nuez de macadamia, el de semilla de uva o el de linaza, rico en lignano. Busque las variedades prensadas en frío y orgánicas, cómprelas en cantidades pequeñas y guárdelas en un lugar oscuro y fresco. El aceite de linaza deberá guardarse en el refrigerador.

Aunque las recetas de curry varían mucho de región en región y de país en país, prácticamente todas incluyen cúrcuma. Cuando yo preparo platillos con curry, suelo aumentar la cantidad de muchas de las especias, entre ellas, la de la cúrcuma. Esto mejora el sabor y el perfil antioxidante del platillo. Sin embargo, tenga cuidado y acostúmbrese al sabor, pues algunos de los ingredientes de un buen curry son picantes, como el pimiento (rojo) de cayena. La propia cúrcuma es un tanto picante.

la fracción de curcumina que contiene la cúrcuma es capaz de aliviar los síntomas de la artritis en animales y también ha mostrado fuertes beneficios terapéuticos en humanos durante pruebas clínicas preliminares.

En 1980, científicos de India probaron la curcumina en 49 pacientes con artritis reumatoide. A la mitad de ellos se les dio 1 200 miligramos de curcumina al día, y el resto recibió una dosis estándar de fenilbutazona, un fuerte antiinflamatorio sintético no esteroidal. A las seis semanas, ambos grupos mostraron una mejoría similar en cuanto a la rigidez matutina y la resistencia física.

En otro estudio hindú, la potencia antiinflamatoria de la curcumina se probó en pacientes de hospital que se habían sometido a alguna cirugía o que sufrían de algún tipo de lesión. A un tercio de ellos se les administró curcumina (1 200 miligramos al día), otro tercio recibió un placebo y el tercio restante tomó fenilbutazona (300 miligramos al día) por entre tres y cinco días. La curcumina fue considerada tan efectiva como la fenilbutazona.

Y un estudio en animales patrocinado por los Institutos Nacionales de Salud de Estados Unidos y llevado a cabo en la Universidad de Arizona en Tucson, demostró que un extracto curcuminoide al 41 por ciento tenía un impacto positivo cuando se probó en ratones artríticos. Este estudio descubrió que:

- La destrucción de cartílago en la tibia se reducía 66 por ciento en comparación con los animales tratados con un placebo.

- La pérdida de densidad mineral ósea en los muslos de los animales se redujo 57 por ciento en relación con los que recibieron el placebo.

La dosis efectiva equivalente en humanos sería tan sólo de entre ¼ y ½ cucharadita de curcumina al día.

Los extractos de cúrcuma inhibieron el factor nuclear de transcripción kappa B, el interruptor genético que promueve la inflamación por diversas vías, incluida la activación de la enzima COX, promotora de la inflamación. Esto convierte a la cúrcuma en un importante aliado no sólo de los pacientes con artritis, sino también para tratar toda una serie de enfermedades inflamatorias y relacionadas con los AGE, entre ellas el asma (se ha encontrado niveles elevados de AGE en pacientes con asma), la esclerosis múltiple (que se agrava por el receptor de los AGE, conocido como RAGE), y la enfermedad inflamatoria intestinal (se han hallado altas cantidades de RAGE en muestras de tejido del colon).

LA CÚRCUMA, ENEMIGA DEL CÁNCER

A la cúrcuma también se le conoce por sus propiedades anticancerígenas. Si la incluimos en nuestra dieta, podremos empezar a gozar de los beneficios de la sabiduría de Hipócrates, reflejada en una frase que pronunció hace unos 2 500 años: "Deja que la comida sea tu medicina y que la medicina sea tu comida".

A principios de los años ochenta, cuando se facilitó el acceso a datos confiables sobre el cáncer en India, a los investigadores les llamó la atención que el riesgo de desarrollar leucemia, así como cáncer de colon, mama, próstata y pulmón en la gente de aquel país amante del curry, era entre 10 y 20 veces menor que en Estados Unidos. La correlación entre el abundante consumo de curry por los hindúes y su baja incidencia en tipos de cáncer que son casi comunes en Estados Unidos instó a investigadores de ambos países a analizar las especias del curry para determinar su potencial anticancerígeno. Como era de esperarse, descubrieron que la curcumina es el principal compuesto anticancerígeno del curry.

Muchas de las investigaciones sobre las propiedades anticancerígenas de la curcumina se han llevado a cabo en el M.D. Anderson Cancer Center de la Universidad de Texas, uno de los laboratorios para la investigación del cáncer más importantes del mundo. Un artículo publicado en 2005 por el equipo de dicho laboratorio afirmaba que la eficacia, la seguridad farmacológica y la relación costo-beneficio de los curcuminoides nos animan a "volver a nuestras raíces".

Esta observación me parece válida desde dos puntos de vista. En primer lugar, mucha de la medicina y la sabiduría antiguas aún son vigentes e importantes. Y en segundo, las notables capacidades curativas y preventivas de raíces como la cúrcuma muestran la importancia de la comida como medicina y de la medicina como comida. La confianza con que estos investigadores describen el valor anticancerígeno de la curcumina —y del gingerol 6, un componente de la raíz del jengibre, similar a la curcumina— refleja la fuerza y la abundancia de evidencias que han encontrado, las cuales tomamos de su estudio para citarlas a continuación:

- "El uso de la cúrcuma ... para el tratamiento de diferentes enfermedades inflamatorias ha sido descrito en la medicina ayurvédica y en la medicina china tradicional desde hace miles de años. La curcumina, componente activo de la cúrcuma y responsable de esta actividad, fue identificada hace casi dos siglos."

- "Como puede modular la expresión de diversos blancos moleculares importantes, la curcumina se usa hoy para tratar el cáncer, la artritis, la diabetes, la enfermedad de Crohn, las enfermedades cardiovasculares, la osteoporosis, el Alzheimer, la soriasis y otras patologías."

- "Curiosamente, el gingerol 6, un análogo natural de la curcumina derivado de la raíz del jengibre (*Zingiber officinalis*), muestra un perfil de actividad biológica similar al de la curcumina. Éste es otro ejemplo de los numerosos beneficios de estas especias de raíz, y una buena razón para añadir jengibre recién rallado a sus alimentos."

Hoy, el equipo del Anderson Center realiza dos pruebas clínicas en humanos para evaluar la capacidad de las cápsulas de curcumina de consumo diario para retardar el crecimiento del cáncer de páncreas y del mieloma múltiple. Se planea también hacer otras pruebas para pacientes con cáncer de mama.

El artículo sobre la cúrcuma que aparece en la enciclopedia para el paciente del Anderson Cancer Center, dice: "Una base lípida de lecitina, aceites de pescado o ácidos grasos esenciales también pueden emplearse para aumentar la absorción". Como ocurre con muchos nutrimentos y suplementos nutrimentales, las cápsulas de aceite de pescado omega-3 funcionan de manera sinérgica para aumentar los beneficios de la cúrcuma.

Por último, parece que sólo un poco de cúrcuma puede hacer maravillas. En una prueba celular cuyos resultados mostraron que la curcumina inhibe el cáncer de piel (melanoma), un equipo del Anderson Center descubrió que su efectividad no dependía de la cantidad usada. Informaron que "la maquinaria del factor nuclear kappa B se suprime como resultado tanto de breves exposiciones a altas concentraciones de curcumina como de exposiciones más largas a concentraciones menores de curcumina". En otras palabras, usted no tiene que tomar dosis enormes para obtener los beneficios. Tan sólo tiene que añadir entre ¼ y ½ cucharadita a sus sopas, caldos, platillos asados y currys de manera regular.

LA CANELA, REDUCTORA DE LA EDAD

La historia de la canela como especia y medicamento data del antiguo Egipto y ya se le menciona en la Biblia. La corteza de este árbol aromático también se convirtió en uno de los primeros bienes de comercio entre el Medio Oriente y Europa. La canela de Ceilán (antiguo nombre de Sri Lanka), hoy cultivada en todo el mundo, es la mejor variedad. He aquí algunas de las razones de que la canela sea tan efectiva en el combate contra los AGE:

- Estimula los receptores de insulina e inhibe la enzima que los activa, con lo cual aumenta la capacidad de las células de usar la glucosa. De este modo, la canela puede ayudar muchísimo a que las personas con diabetes mellitus normalicen sus niveles de azúcar en la sangre. En verdad, menos de media cucharadita de canela al día reduce los niveles de azúcar en la sangre en personas con diabetes mellitus. Sólo un gramo al día (más o menos entre ¼ y ½ cucharadita) produce una disminución de 20 por ciento en la glucosa y reduce los niveles de colesterol de 7 a 27 por ciento, y los de triglicéridos de 23 a 30 por ciento. Esta información es importantísima para mis lectores, pues una de las claves para detener las señales del envejecimiento en el rostro y el cuerpo es la regulación del azúcar en la sangre. Al parecer, con sólo agregar una vara de canela a su té, usted reducirá los niveles de azúcar en su sangre.

- El té de canela combate los AGE de dos maneras: al inhibir la liberación de un ácido graso inflamatorio llamado ácido araquidónico de las membranas de las plaquetas, y al reducir la producción de una prostaglandina (mensajera) inflamatoria llamada tromboxano A2. Estas acciones ayudan a reducir la tendencia de las plaquetas sanguíneas a adherirse unas con otras y reducir el flujo sanguíneo.

- Los aceites esenciales de la canela ayudan a detener el crecimiento de bacterias y hongos. Incluso inhiben cepas del poderoso hongo *Candida albicans,* resistentes al fluconazol, el medicamento antifungal común.

- En una prueba que comparaba la canela con el anís, el jengibre, el regaliz, la menta, la nuez moscada, la vainilla y los conservadores sintéticos de alimentos BHA y BHT, la canela previno la oxidación de manera más efectiva que todos los demás productos, a excepción de la menta.

- El solo aroma de la canela fortalece los procesos cognitivos del cerebro, entre ellos la atención, la memoria y la velocidad visomotriz.

- La canela es muy apreciada tanto en la medicina ayudrvédica como en la tradicional china por su cualidad de generar calor y se le utiliza para aliviar los resfriados o la gripe. Cuando usted sienta que lo invade una infección, pruebe un té de corteza de canela y jengibre fresco.

Como usted puede ver, existen muchas soluciones alimentarias fabulosas para contrarrestar los AGE. Además, muchos alimentos y especias están repletos de otros beneficios saludables con los cuales ayudan a retrasar o evitar las señales indeseadas de los AGE y del envejecimiento.

4. La guía para comprar, cocinar y preparar alimentos para combatir los AGE

El propósito de este capítulo es enseñar a reconocer y evitar los alimentos y los métodos de cocina que activan los AGE. Presentaré métodos para la preparación de alimentos que no producen AGE y que previenen el envejecimiento de nuestra piel y órganos sin sacrificar el sabor.

Como usted ha visto, algunos alimentos, en especial los procesados, contienen AGE como aditivos para modificar su color y sabor. También aprendió que ciertos métodos de cocina promueven la formación de AGE. Por ejemplo, los alimentos cocinados con altas temperaturas no sólo fomentan la formación de estas glicotoxinas; también promueven la generación de toxinas cancerígenas que causan mutaciones genéticas.

Los AGE también se forman de manera interna cuando consumimos ciertos alimentos como azúcares, cereales y tubérculos. Las moléculas de azúcar se adhieren al RAGE, receptor de los AGE, lo cual desemboca en un aumento de la inflamación y del estrés oxidativo. Esto puede provocar diversas enfermedades crónicas e inflamatorias, incluida la aterosclerosis, la diabetes mellitus, afecciones renales, y el Alzheimer y otros desórdenes degenerativos, además de una piel arrugada y flácida. Por fortuna, es posible evitar en buena medida la formación de AGE, y esto empieza con los alimentos que consumimos y los métodos que usamos para prepararlos.

Recuerde, los AGE de origen alimentario que se absorben en el torrente sanguíneo pueden representar una fuente importante de toxinas química y biológicamente activas. Como sólo se elimina una parte a través de la orina, es lógico que las que permanecen en el cuerpo tengan graves consecuencias. Pero la ayuda está a nuestro alcance. Usted puede reducir de manera importante la formación y el almacenamiento de AGE al aprender qué alimentos y métodos de cocina impedirán o reducirán significativamente la acumulación de estas sustancias en su organismo.

Comencemos con lo elemental: el alimento que compramos.

UN RECORRIDO POR EL SUPERMERCADO

¿No puede decidir qué pondrá en su carrito? Esta guía le servirá para elegir los alimentos más saludables y sabrosos. Si es posible, haga sus compras en Wild Oats Markets, Whole Food Markets u otras tiendas de alimentos naturistas, en tiendas o en la sección de productos orgánicos del supermercado. De esa manera, dispondrá de los productos más frescos así como de una amplia variedad de alimentos naturales, orgánicos y no procesados. Con excepción de la comida alta en grasas saturadas, como la carne de res alimentada con granos, la mayor parte de los alimentos frescos y sin procesar tienen el potencial más bajo para generar AGE, un hecho que le recordaré a lo largo de este libro. También he incluido algunas recomendaciones de marcas para ayudarle a hacer las mejores elecciones de alimentos y evitar ingredientes indeseables. Si no tiene acceso a tiendas como las que menciono arriba, puede hacer sus compras por internet. En la sección *Recursos* de este libro encontrará excelentes sitios en internet que le entregarán el salmón más fresco, frutas y verduras orgánicas, nueces y semillas, carne de res alimentada con pasto, quesos recomendados, yogur de leche de vaca y de cabra, y más.

ALERGIAS ALIMENTARIAS

De acuerdo con la excelente página en internet de la organización Food Allergy & Anaphylaxis Network (FAAN), www.foodallergy.org, una alergia alimentaria es una respuesta del sistema inmunológico a un alimento al cual considera, por error, dañino. Una vez que el sistema inmunológico decide que un alimento en particular es nocivo, crea anticuerpos específicos para él. La siguiente ocasión en que se come ese alimento, el sistema inmunológico libera enormes cantidades de sustancias, incluida la histamina, para proteger al cuerpo de la amenaza. Estas sustancias desencadenan toda una serie de síntomas alérgicos que pueden afectar el sistema respiratorio, el tracto gastrointestinal, la piel y el sistema cardiovascular. Los científicos estiman que alrededor de 12 millones de estadounidenses sufren de auténticas alergias a alimentos.

Aunque es posible que un individuo sea alérgico a cualquier comida, como frutas, vegetales y carne, existen ocho alimentos que abarcan 90 por ciento de las reacciones alérgicas a los alimentos. Estos son: leche, huevos, cacahuates, nueces de árbol (como las nueces de nogal o de India), pescado, mariscos, soya y trigo.

Más o menos una de cada 133 personas es alérgica al gluten, una sustancia que se encuentra en el trigo y otros granos. A lo largo de los años, he observado en mi propia práctica médica que muchos de mis pacientes han tenido alguna alergia subclínica o sumamente leve al trigo o al gluten. Esto se manifiesta con una inflamación subclínica y quejas de fatiga.

El folleto de la FAAN llamado "¿Tiene usted alergia?", distribuido en las ferias de la salud por todo el país, está disponible gracias a una concesión del American College of Asthma & Immunology (ACAAI). Usted puede descargar una copia desde su sitio en internet (www.foodallergy.org).

FUENTES RECOMENDADAS DE PROTEÍNAS

Cocinadas correctamente, las proteínas que enlisto a continuación son mis recomendaciones para tener una vejez sana y sin AGE.

REVERDECER EN EL AZUL PROFUNDO

El acuario de Monterey Bay ha hecho un gran esfuerzo por recopilar listas de los mejores pescados y mariscos desde los puntos de vista ambiental y de salud. Usted notará que en las siguientes listas recomendamos algunos mariscos de criadero. Aunque a menudo sugerimos mariscos salvajes, cada regla tiene sus excepciones, y las hacemos notar cuando los métodos de crianza son eficientes y seguros tanto para el marisco como para el medio ambiente. En otros casos, nos abstenemos de recomendar ciertos tipos de pescados y mariscos salvajes cuando se les ha pescado en exceso en su entorno natural, a menudo hasta el punto de la extinción. Aquí incluimos también recomendaciones geográficas, es decir, qué área tiene la variedad más recomendable de cierto marisco, por ejemplo, el salmón de Alaska contra el salmón atlántico. Si no añadimos recomendaciones o comentarios junto al nombre del marisco, significa que todas las formas disponibles son aceptables para su consumo.

LAS MEJORES FUENTES DE LOS ÁCIDOS OMEGA-3

Estos pescados de agua fría, ricos en grasa, son la fuente ideal de proteínas. Por ejemplo, el salmón no sólo es rico en ácidos grasos omega-3 —tan benéficos para el corazón—, sino que además contiene un poderoso carotenoide conocido como astaxantina, que ayuda a contrarrestar el daño de la inflamación propiciada por los AGE.

Abreviaturas utilizadas: AK, Alaska; CB, Columbia Británica; CA, California; OR, Oregon; EU, Estados Unidos; WA, Washington.

El salmón salvaje de Alaska, (CA, AK, salvaje). El salmón rojo es el pescado con la cantidad mas elevada de omega-3 (alrededor de 2.7 gramos por cada 100 gramos de carne).

Anchoas
Mero (Pacífico)
Arenque
Caballa
Bacalao negro (AK, CB)
Salmón (enlatado)
Sardinas
Trucha arco iris (de criadero)

OTROS PESCADOS Y MARISCOS RECOMENDADOS

Abulón (de criadero)
Bagre (EU, de criadero)
Caviar/hueva (de criadero)
Almeja (de criadero)
Cangrejo Dungeness,
Mero, Pacífico
Langosta, roja/australiana (CA, Australia)
Ostiones de criadero
Róbalo blanco
Camarones (atrapados en trampa o red)
Calamar (CA, de criadero)
Róbalo rayado (de criadero)
Esturión (de criadero)
Tilapia (de criadero)

PESCADOS Y MARISCOS QUE PUEDEN CONSUMIRSE CON PRECAUCIÓN

Existen algunos problemas con la manera en que se pesca o se cría los siguientes pescados y mariscos. Sin embargo, son mejores que los que aparecen en la lista de *Pescados y mariscos a evitar.*

Almejas (salvajes, atrapados con red)
Bacalao (Pacífico)
Cangrejo de imitación/Surimi
Cangrejo rey (AK)
Cangrejo nieve
Bacalao negro (CA, WA, OR)
Salmón (OR, WA, salvaje, atrapado con red)
Lenguado de arena, Pacífico
Zamburiñas (peregrinos) de bahía o de mar abierto
Tiburón trillador (EU, costa Oeste)
Camarón (EU, de criadero o atrapado con red)
Lenguado inglés/*Petrale Rex*
Langosta americana
Mahi mahi
Mejillones (salvajes, atrapados con red)
Ostiones (salvajes, atrapados con red)
Abadejo
Pez espada/emperador (EU, Costa Oeste)
Atún/albacora/aleta amarilla (pescado con caña, atrapado con red)
Atún enlatado

PESCADOS Y MARISCOS A EVITAR

Estos pescados provienen de fuentes donde se ha pescado en exceso o donde los peces se atrapan o crían de maneras que dañan el entorno.

Caviar/hueva de beluga
Róbalo chileno
Bacalao, atlántico/islandés
Cangrejo rey (importado)
Abadejo largo
Rape
Pez reloj anaranjado
Pez piedra
Salmón (de criadero/atlántico)
Tiburones (excepto el trillador de la Costa Oeste de EU)
Camarón (importado)
Esturión (salvaje, atrapado en red)
Pez espada/emperador (atlántico)
Atún aleta azul

UNA NOTA ESPECIAL DE LA AGENCIA DE PROTECCIÓN AMBIENTAL DE ESTADOS UNIDOS SOBRE LA COMIDA DEL MAR

Al seguir las siguientes dos recomendaciones para seleccionar y comer pescados o mariscos, las mujeres y los niños pequeños recibirán los beneficios de estos alimentos con la seguridad de haber reducido su exposición a los efectos nocivos del mercurio.

1. No coma tiburón, pez espada, caballa rey o pez azulejo, pues contienen altos niveles de mercurio.
2. Coma hasta 350 gramos (dos raciones promedio) a la semana de pescados y mariscos bajos en mercurio:

- Cinco de los pescados y mariscos más consumidos que contienen bajos niveles de mercurio son: el camarón, el atún enlatado *light*, el salmón y el bagre.
- Otro pescado consumido de manera común, el atún blanco, contiene más mercurio que el atún enlatado *light*. Por ello, sólo podrá comer hasta 170 gramos (una ración) de atún blanco a la semana.

POLLO: LA SEGURIDAD ES PRIMERO

Como ocurre con cualquier carne perecedera, el pollo crudo o mal cocinado puede contener bacterias. Éstas se multiplican rápidamente a temperaturas entre 4.5 y 60 °C (fuera del refrigerador y antes de cocinarse). Congelar el pollo no mata las bacterias; cocinarlo bien sí.

Las bacterias presentes en los alimentos causan enfermedades sólo se ingieren. No pueden entrar en el cuerpo a través de heridas en la piel. Sin embargo, el pollo crudo debe manejarse con cuidado para evitar la contaminación cruzada. Esto puede ocurrir si el pollo crudo o sus fluidos tienen contacto con alimentos cocinados o con los que se comen crudos, como las ensaladas. Un ejemplo de esto es picar tomates sobre una tabla sin lavar justo después de haber cortado pollo crudo ahí mismo. Siempre lave y seque muy bien sus manos, tablas de cortar, cuchillos y demás utensilios cuando maneje pollo crudo para evitar cualquier tipo de contaminación cruzada. También le recomiendo que use dos tablas de cortar: una sólo para carne y la otra para frutas y verduras.

UNA TABLA DE CORTAR PARA UN PLANETA VERDE

Cuando se trate de elegir tablas de cortar sostenible y durables, le recomiendo que elija una hecha de bambú. El bambú es un pasto, no un árbol, y puede crecer hasta dos pies o más en un día. No hay necesidad de replantarlo una vez que se cosecha, pues su extenso sistema de raíces produce nuevos retoños. A diferencia de los árboles de madera dura, que mueren con la tala, el bambú se renueva de manera continua, con lo cual nos proporciona un recurso renovable e inagotable.

LAS MEJORES OPCIONES DE POLLO

Pollo y pavo orgánico, de granja

Gallinas de Cornualles

Salchichas y tocino de pavo (evite cualquier producto con nitratos; para saber más sobre los peligros de los nitratos, vea el capítulo 2).

Cuando sea posible, busque pollo de granja al que no se haya dado antibióticos y/u hormonas del crecimiento. Está prohibido usar aditivos en el pollo fresco. Sin embargo, el pollo procesado puede contener aditivos como el glutamato monosódico, la sal o el eritorbato de sodio —todos los cuales debe evitar—, pero deben mencionarse en la etiqueta.

Recomiendo las marcas de pollo Coleman's y Organic Valley. Diamond Organics cuenta con una gran selección de pollo *kosher* orgánico, y puede conseguirse en www.diamondorganics.com. Whole Foods y Wild Oats Markets también proporcionan una gran selección de pollo orgánico de granja.

Cuando compre pollo, procure:

- Que haya sido criado sin pesticidas, antibióticos u hormonas.
- Que tenga certificado de alimentación 100 por ciento orgánica.
- Que provenga de productores que no maltraten a los animales.
- Que haya sido criado en una granja familiar.
- Que sea auténtico de granja, que haya tenido acceso total al entorno exterior .
- Que no se haya usado ningún producto secundario de origen animal en su alimentación.
- Que esté exento de nitritos o conservadores.

EL TEMA DEL HUEVO

En el pasado, se discutió mucho sobre el contenido de colesterol de los huevos. Las investigaciones indican que cuando se come huevos como parte de una dieta baja en grasas, es improbable que alteren los niveles de lípidos en la sangre (colesterol). Es mucho más importante el riesgo que implica una historia familiar de enfermedades cardiacas y un alto consumo de grasas saturadas y del tipo trans. Sin embargo, si usted tiene un problema de colesterol, pregunte a su médico cuál es el consumo de huevos adecuado para usted.

Si elige comer huevos, es importante que sepa qué comían las gallinas que los pusieron. Deberá tratarse de gallinas de granja no confinadas para que hayan podido recorrer el exterior del gallinero y comer de la pastura, las semillas y los insectos que se dan ahí. Debió alimentárseles con granos orgánicos, es decir, libres de pesticidas. También asegúrese de que no se les haya administrado hormonas del crecimiento o antibióticos. La dieta de las gallinas debió haber incluido lino orgánico para aumentar el contenido de omega-3 de los huevos.

Aunque en cierta época se creyó que una dieta baja en grasas y alta en carbohidratos era clave en la prevención de la resistencia a la insulina, las evidencias actuales sugieren otra cosa. En su lugar, debemos procurar una dieta con grasas insaturadas —como las que contiene el pescado— y carbohidratos ricos en fibra y con bajo índice glucémico, incluidos los productos lácteos no endulzados. Estos alimentos no modificarán los niveles de azúcar e insulina ni promoverán la glicación o el desarrollo de AGE. Por eso, en lugar de desayunar un *bagel*, opte por yogur solo con un poco de fruta fresca.

¿Y QUÉ HAY CON LA LECHE?

Actualmente, los tenderos se enfrentan a miles de marcas y tipos de leche, queso y yogur. Pero ¿cuáles son los mejores para usted? Los productos lácteos pueden contener residuos de hormonas del crecimiento y antibióticos. Los azúcares y las frutas añadidos tal vez ponen en riesgo la supervivencia de las culturas que elaboran yogur y otros productos lácteos cultivados como el *kefir* y la leche con *acidofilus*, que son opciones más saludables que los productos lácteos convencionales. La fruta fresca, las nueces y semillas, y una rociada de canela son alternativas saludables y sabrosas al yogur endulzado de fábrica. En general, controle su consumo de productos lácteos. Elija variedades bajas en grasa de los productos de leche de vaca. Los yogures y quesos de oveja y cabra ofrecen un perfil más saludable que las variedades de leche de vaca.

LOS MEJORES PRODUCTOS LÁCTEOS

Kefir solo bajo en grasa

Yogur solo bajo en grasa

Leche de manteca

Queso *cottage* bajo en grasa

Queso fresco

Ricota (requesón) bajo en grasa

Cuando compre productos lácteos, siga las siguientes recomendaciones:

- Compre alimentos orgánicos libres de antibióticos, pesticidas y hormonas del crecimiento.
- Lea las etiquetas y evite los productos lácteos que contengan cualquiera de los siguientes ingredientes:
  - edulcorantes
  - sorbato de potasio
  - sustancias de relleno
  - estabilizadores
  - goma guar (cáscara de zaragatona)

- carragaenina
- colorantes.

BONDADES DEL YOGUR

Muchas personas sufren de intolerancia a la lactosa, lo cual significa que carecen de la capacidad de digerir o absorber la lactosa, un tipo de azúcar que se encuentra en la leche de vaca y otros productos lácteos. La intolerancia a la lactosa está causada por una deficiencia de la enzima lactasa. La mayoría de las personas alérgicas a la leche de vaca o con intolerancia a la lactosa pueden tolerar productos lácteos de cabra y oveja. Y esto ocurre, sobre todo, en el caso del yogur, pues los cultivos del yogur convierten la lactosa en ácido láctico, y esto lo hace más fácil de digerir que la leche. El *lactobacillus*, el *acidofilus* y el *bifidus*, cultivos de la leche, también pueden ayudar a restituir la flora intestinal normal después de un tratamiento con antibióticos. Como el yogur es más fácil de digerir que la leche, las personas que no pueden beber leche de vaca digieren mejor el yogur de leche de vaca. Sin embargo, como muchas personas ni siquiera toleran este yogur, conviene que sepan que existen excelentes alternativas como el yogur y el queso hechos con leche de cabra o de oveja.

Una variedad deliciosa de yogur de cabra es el Redwood Hill Farm Goat Milk Yogur (vea la sección *Recursos* para información sobre dónde comprarlo). Aunque no es bajo en grasa, contiene una grasa mucho más saludable que la de la leche de vaca. La fácil digestión de la leche de cabra se debe a que tiene partículas de grasa más pequeñas que las que se encuentran en la leche de vaca. También es una buena fuente de calcio, proteínas, fósforo, vitamina B12 y potasio.

La Willow Hill Farm es una granja orgánica certificada que ofrece quesos de cabra Vermont y de vaca premiados a nivel internacional, así como yogur de oveja. Además de ser espesa, tersa, cremosa y rica, la leche de cabra tiene algunas características muy interesantes que la hacen ideal para la producción de yogur. La leche de cabra:

- Contiene mayores niveles de las vitaminas A, B y C que la leche de vaca.
- Posee el doble de calcio y niveles más elevados de los minerales fósforo, potasio y magnesio que la leche de vaca.
- Ofrece menos sodio que la leche de vaca.
- Contiene más proteínas que la leche de vaca.
- Resulta más digerible para algunas personas porque sus partículas de grasa son más pequeñas.
- Se compone de ácidos grasos de cadena corta, los cuales, según se ha observado, tienen un efecto mínimo en los niveles del colesterol humano.
- No contiene gluten. Pero, ¿por qué habría gluten en un yogur? La respuesta es que puede haber cantidades residuales de gluten en el yogur con fruta debido a que la fruta y los sabores se procesan con alcohol de grano. Ésta es otra razón importante para que compre yogur solo y agregue su propia fruta fresca.
- No tiene grasas tipo trans. Quizá usted no esperaría que un yogur tuviese grasas trans, pero esa clase de grasas se produce de manera natural en el estómago de las vacas: a eso se debe su presencia en los productos lácteos. A diferencia de las grasas trans industriales, éstas no parecen causar enfermedades cardiacas. Sin embargo, conviene evitarlas cuando sea posible, y la leche de oveja resuelve ese problema.

Si su yogur suelta suero, tan sólo revuélvalo. Al yogur tipo griego —como el que produce la marca Fage— se le cuela para retirarle el suero de leche, con lo cual se obtiene un producto espesado de manera natural, con la consistencia de la crema ácida.

LECHE DE MANTECA

Toda la leche de manteca comercial está cultivada. Esto significa que, para producirla, se añade un cultivo bacterial láctico seguro y productor de ácidos a la leche descremada o baja en grasa, recién pasteurizada. La leche de manteca es mucho más espesa que la leche descremada y más alta en sodio que otras leches. Además, es excelente para apagar la sed. Mantenga siempre fría la leche de manteca cultivada. Si se calienta, puede soltar suero. Si esto llegara a ocurrir, tan sólo revuélvala.

DIGA *QUESO*

El queso es un alimento delicioso que toda la humanidad ha disfrutado por siglos. Lo bueno del queso para las personas con intolerancia a la lactosa es que la mayoría de los quesos contienen poco o nada de lactosa. El azúcar de la leche se consume en el proceso de fermentación y maduración, de modo que los quesos madurados no deben presentar ningún problema. Los quesos como el *cottage* no están madurados, de modo que contienen un poco de lactosa, alrededor de tres gramos por ración, mientras un vaso de 240 mililitros de leche contiene 12 gramos.

Haciendo a un lado la intolerancia, muchos quesos son ricos en grasas saturadas, de manera que es mejor disfrutarlos con moderación. Una buena manera de hacerlo es comprar las variedades más maduras y fuertes. Usted verá que, por ejemplo, el queso Cheddar que ha sido madurado por más de dos años sabrá mucho más fuerte. Esto le permitirá comer una cantidad menor para satisfacer su antojo de queso. Combínelo con una crujiente manzana para obtener un equilibrio ideal de sabor y textura.

El queso, como la mayoría de los productos lácteos, es una buena fuente de proteínas, vitaminas, minerales, grasa, grasas saturadas y colesterol. El queso también es una excelente fuente de calcio. De acuerdo con la Administración de Alimentos y Medicamentos

Contenido graso de los productos de leche de vaca

PRODUCTOS SELECCIONADOS	TOTAL DE GRASA (G)	ÁCIDOS GRASOS SATURADOS (G)	COLESTEROL (MG)
1 taza de leche			
descremada	rastros	rastros	4
al 1 %	3	2	10
al 2 %	5	3	18
entera	8	5	33
1 taza de yogur			
sin grasa, solo	rastros	rastros	4
bajo en grasa, solo	4	2	15
½ taza de queso *cottage*			
bajo en grasa, al 1 %	1	1	5
con crema adicional	5	3	16
30 gramos de queso			
mozzarella	5	3	15
Cheddar natural	9	6	29

CORTESÍA DE LA USDA

de Estados Unidos (USDA), una ración de 40 gramos de queso natural proporciona la misma cantidad de calcio que una taza de leche o yogur, así como de 12 a 14 gramos de grasa total, 9 gramos de grasa saturada, 44 miligramos de colesterol y 173 calorías. En cuanto al sodio, mientras una taza de leche contiene 120 miligramos, 40 gramos de queso natural pueden contener entre 110 y 450 miligramos, y 56 gramos de queso procesado pueden contener 800 miligramos. Le recomiendo evitar a toda costa los productos de queso procesado pues, además de todo el sodio, puede contener muchos sabores y colorantes artificiales, etcétera. De hecho, muchos de los productos de *queso* procesado que hay en los supermercados no son ni contienen, en lo absoluto, queso auténtico. Están hechos de proteínas de leche concentradas. Usted notará que las etiquetas de esos productos no dicen *queso*, sino alguna versión modificada de esa palabra. Insisto, evítelos a toda costa. Opte por queso de verdad.

Cuando de elegir queso se trate, considere que las variedades fuertes y maduras de los quesos blandos que incluimos en la siguiente lista tienen mucho más sabor que los quesos jóvenes. Esto nos ayuda a comer menos sin sacrificar el sabor.

QUESOS RECOMENDADOS:

Queso *cottage* orgánico bajo en grasa

Quesos blandos orgánicos como el feta, en especial las variedades de leche de oveja o cabra

Queso fresco. Estos quesos contienen muchas menos grasas saturadas que los sólidos a temperatura ambiente, como el Cheddar, el Muenster y el suizo (Emmental).

Queso de cabra. Al igual que la leche de cabra, este queso es más fácil de digerir además de contener menos calorías, colesterol y grasa que su contraparte bovina. El queso de cabra es rico en calcio, proteínas, vitamina A, vitamina K, fósforo, niacina y tiamina.

Queso *mozzarella* semidescremado

Ricota (requesón) semidescremada

Quesos suizo (Emmental) o Jarlsberg reducidos en grasa

Yo recomiendo quesos duros de rallar como el parmesano *reggiano*, un queso maduro importado de leche de vaca, y el *pecorino* romano, hecho de leche parcialmente desnatada de oveja. Estos dos darán un sabor excelente a cualquier platillo y sólo necesitará usar un poquito.

Si le gusta añadir queso crema a su salmón ahumado (sólo recuerde omitir el *bagel*), pruebe sustituirlo por queso Neufchatel. Este queso francés tiene la misma consistencia cremosa y sabor suave de su primo estadounidense, pero tiene menos grasa. Cuando elija productos del tipo del queso crema, asegúrese de leer la etiqueta. Muchos de ellos contienen ingredientes que usted no necesita, como estabilizadores (xantano, semilla de algarrobo y goma guar) y conservadores (ácido sórbico). Una buena opción son los quesos Organic Valley. Busque en la sección *Recursos* información sobre dónde comprarlos.

He aquí una selección de famosos quesos altos en grasa para que los disfrute con moderación:

Brie	Jarlsberg
Camembert	*Mozzarella* fresco
Cheddar	Muenster
Edam	Port du Salut
Gouda	Provolone
Gruyere	Suizo (Emmental)

NUECES Y SEMILLAS PARA EVITAR LOS AGE

Las nueces y semillas deben ser orgánicas, sin sal y sin tostado. Cómprelas en cantidades pequeñas y guárdelas en el refrigerador o congelador. Son una alternativa deliciosa y nutritiva al pan molido cuando desea empanizar pollo, *tofu* o mariscos. Pronto notará en su comida un delicioso sabor a nuez; también tendrá nutrimentos adicionales, incluidas grasas monoinsaturadas, fitonutrimentos y proteínas esenciales.

Las cremas de nueces son nutritivas pero altas en grasa. Aún cuando contengan grasa saludable —en caso de que compre marcas que no empleen aceites vegetales hidrogenados—, las cremas de nueces deben consumirse con moderación, pues al ser tan densas en calorías, promueven el aumento de peso. Necesitan mantenerse en refrigeración para evitar la descomposición. Para garantizar una frescura óptima, usted puede preparar sus propias cremas de nueces. Tan sólo ponga nueces en un molino pequeño como los que se usan para moler granos de café. Los frascos pequeños se consumen más rápido que los frascos grandes o las cremas de nueces comerciales, lo cual ayuda a mantener la frescura.

Entre las nueces y semillas más saludables se encuentran:

Almendras
Avellanas
Castañas de Pará
Linaza
Nueces blancas
Nueces comunes (de nogal)
Nueces de Macadamia
Pecanas
Piñones
Semillas de ajonjolí (sésamo)
Pistaches (de cáscara blanca)
Semillas de calabaza
Semillas de girasol
Semillas orgánicas sin sal

LA ALEGRÍA DE LA ALMENDRA

Así como hay alimentos que causan estragos en nuestros niveles de azúcar e insulina (piense en las pastas, los *bagels* y las papas fritas) y promueven la formación de AGE, otros ayudan a estabilizar el azúcar en la sangre. Entre estos alimentos se encuentra la almendra, una de mis nueces favoritas. Las almendras son tan versátiles como deliciosas.

Es interesante que varios de los alimentos que promueven la formación de AGE también aumentan el apetito. Tal es el caso de los productos hechos con harina, azúcar y/o aceite de maíz alto en fructosa. Estudios recientes realizados en Canadá ayudan a explicar cómo las almendras reducen el apetito.

Un equipo de la Universidad de Toronto informa que comer almendras puede hacer disminuir nuestras respuestas glucémicas (de azúcar en la sangre) e insulínicas a las comidas altas en carbohidratos (Jenkins, D.J. *et al.*, 2006), los factores que aumentan el apetito. Este descubrimiento es muy alentador pues, si reducimos dichas respuestas, reduciremos tanto nuestro apetito como la formación de AGE.

Como dijo Cyril Kendall, coautor del estudio: "Ya se había descubierto que las almendras reducen los niveles de colesterol LBD (lipoproteína de baja densidad), además de contener una variedad muy importante de nutrimentos. Esta nueva investigación muestra que la incorporación de las almendras en la dieta puede ayudar a controlar los niveles de glucosa y el desarrollo de enfermedades como la diabetes, a la vez que fomenta la salud del corazón.

Los investigadores reclutaron a 15 voluntarios saludables (siete hombres y ocho mujeres) y probaron los efectos de cinco alimentos, consumidos en cinco ocasiones distintas, sobre los niveles de glucosa, insulina y antioxidantes en su sangre. Los sujetos consumieron dos comidas controladas que incluían pan y tres comidas de prueba que incluían almendras y pan, arroz hervido y puré de papa instantáneo. Se utilizó mantequilla y queso para ajustar las proporciones de cada comida. La comida de almendras y pan incluyó 60 gramos de almendras.

Tal como se esperaba, los índices glucémicos (elevaciones del azúcar en la sangre) que generaron la comida de arroz y la de almendras fueron mucho menores que los generados por la comida de papa: índices glucémicos de 38 y 55 contra 94, respectivamente.

En las comidas que contenían las almendras, los investigadores también notaron una reducción en los indicadores de daño por radicales libres en la sangre de los voluntarios, que se debe muy probablemente al altísimo contenido de antioxidantes en la piel de las almendras.

Como escribieron los autores: "Estas acciones podrían tener que ver con los mismos mecanismos que vinculan a las nueces con la disminución en el riesgo de sufrir enfermedades coronarias".

No es práctico consumir 60 gramos (más o menos un puñado) de almendras con cada comida alta en carbohidratos, pero eso no es lo importante. Más bien, el propósito del estudio era ver si las almendras son antiglucémicas, y en verdad demostraron serlo. Y como hemos visto, antiglucémico signfica anti-AGE.

Así pues, añada algunas almendras a su dieta cuando pueda. Además de usarlas en lugar del pan molido, puede combinar almendras rebanadas o picadas con judías verdes en una clásica *amandine* de judías verdes. Yo pongo almendras a las ensaladas. Además, usted puede rociarlas en cereales, ensaladas o yogur, y disfrutarlas con una manzana y una rebanada de queso como bocadillo. La crema de almendra cruda y orgánica es mucho más saludable y sabrosa que la crema de cacahuate (maní).

LA ENERGÍA DE LOS FRIJOLES (Y LAS LENTEJAS)

Decidí titular esta sección "La energía de los frijoles" porque si usted incluye estas deliciosas legumbres en su dieta se sentirá lleno de energía y entusiasmo. Los frijoles (judías) y las lentejas tienen un gran número de formas, tamaños, colores y variedades. Es muy alentador ver que incluso los supermercados tradicionales ya han instalado pasillos con dispensadores llenos de una vasta selección de estas nutritivas fuentes de poder.

Los frijoles y las lentejas son verdaderas superestrellas entre los alimentos del reino vegetal. Muy económicos (incluso las variedades orgánicas), proporcionan una excelente sensación de saciedad: una sopa, guisado o guarnición hechos con esta forma de carbohidratos saludables ricos en proteínas le garantizan que no se quedará con hambre.

ALIMENTOS INDISPENSABLES

Los frijoles y las lentejas ayudan a evitar los AGE de diversas maneras, empezando con su capacidad de estabilizar el azúcar en la sangre. De hecho, sus poderes en este aspecto son de verdad excepcionales, y su consumo es indispensable para todo aquel que desee contrarrestar los efectos de los AGE y el envejecimiento. Los frijoles y las lentejas también son ricos en fitonutrimentos antioxidantes que reducen la inflamación promovida por los AGE. Cada gramo de estas leguminosas ayuda al cuerpo a quemar la grasa en lugar de almacenarla. Además, proporcionan más proteínas que cualquier otro alimento vegetal.

Como la elevación tanto de la glucosa como de la insulina están implicadas en casi cualquier problema de salud, desde la obesidad hasta la formación de AGE, el consumo de frijoles y lentejas constituye una importante intervención estratégica. No sólo aseguran que los niveles de sangre aumentarán de manera muy lenta y moderada después de una comida, sino que extenderán su magia a la siguiente toma de alimentos al moderar la reacción del azúcar en la sangre, se hayan incluido o no leguminosas en esa comida.

SEGURO DE CARBOHIDRATOS

Para quienes a veces somos culpables de comer alimentos con un índice glucémico mayor del que resulta saludable, hay buenas noticias. Aún cuando consumamos alimentos que se conviertan en azúcar con cierta rapidez (productos con azúcares o harinas refinadas como las pastas o el pan), los frijoles y las lentejas ejercen una potente influencia estabilizadora en los niveles de azúcar en la sangre y los niveles resultantes de insulina. Debido a esto, le recomiendo que al incluir alimentos como la pasta en una comida, añada al platillo leguminosas como el garbanzo, pues así moderará el efecto glucémico. Además, puede añadir garbanzos, lentejas u otras variedades de leguminosas a todas sus sopas, guisados y ensaladas; éste es un buen hábito que puede adoptar además de una manera fabulosa de incrementar el importantísimo consumo de fibra.

El alto nivel de almidón no digerible de los frijoles y las lentejas (conocido como fibra) es lo que ayuda a evitar la formación de AGE. Las dietas occidentales son paupérrimas en fibra, una razón clave de que pesemos más y poseamos más grasa corporal y mayor índice de masa corporal que los pueblos indígenas del mundo, cuyas dietas son ricas en fibra y están desprovistas de alimentos procesados y refinados.

Un interesante artículo publicado en la gaceta *The New England Journal of Medicine* y proporcionado por el Colegio Médico de Wisconsin, informó que los pacientes diabéticos que incluían 50 gramos de fibra en su alimentación diaria reducían sus niveles de glucosa en 10 por ciento. Cincuenta gramos es mucha fibra, alrededor del doble de lo recomendado por la American Diabetes Association, y casi el triple de lo que consume la mayoría de los estadounidenses en un día. Además, algunos investigadores creen que si comemos entre 40 y 50 gramos de fibra al día, es probable que interfiramos con la absorción de vitaminas y otros nutrimentos. No obstante, si duplicáramos la cantidad de alimentos saludables y altos en fibra que consumimos, quizá notaríamos una disminución de los estragos producidos por la elevación del azúcar en la sangre.

La dieta alta en fibra que se menciona en la citada gaceta también reducía los niveles de insulina en la sangre y reducía las concentraciones de lípidos en la sangre en pacientes con diabetes del tipo 2, la variedad predominante de esta enfermedad. Yo creo que con sólo incluir frijoles y lentejas todos los días a la hora del almuerzo o la cena tendríamos la posibilidad de alcanzar una meta similar.

EL ALMIDÓN RESISTENTE

Otra manera en que los frijoles y las lentejas ayudan a evitar la formación de AGE es, como ya se mencionó, mediante una sustancia conocida como *almidón resistente*, que resiste la digestión y la absorción mientras pasa por el intestino delgado (donde se digiere la mayor parte del almidón alimenticio). Sin embargo, a diferencia de la verdadera fibra, una cierta porción del almidón resistente acaba por ser digerido. Pero esto ocurre demasiado lento como para producir una elevación súbita y drástica en los niveles de azúcar en la sangre. Estudios clínicos muestran que el almidón resistente tiene una auténtica capacidad para mejorar la sensibilidad a la insulina de largo plazo, debido a sus efectos probióticos que incrementan la fermentación en el sistema digestivo. El almidón resistente avanza por el estómago y el intestino delgado antes de asentarse en el colon. Ahí, las bacterias lo atacan como lo hacen con cualquier fibra alimenticia, con lo cual se produce butirato, un ácido graso de cadena corta y con propiedades para evitar el cáncer.

Las legumbres contienen porcentajes de almidón resistente sustancialmente mayores que los cereales, las harinas y los productos alimenticios basados en granos.

TODA LA VERDAD ACERCA DE LOS GRANOS INTEGRALES

Nosotros hemos escuchado muchísimas cosas acerca de los beneficios que los granos integrales tienen en la salud. Por desgracia, muchos de los llamados *productos integrales* no son mucho mejores que sus versiones refinadas. Tomemos el pan como ejemplo. Muy pocos panes son verdaderos ejemplos de alimentos integrales. Si lo fuesen, las piezas serían tan densas como ladrillos. En cambio, la mayoría de ellos contienen abundantes cantidades de harina refinada común.

De acuerdo con el Consejo Mundial de Granos, para que un producto sea considerado integral, el grano o el alimento derivado de él deben contener todas las partes esenciales, incluido el salvado, el germen y el endosperma, además de los nutrimentos naturales de la semilla entera. Si el grano se ha procesado (quebrado, aplastado, aplanado, expulsado y/o cocinado), el producto alimenticio debe poseer más o menos el mismo equilibrio de nutrimentos que se encuentra en la semilla original.

Estudios epidemiológicos han encontrado que una dieta rica en granos integrales ayuda a evitar el cáncer, las enfermedades del corazón, la diabetes y la obesidad. Sin embargo, los beneficios son óptimos cuando consumimos tres raciones diarias de granos integrales. Al igual que los frijoles y las lentejas, los granos integrales son ricos en fibra, almidón resistente y oligosacáridos, una forma muy importante de carbohidratos. Los granos integrales también son ricos en antioxidantes y en toda una gama de fitoquímicos que pueden evitar enfermedades.

Los granos integrales también producen alimentos que ayudan a evitar la formación de AGE. El consumo regular de granos integrales disminuye el riesgo de desarrollar la diabetes del tipo 2, pues tienen un efecto directo y positivo tanto en la glucosa como en la insulina.

Los investigadores utilizan el índice glucémico como indicador biológico para determinar la relación entre los metabolismos de la glucosa y la insulina, y la ingestión de granos integrales. Muchos factores influyen en el índice glucémico de los alimentos, entre ellos los contenidos de grasa y fibra, el tipo de alimento y la manera en que está procesado y/o cocinado. Como sabemos, los alimentos muy procesados y refinados se digieren con rapidez, mientras los alimentos como los integrales se digieren más lento. Los investigadores han encontrado que los alimentos en que se preserva la estructura original, como los granos integrales, los frijoles y las legumbres son factores determinantes en la respuesta glucémica en los diabéticos. Yo he hallado que esto también ocurre en los no diabéticos. Entre más naturales e integrales son nuestros alimentos, más nos ayudan a evitar la formación de AGE y todas las amenazas a la salud que eso conlleva.

El simple acto de refinar los granos crea un alimento promotor de los AGE en lugar de un alimento que los evite. Así de sencillo. Por ejemplo, la harina de molido muy fino aumenta la insensibilidad a la insulina, o sea, provoca que se libere insulina. Por lo contrario, los granos integrales aumentan la sensibilidad a la insulina. Muchos de mis lectores suelen cocinar arroz, sobre todo arroz integral, de manera regular. Pues bien, pueden añadir avena, cebada, alforfón, quinoa, mijo, amaranto o arroz salvaje a cualquier receta de arroz integral. La avena en particular, que tiene uno de los índices glucémicos más bajos de entre los granos, posee una particular capacidad de adaptación.

Y un comentario especial sobre los granos integrales y el cáncer. Los investigadores han descubierto que la incidencia de cáncer de colon está asociada a mayores niveles de glucosa e insulina y a mayor peso corporal. Han observado que el estilo de vida y los factores de riesgo ambientales para la diabetes del tipo 2 y el cáncer guardan una similitud muy grande.

GRANOS INTEGRALES RECOMENDADOS

Aunque el trigo es un grano integral, no lo incluyo en esta lista de recomendados debido a su alto contenido de gluten.

Avena
Cebada
Quinoa
Alforfón

AVENA

La avena es una buena fuente de manganeso, magnesio, selenio y hierro, así como de calcio, zinc y cobre. Este cereal también contiene cantidades pequeñas pero significativas de varias de las vitaminas esenciales, en particular, de la tiamina, el ácido fólico, la biotina y el ácido pantoténico. En años recientes, a la avena se le ha considerado el "grano para un corazón sano", gracias a sus fibras de betaglucanos que reducen el colesterol. Además de ser buena para la salud cardiovascular, ayuda al control del peso. La avena integral preparada a la antigua tiene un delicioso sabor a nueces; un rico desayuno de avena integral entera o en gachas de hojuelas con trocitos de fruta fresca, nueces o semillas y yogur solo lo mantendrán activo durante horas.

LA AVENA Y LOS AGE

Gracias a sus fibras de betaglucanos, la avena es capaz de producir efectos benéficos antiglucémicos. Los resultados de una prueba clínica controlada, publicados en 2002, indicaron que los diabéticos a quienes se suministraba hojuelas de avena, salvado de avena o alimentos fortificados con betaglucanos mostraban elevaciones menores y más lentas del azúcar en la sangre en comparación con voluntarios que consumieron la misma cantidad de alimento en forma de pan o cereal blancos. Al igual que los frijoles y las lentejas, la avena es una gran ayuda para evitar que el azúcar y la insulina se eleven rápido.

Existen muchas formas de avena y casi todas ellas son excelentes; sin embargo, para tener la mejor fibra, evite la hojuelas de avena instantánea. Cuando elija avena, busque las siguientes variedades:

1. Sémola de avena integral. Es la que parece granos grandes de arroz. Es la que está en su estado más natural y sin procesar. La avena integral es un excelente sustituto del arroz y puede cocinarse de la misma manera, lo cual permite preparar una enorme variedad de platillos, desde *risotto* hasta sopas, estofados, asados y guisados.

2. Avena de grano entero. Consiste en granos de avena 100 por ciento integrales que, en vez de ser aplanados, se les corta en trozos más pequeños pero permanecen sin procesar para que conserven una textura llena y rica y un delicioso sabor a nuez. Cocínela igual que la avena entera. Pueden tomarse como cereal en el desayuno o como un sustituto de granos menos deseables como el trigo bulgur, muy alto en gluten.

3. Hojuelas de avena tradicionales, que son sólo sémola de avena a la que se ha aplanado. Todos los nutrimentos están intactos: se le aplana sólo para poder cocinarla más rápido. Las hojuelas o gachas de avena son un excelente cereal para desayunar, además de un delicioso ingrediente adicional en sopas y caldos.

CEBADA

La cebada es un grano delicioso, masticable y con sabor a nueces que, además, fue uno de los alimentos principales del mundo antiguo. La mayoría de las personas conoce la cebada perla, un ingrediente muy popular de las sopas. Sin embargo, yo recomiendo la cebada pelada. Es la forma menos procesada y más nutritiva, rica en fibra, lignanos, antioxidantes y toda una variedad de fitonutrimentos con propiedades para evitar enfermedades. La cebada pelada, en que el salvado se deja intacto, es la única forma que en verdad puede llamarse *integral*, y por ende, la única útil para evitar los AGE.

La cebada tiene un bajo índice glucémico y es rica en *fibra soluble* e *insoluble.*

- La fibra soluble ayuda al metabolismo a asimilar las grasas, el colesterol y los carbohidratos, además de reducir los niveles de colesterol en la sangre.

- La fibra insoluble —conocida como *roughage*— fomenta la salud del tracto digestivo y reduce el riesgo de desarrollar cáncer en esa zona (por ejemplo, en el colon).

La cebada alta en fibra es un poderoso aliado en la prevención de los AGE, pues hace más lenta la digestión del almidón, lo cual ayuda a mantener estables los niveles de azúcar en la sangre. Al igual que otros granos integrales, la cebada también es una rica fuente de lignanos, fitonutrimentos con acción antioxidante. Las lignanos también ayudan a evitar muchos tipos de cáncer, incluido el de mama. El alto contenido de fibra de la cebada también contribuye a acelerar el paso de la comida por el tracto digestivo, y como es una buena fuente de selenio, puede reducir de manera significativa el riesgo de padecer cáncer de colon.

QUINOA

La quinoa orgánica (*Chenopodium quinoa Willd*) es un antiguo e importante grano, poseedor de un delicioso sabor y excelentes propiedades nutritivas. A diferencia de otros granos, ofrece la ventaja de que se cocina rapidísimo. Por casi tres décadas, Eden Organics ha trabajado en estrecha colaboración con un grupo de granjeros ecuatorianos para producir la quinoa orgánica de mayor calidad, cultivada en pequeños huertos familiares a más de 11 000 pies de altura en la cordillera de los Andes.

La quinoa es un grano integral sin gluten que la mayoría de las personas con alergias a los cereales puede tolerar. La American Celiac Sprue Association considera que, según lo observado hasta ahora, la quinoa es "compatible con una dieta libre de gluten. Muy versátil, puede sustituirse con cualquier grano, además de consumirse entera como cereal caliente o molida como harina".

La quinoa tiene el mejor perfil aminoácido entre los granos, pues contiene todos los aminoácidos esenciales y proporciona las proteínas más completas. También es una excelente fuente de fibra alimenticia (45 por ciento en cada ración) y fósforo, además de contener hierro, vitamina E, riboflavina (vitamina B2), vitamina B6, magnesio y zinc. Por naturaleza, es muy baja en sodio y está por completo exenta de grasa saturada y colesterol.

La quinoa, al igual que otros granos integrales mencionados en este capítulo, ayuda a evitar los AGE al volver más lenta la conversión de carbohidratos complejos en azúcar, con lo cual ayuda a mantener niveles estables de glucosa e insulina.

ALFORFÓN

China, Japón y Corea han cultivado el alforfón durante al menos 1 000 años. En Japón, se le disfruta en forma de fideos *soba*. Aunque aquí lo hemos clasificado como un grano integral, en realidad se trata de una semilla relacionada con la familia del ruibarbo. Cuando los estadounidenses hablan del alforfón, suelen referirse a los panqueques de alforfón. Pero también puede cocinársele igual que a otros granos integrales. Además, su índice glucémico es bajo, lo cual es importante atributo en la prevención de los AGE.

Se ha descubierto que el alforfón en verdad inhibe la formación de AGE en el colágeno gracias a su alto contenido de rutina. La rutina es un flavonoide que también está presente en el té negro y la cáscara de manzana; sin embargo, el alforfón es una fuente particularmente rica de este antioxidante. Este notable hallazgo nos permite considerar el alforfón un poderoso alimento con propiedades para evitar el envejecimiento y las arrugas en la piel, al cual vale la pena consumir de manera regular.

Otro atributo positivo del alforfón es que está libre de gluten, lo cual lo convierte en una opción segura para las personas con alergia al gluten o enfermedad celiaca. También contiene más proteínas que el arroz, el trigo, el mijo o el maíz y es rico en los aminoácidos esenciales lisina y arginina, ausentes en casi todos los granos.

BENEFICIOS ADICIONALES DEL ALFORFÓN

- Es más rico en vitaminas y minerales que los verdaderos granos.

- Contiene hasta 100 por ciento más calcio que otros granos, es rico en vitamina E y contiene casi todas las vitaminas del complejo B. También contiene ácidos grasos monoinsaturados, las grasas que dan al aceite de oliva su perfil tan saludable.

- Es una gran fuente de fibra soluble, con lo cual ayuda a reducir el colesterol y el riesgo de padecer cáncer de colon.

- Es alto en almidón resistente, lo cual es importante para la salud del colon y la reducción del azúcar en la sangre.

- Reduce de manera sustancial los niveles de glucosa en la sangre, en parte debido a unos raros compuestos de carbohidratos conocidos como fagopiritoles (en especial el D-quiro-inositol), cuya mayor fuente alimenticia conocida hasta hoy es el alforfón.

- Disminuye la hipertensión y los niveles de colesterol LBD (malo) y previene la obesidad. En un estudio reciente, un extracto de alforfón redujo los niveles de glucosa en la sangre en ratas diabéticas, un hallazgo prometedor que deberá conducir a investigaciones similares en humanos diabéticos.

EL JARDÍN DE LA JUVENTUD

Las reverdecientes tierras de cultivo y los huertos tan llenos de frutas nos proporcionan una inmensa variedad de opciones contra los AGE y el envejecimiento. Todas las frutas y verduras listadas a continuación son ricas en antioxidantes, fibra, vitaminas y minerales. Además, son bajas en grasa y/o contienen grasas saludables, y no promoverán la formación de AGE. Como tienen propiedades antiinflamatorias, también ayudan a contrarrestar la inflamación causada por los AGE en todos los sistemas de órganos.

Acelga
Achicoria
Aguacates
Alcachofas
Alcachofas de Jerusalem
Apio
Apio nabo
Arándano azul, zarzamoras, fresas, frambuesas (y demás bayas)
Arándanos
Berenjena
Berro
Berza
Bok Choy
Brócoli
Calabacitas
Calabaza común
Calabaza de Castilla
Castañas de agua
Cebollas (incluidos el ajo, las cebollitas, el puerro, las ascalonias, los cebollinos y los chalotes)
Cerezas
Col
Col china
Coles de Bruselas

Coliflor
Endibia
Escarola
Espárragos
Espinaca
Frutos cítricos
Germen (todos los tipos)
Hojas de diente de león
Hongos
Judías verdes
Lechuga orejona bebé
Limones
Manzanas
Melones (todos los tipos)
Nabas
Nabos
Oruga (ruqueta)
Pepinos
Peras
Pimientos (verde, rojo, naranja, amarillo; también los chiles)
Rábanos
Rapini
Renuevos de bambú
Tomates (jitomates)
Toronja
Vainas de chícharo
Vegetales marinos (kelp, nori, arami, hijiki, wakame, dulse, kombu)
Verduras de hoja verde (nabo, berza, mostaza, lechuga orejona)

LA FRUTA Y LA FRUCTOSA

Como la fructosa se da de manera natural en la fruta, mucha gente piensa que es una opción más saludable que el azúcar. Sin embargo, cuando está en la fruta, se encuentra unida a su fibra, sus nutrientes y sus vitaminas. Esto significa que, en su mayor parte, la pequeña cantidad de fructosa que contiene la fruta será absorbida con lentitud, pues se libera poco a poco en el torrente sanguíneo.

Sin embargo, cuando se añade fructosa a los alimentos como sustituto del azúcar de caña, ocurre lo contrario. La fructosa se absorbe rápido en el torrente sanguíneo, lo cual genera toda una serie de problemas. Además, la fructosa tiene una propensión particular a combinarse con aminoácidos para formar AGE. Se ha mostrado que el consumo elevado de fructosa promueve un aumento de la glicación en todo el cuerpo.

LAS HIERBAS Y ESPECIAS: EXTERMINADORAS DE AGE

Junto con las frutas y verduras (incluidos los frijoles y legumbres), las hierbas y especias forman la base de los alimentos y suplementos anti-AGE gracias, en parte, a su poderosa actividad antiinflamatoria. Esto tiene una importancia tremenda porque los AGE son verdaderas fábricas de inflamación, la cual provoca un enorme daño en todos los sistemas del cuerpo. Pero las hierbas y especias también dan una doble batalla a los AGE, pues poseen excepcionales capacidades tanto para reducir los niveles de azúcar en la sangre como para incrementar la sensibilidad a la insulina. Pero quizá lo más importante sea que convierten los alimentos comunes en platillos especiales que deleitan el paladar y vuelven tentadoras las comidas saludables. Quizá parezca difícil de creer que tan sólo ¼ de cucharadita de algo pueda proporcionar tal estímulo al paladar y al cuerpo físico. Sin embargo, esto es cierto cuando se trata de las hierbas y especias. Estas raíces, cortezas y hojas son tan potentes como picantes. Gramo por gramo, tienen más poderes para evitar los AGE que cualquier otro alimento. He aquí una lista de las hierbas y especias más populares, muchas de las cuales pueden consumirse frescas o secas por igual.

Ajedrea
Ajo
Ajonjolí
Albahaca
Anís
Anís estrellado
Azafrán
Bálsamo de limón
Bayas de enebro
Calicanto
Canela (varas, corteza entera, molida)
Cardamomo
Cáscara de limón
Cayena
Cebollitas
Cilantro
Clavo
Comino
Culantro
Cúrcuma
Curry
Estragón
Garam masala
Granos de pimienta (negra, verde, blanca, rosa)
Hierba de eneldo
Hierbas de la Provenza
Hinojo
Hoja de laurel
Hojuelas de chile
Hojuelas de pimiento rojo
Jengibre (raíz, molido)

Limoncillo
Macis
Mejorana
Menta
Nuez moscada
Orégano
Páprika
Perejil
Perifollo
Polvo de mostaza
Ralladura de limón
Romero
Sal marina
Salvia
Semilla de alholva
Semilla de amapola
Semilla de apio
Semilla de eneldo
Semilla de mostaza
Semilla de vainilla
Semillas de alcaravea
Tomillo

¡NO OLVIDE LA CÚRCUMA!

Existen dos especias en particular que tienen una notable actividad antiinflamatoria y antioxidante: la cúrcuma y la canela. Como mencionamos en el capítulo 3, ambas poseen propiedades anti-AGE y ofrecen múltiples beneficios para la salud, de modo que puede usarlas con libertad en sus platillos.

ORO LÍQUIDO

El agua es la bebida que más se consume en el mundo, y la mayoría de los expertos concuerda en que la cantidad mínima requerida por persona es de ocho vasos al día. El té es la segunda bebida más consumida. Por fortuna, además de estar repleto de antioxidantes, es un magnífico sustituto del agua para satisfacer su necesidad diaria de líquidos. También se ha encontrado que las sustancias del té verde interrumpen la absorción de almidón, acción importante en la prevención de los AGE.

He aquí una lista de bebidas saludables.

Té verde orgánico
Té blanco orgánico
Té negro orgánico
Agua (pura de manantial como la de las marcas Fiji o Polar Spring)
Pulpa de asaí (la marca Sambazon ofrece este producto sin endulzar; ver la sección *Recursos*)
Jugo de granada (sin endulzar)
Chocolate para beber (hecho con polvo de cacao puro y estevia o agave)
Vino tinto (con moderación)
Tés herbarios

PARA ENDULZAR SU VIDA

Vea el capítulo 2 para conocer más sobre los azúcares ocultos en los alimentos. Evite toda clase de edulcorantes artificiales. Por fortuna, las siguientes opciones le permiten disfrutar de lo dulce sin sacrificar su salud.

MEJORES OPCIONES DE EDULCORANTES

La estevia es una planta originaria de Paraguay que, en su forma sin procesar, es 30 veces más dulce que el azúcar. La estevia parece ser un buen edulcorante natural que no promueve la formación de AGE.

El agave es un es un jarabe parecido a la miel que tiene un bajo índice glucémico. Elaborado con agave azul mexicano (la misma planta con que se elabora el tequila), este jarabe endulza de manera natural sin disparar los niveles de azúcar en la sangre.

La miel es un producto 100 por ciento natural y ha acompañado a la humanidad por miles de años. Tiene un índice glucémico de 55. Aunque los expertos recomiendan procurar que ninguno de sus alimentos sobrepase el índice 50, 55 es aceptable en un edulcorante.

GRASAS Y ACEITES SALUDABLES

Aceite de oliva extravirgen (busque marcas italianas o españolas de buena calidad)
Aceite de lino
Aceite de semilla de uva
Aguacates
Cocos
Aceitunas
Nueces y semillas

CONDIMENTOS

Salsa (sin edulcorantes añadidos)
Ketchup (catsup) con edulcorantes frutales como la de marca Westbrae
Unketchup, la *ketchup* sin endulzar de Westbrae
Mostaza (sin azúcar ni conservadores)
Escabeches (por ejemplo, Vital Choice [www.vitalchoice.com]). En el capítulo 11 encontrará excelentes recetas de escabeche.
Todos las especias naturales para frotar en carne

La marca Westbrae produce algunos condimentos fabulosos y sus productos se venden en las tiendas Whole Foods y Wild Oats. Si usted es vegetariano, siéntase en confianza de consumir estos productos, pues Westbrae Natural no utiliza ningún producto animal a excepción de la crema en polvo y la mantequilla en sus sopas, las cuales aparecen listadas claramente entre los ingredientes. Para más información, visite www.westbrae.com. Wild Oats y Whole Foods también ofrecen sus propias marcas de condimentos 100 por ciento naturales.

CONSEJOS PARA UNA ALIMENTACIÓN ANTI-AGE

QUÉ HACER:

- Incorporar líquidos en sus platillos para cocerlos al vapor suave, escalfarlos o cocinarlos en escabeche.

- Picar los alimentos con proteínas (pescado, aves, *tofu*) en trocitos pequeños para sofreírlos. Así se reducirá el tiempo de cocción.

- Cocinar en algún líquido los alimentos proteínicos como la carne; esto le infundirá el sabor de la salsa y mantendrá al mínimo la formación de AGE.

- Marinar primero sus alimentos si los va a asar a la parrilla o a las brasas.

- Comer sopas y estofados pues son una magnífica manera de disfrutar de las proteínas y los vegetales; tan sólo recuerde cocinarlos a fuego lento y nunca en exceso para que conserven sus nutrimentos.

- Consumir una amplia variedad de frutas y verduras crudas y orgánicas, después de lavarlas y secarlas, claro está. Aún cuando no contengan residuos de pesticidas, existe una gran preocupación por las infecciones de la bacteria E. coli observadas en personas que trabajan en el manejo y empaque de muchas frutas y verduras.

- Recordar que los niveles más elevados de AGE se encuentran en productos animales ricos en proteínas y grasas saturadas, como las carnes. Los pescados ricos en grasa y el ganado alimentado con pastura natural contienen grasas saludables que no promueven los AGE.

- Recordar que, cuando ase a la sartén alimentos como las cebollas y el ajo, deberá cocinarlos sólo hasta que queden transparentes, no dorados.

- Cocinar la carne de aves sin piel para mantener bajos los niveles de grasa.

- Elegir carne de ganado alimentado con pasto natural y no con granos, pues es más saludable y contiene mucha menos grasa saturada.

QUÉ NO HACER:

- Comprar carnes procesadas como salchichas de cerdo y tocino, pues contienen altos niveles de AGE.

- Comer alimentos altos en grasas saturadas o del tipo trans (no importa cómo se les cocine), pues incrementan el riesgo de padecer diabetes.

- Consumir alimentos carbonizados o muy dorados.

- Freír —en sartén o freidora— los alimentos. Debemos evitar las temperaturas demasiado altas para cocinar.

- Cocinar a temperaturas muy altas o por periodos largos.

- Cubrir la carne con harina antes de asarla a la sartén, pues la harina tiene un alto índice glucémico e incrementa la formación de AGE. Éste es un ejemplo clásico de la combinación de azúcar, aminoácidos y calor que da origen a los AGE.

En el capítulo 11 encontrará deliciosas recetas para preparar con los ingredientes y métodos de cocina aquí recomendados.

LA VIDA SENCILLA

El mejor consejo es evitar alimentos preempaquetados y demasiado procesados, pues suelen tener sabores, conservadores y colorantes añadidos. Elija alimentos puros y sencillos. Si los compra empaquetados, enlatados o embotellados, lea las etiquetas y evite los que contengan sustancias químicas. Los alimentos empaquetados, enlatados y embotellados que contengan pocos ingredientes (como el puré de tomate hecho sólo con jitomates y sal) son buenas opciones. Si siente que necesita un doctorado en ciencias para entender lo que contiene el producto, no es una buena opción. Para evitar los ingredientes químicos y asegurar que sus alimentos posean el mayor nivel de nutrimentos, cómprelos frescos. La comida congelada es aceptable siempre y cuando sus ingredientes sean simples, como en el caso de las frutas, las verduras y el pescado. Tenga cuidado con los alimentos congelados aún cuando su nombre lleve la palabra *saludable*; suelen ser todo menos saludables.

En general, si va a comprar alimentos de marcas que dicen "orgánico" y "100 por ciento natural", deberá refrigerarlos y usarlos pronto, pues no contienen conservadores, estabilizadores ni demás sustancias encontradas en los productos procesados. Lea todas las etiquetas y evite los alimentos y condimentos que contengan azúcar, jarabe de maíz alto en fructosa, glutamato monosódico, sal, conservadores, colorantes y otros ingredientes indeseables, tal como lo señalamos en el capítulo 2.

En el siguiente capítulo conocerá el papel de los suplementos nutrimentales en la prevención de los AGE y en la minimización de sus efectos nocivos. Nuevas investigaciones han proporcionado alentadoras categorías de suplementos que mejoran considerablemente la tecnología existente para ayudarnos a reducir los niveles de azúcar en la sangre, disminuir o impedir la formación de los AGE, e incluso, interrumpir la absorción de azúcares y almidones, lo cual nos permitirá disfrutar de algún pastelillo de vez en cuando.

Parte tres

Suplementos nutrimentales para revertir los AGE

5. El abc de los suplementos anti-age

Comenzaré este capítulo con dos de los mejores nutrimentos para evitar y ayudar a revertir los efectos de los AGE. Los presenté por primera vez en *The Perricone Promise* como parte de un trío de agentes antiglicantes compuesto por el ácido alfa lipoico, la benfotiamina y la carnosina. Por ejemplo, el ácido alfa lipoico se deshace de toda la serie de radicales libres generados por los AGE. Además, es en sí mismo un poderoso nutrimento antiglicante. La benfotiamina, muy apreciada desde hace mucho tiempo en Europa como medicamento antidiabético, al fin ha alcanzado reconocimiento en Estados Unidos por su notable capacidad para evitar enfermedades relacionadas con los AGE y trastornos degenerativos en la población no diabética. En cuanto a la carnosina, debe mencionarse que un fascinante descubrimiento de laboratorio ha demostrado su poder para combatir los AGE, por lo cual le dedicaremos aquí todo un capítulo (vea la página 163).

Me complace informar que las nuevas investigaciones no sólo siguen validando la eficacia de estos suplementos, sino que han aumentado su utilidad. Sin embargo, muy pocas personas conocen su existencia, ya no digamos su poder como nutrimentos contra el envejecimiento. Y aunque son las bases fundamentales de nuestro programa contra el envejecimiento, en este capítulo también presentaré otros poderosos nutrimentos que funcionan de diversas maneras para contrarrestar los efectos debilitadores de los AGE. Uno de ellos, conocido por obstruir la acción de los carbohidratos, puede interceptarlos mientras pasan, esto es, neutralizar u obstruir la digestión de los carbohidratos, anulando así su capacidad para elevar el azúcar en la sangre. Esta maravillosa sustancia puede utilizarse incluso en productos como la pasta. De este modo, nos permite disfrutar ocasionalmente de alimentos que tienden a causar la elevación de los niveles de azúcar en la sangre y de insulina.

La fracción SX del hongo maitake es otro poderoso inhibidor de los AGE. Innumerables estudios han mostrado que este notable hongo posee cualidades en verdad mágicas, pues es extremadamente efectivo para mantener niveles sanos de azúcar en la sangre y evitar la resistencia a la insulina, dos estrategias fundamentales para evitar los AGE. Otro nutrimento que ha atraído un considerable escrutinio científico, es el cromo. La dieta occidental es paupérrima en este importante mineral de traza, que desempeña un papel importantísimo en la prevención de los efectos nocivos del azúcar en el cuerpo. Además, como una paradoja, las dietas altas en azúcar agotan el cromo, lo cual agrava el problema.

ÁCIDO ALFA LIPOICO

El ácido alfa lipoico tiene una importancia tremenda, pues es un antioxidante de amplio espectro con una poderosa capacidad para contrarrestar los efectos de los AGE. En verdad, al ácido alfa lipoico se le ha conocido desde hace mucho tiempo como uno de los pocos agentes antiglicantes comprobados, lo cual lo convierte en un importante suplemento contra el envejecimiento. Nosotros sabemos que uno de los efectos dañinos de los AGE es su capacidad para generar inflamación de manera continua. Como el ácido alfa lipoico es soluble tanto en grasa como en agua, es capaz de inhabilitar una gran variedad de radicales libres, causantes de tal inflamación. También cuenta con la increíble habilidad de reciclarse y de reciclar otros antioxidantes fundamentales, entre ellos, las vitaminas C y E, el glutatión y la coenzima Q-10. Ésta función es de extrema importancia, pues cuando se forman los AGE, el estrés oxidativo que causan agota estos nutrimentos indispensables. Esto acelera el deterioro de todos los sistemas del cuerpo. Por estas razones, al ácido alfa linoico se le conoce como *el antioxidante universal*. Es 400 veces más efectivo que las vitaminas C y E combinadas. Recuerde este notable hecho: el ácido alfa linoico literalmente acaba con muchos de los radicales libres generados por los AGE y evita que destruyan el cuerpo en el nivel celular.

EL IMPULSOR DE LOS ANTIOXIDANTES

El ácido alfa linoico es el único antioxidante que puede incrementar el nivel de glutatión, un antioxidante celular tripéptido de enorme importancia. En el capítulo 7 abordaremos a profundidad este tema. El glutación es esencial para el óptimo funcionamiento del sistema inmunológico; es también el principal antioxidante soluble en agua del cuerpo y un agente desintoxicante importantísimo. Como los glóbulos blancos son sensibles en extremo a incluso cambios pequeños en los niveles de glutatión, los aumentos en este antioxidante tienen efectos profundos en nuestra respuesta inmunológica. Las personas mayores saludables presentan niveles elevados de glutatión, mientras las personas con enfermedades crónicas como el sida, el cáncer y las enfermedades autoinmunes suelen tener niveles muy bajos. Al igual que con muchas otras sustancias importantes, los niveles de glutatión disminuyen a medida que envejecemos. Por lo tanto, debemos mantener altos niveles para combatir los estragos de los AGE que hemos acumulado durante los años. El consumo de suplementos de ácido alfa linoico nos permite lograrlo.

Además, mucho del daño asociado con la enfermedad de Alzheimer está causado por un tipo de AGE llamados dicarbonilos. El cerebro humano cuenta con un sistema de enzimas que elimina los dicarbonilos, pero para funcionar bien, este sistema necesita el glutatión. Por desgracia, la inflamación generada por los AGE —e inducida por los radicales libres— interfiere con la capacidad del sistema enzimático para eliminar los AGE. Los suplementos de ácido alfa linoico —que regenera y multiplica el glutatión agotado— fortalece de manera indirecta el sistema de defensa del cerebro contra la glicación.

EL ÁCIDO ALFA LINOICO COMBATE LA DIABETES

Además de su capacidad para incrementar el glutatión, contrarrestar la inflamación, reciclar antioxidantes y hacer quelación en metales como el cobre, el ácido alfa linoico también ha mostrado ser benéfico en la prevención y el tratamiento de la diabetes.

El ácido alfa linoico es necesario para convertir los carbohidratos alimenticios en energía dentro de la mitocondria de las células. También ayuda a evitar la glicación al estimular la absorción de la glucosa. En otras palabras, el ácido alfa linoico estimula el paso del azúcar desde el torrente sanguíneo hasta el interior de las células, donde puede usarse para obtener energía. Esto reduce la cantidad de glucosa libre que circula por la sangre, capaz de crear reacciones negativas de los AGE. Ésta es otra sólida contribución del ácido alfa linoico en la prevención de los AGE y del daño que producen.

Dosis Diaria Recomendada: No establecida.

Recomendación de Perricone: 200 miligramos diarios en dos dosis de 100 miligramos cada una (una en el desayuno y otra en la cena).

BENFOTIAMINA

Este suplemento poco conocido y de extraño nombre merece un lugar de honor en el botiquín de todos. La benfotiamina es una forma sintética, soluble en grasa y de fácil absorción de vitamina B1 (tiamina). Poderoso agente anti-AGE, la benfotiamina fue desarrollada en Japón a finales de la década de 1950 para tratar padecimientos dolorosos de los nervios, incluida la ciática y la neuropatía en alcohólicos. La neuropatía es un desorden de los nervios periféricos, los nervios motores, sensoriales y autónomos que conectan la médula espinal con los músculos, la piel y los órganos internos. Alrededor de 30 por ciento de las neuropatías son idiopáticas (de causa desconocida). En otro 30 por ciento de los casos, la causa es la diabetes. Curiosamente, los investigadores han encontrado una relación directa entre la neuropatía y los AGE, y han estado buscando agentes antiglicantes efectivos para evitar y tratar este mal. La benfotiamina contribuye a esto de dos maneras: trata la neuropatía con efectividad y obstaculiza la formación de AGE.

Como hemos visto en este libro, los niveles elevados de azúcar en la sangre exacerban la formación de AGE. La benfotiamina funciona al bloquear tres de las principales vías bioquímicas mediante las cuales la hiperglicemia (elevación del azúcar en la sangre) hace sus estragos proinflamatorios, incluida la formación de los AGE. En otras palabras, la benfotiamina evita que el azúcar y los carbohidratos muy glucémicos produzcan glicación.

La benfotiamina no sólo bloquea las vías de la información, sino que favorece la actividad de una enzima llamada transquetolasa, que (al igual que el ácido alfa linoico) evita la activación del factor de transcripción nuclear Kappa B. Los AGE actúan como fábricas de inflamación y causan enormes estragos. Al estimular la transquetonasa, la benfotiamina detiene este proceso inflamatorio. Pero esto no es todo. La benfotiamina también convierte los dañinos metabolitos del azúcar en la sangre (productos resultantes de la asimilación de la glucosa en el cuerpo) en sustancias inocuas, con lo cual evita la formación de AGE. Este suplemento también mejora el proceso de digestión, con lo cual permite al cuerpo utilizar los carbohidratos de manera adecuada.

Aunque la forma tradicional —soluble en agua— de la vitamina B1 también disminuye el daño provocado por los altos niveles de azúcar en la sangre, la benfotiamina —soluble en grasa— lo hace mejor y en dosis más pequeñas. Esta vitamina sintética parece muy prometedora en el tratamiento de toda una serie de padecimientos neurológicos y vasculares. Y, al parecer, tiene propiedades contra el envejecimiento, pues protege las células humanas de los nocivos productos metabólicos finales.

La benfotiamina también es capaz de mejorar la actitud mental. Es útil para todos los tipos de estrés físico y mental, de modo que la necesidad de esta vitamina aumenta cuando uno se encuentra ansioso, enfermo, lastimado o recién operado.

Las mujeres embarazadas, en lactancia o que toman anticonceptivos también tienen una necesidad mayor de vitamina B1. A la gente que fuma, que bebe alcohol y que consume una gran cantidad de azúcar o cafeína —actividades implicadas en la formación de los AGE— también se le recomienda aumentar su consumo de vitamina B1, en especial, en su forma de benfotiamina soluble en grasa, pues con ella es más fácil alcanzar dosis terapéuticas.

La benfotiamina existe de manera natural en los alimentos de la familia de las liláceas, como el ajo, las cebollas, los chalotes, las ascalonias y el puerro, otro importante beneficio para la salud y una razón más para consumir estos vegetales que, además, dan buen sabor a cualquier platillo. La benfotiamina es también un suplemento muy seguro. La tiamina (vitamina B1) convencional no produce efectos adversos incluso en dosis altas (varios cientos de miligramos al día), y las pruebas de seguridad indican que la benfotiamina es aún más segura.

Dosis diaria recomendada: No establecida.

Recomendación de Perricone: Al principio, 30 miligramos diarios (150 gramos en el desayuno y 150 miligramos en la cena) durante 30 días. Después, una cápsula diaria o lo que indique su médico.

BLOQUEADOR DE CARBOHIDRATOS (ALMIDONES)

Los bloqueadores de carbohidratos (almidones) incluyen una nueva y alentadora categoría de suplementos. Aunque no son una idea reciente, su novedad radica en que ahora sí funcionan. El sueño de los años setenta, bloquear de manera efectiva la absorción de los carbohidratos, hoy se ha convertido en realidad.

Los bloqueadores de almidón representan un descubrimiento muy importante en la búsqueda de maneras para evitar el daño provocado por los AGE. A pesar de que sabemos que el azúcar y los carbohidratos refinados son las principales causas de los AGE, a veces sucumbimos ante ese bagel, dona, pasta, refresco o pedazo de pizza. Con los nuevos bloqueadores de almidón, tenemos lo que parece ser una versión segura y efectiva de un concepto que ha existido durante décadas. Veamos su funcionamiento.

Durante los procesos digestivos, el cuerpo convierte los carbohidratos —que se encuentran en los alimentos feculentos (ricos en almidón) como las papas, el pan y la pasta— en azúcar al descomponer las moléculas de los carbohidratos con la alfa amilasa, una enzima que se produce en el páncreas. Entonces, estas calorías del azúcar se queman por medio del ejercicio o se depositan en las células de grasa para usarlas en el futuro. Por desgracia, la inactividad hace que esas células almacenadas aumenten de tamaño. El resultado de esto es el aumento de peso.

Phase 2 Starch Neutralizer®, un ingrediente nutritivo, exclusivo y 100 por ciento natural extraído del frijol blanco neutraliza una parte de la enzima digestiva alfa amilasa antes de que pueda convertir el almidón en azúcar y luego en grasa. En esencia, permite que algunos de los carbohidratos feculentos recorran el organismo con una menor ingestión calórica.

Éste es el primer ingrediente nutrimental que ha demostrado clínica y científicamente que puede neutralizar el almidón presente en mucha de nuestra comida favorita como las papas, los panes, la pasta, el arroz, el maíz y las galletas saladas. Tomar Phase 2 como suplemento le permitirá disfrutar de estos alimentos (con moderación) y reducir su absorción de almidón y glucosa.

LA PRUEBA

Con la colaboración con el doctor Harry Preuss del Centro Médico de la Universidad de Georgetown, yo revisé los hallazgos y escribí la investigación junto con los investigadores originales para el estudio "Un suplemento alimenticio que contiene extracto estandarizado de *Phaseolus vulgaris* influye en la composición corporal de hombres y mujeres con sobrepeso", que se publicó en el número de enero de 2007 de la gaceta *International Journal of Medical Sciences.*

El estudio fue realizado en el Centro de Investigación cosmética de la Universidad Católica de Roma, Italia, por L. Celleno, M.V. Tolaini y A. D'Amore. En el estudio, participaron 60 voluntarios sanos, hombres y mujeres, con una edad de entre 20 y 45 años. El criterio de selección de los participantes fue haber tenido entre 5 y 15 kilogramos de sobrepeso durante al menos seis meses.

Los participantes se dividieron en dos grupos de 30 personas. Un grupo recibió sólo un placebo. El otro recibió el placebo más 500 miligramos de Phase 2 en un producto llamado Blockal. Ni los participantes ni quienes administraron las sustancias supieron quién recibió el placebo y quién el Phase 2.

Los alentadores resultados de esta investigación mostraron que cuando las personas con sobrepeso tomaban a diario una fórmula alimenticia que contuviese extracto de *Phaseolus vulgaris* (Phase 2) como ingrediente principal, con una dieta de entre 2 000 y 2 200 calorías, rica en carbohidratos, se producía una disminución significativa en la grasa corporal a la vez que se mantenía esencialmente la misma masa corporal magra.

Los participantes que consumieron Phase 2 en este estudio perdieron un promedio de 2.9 kilos en 30 días. Los participantes que tomaron el placebo perdieron menos de medio kilo en promedio. Además, aquellos que consumieron Phase 2 perdieron 10.45 por ciento de su masa corporal grasa, 1.39 por ciento del diámetro de su cadera, 1.44 por ciento del diámetro de sus muslos y 3.44 por ciento del diámetro de su cintura. Todas estas reducciones se experimentaron sin pérdida alguna de masa corporal magra. Las diferencias observadas tuvieron una gran importancia estadística para todos los parámetros de la prueba.

A partir de los resultados del estudio, yo concluí que estos *bloqueadores de almidón* en verdad son capaces de promover la pérdida de peso al interferir con la descomposición de los carbohidratos complejos, y de ese modo, reducir o al menos disminuir el ritmo de la disponibilidad digestiva de las calorías derivadas de los carbohidratos. Esto podría convertirse en una herramienta importante en nuestra meta de reducir nuestra respuesta glucémica a los carbohidratos.

MÁS PASTA, MENOS CARBOHIDRATOS

Muchos productores de alimentos preparados hoy empiezan a ofrecer versiones con menor índice glucémico de sus productos. Entre ellos está una pasta conocida como Carbolina®. La Carbolina fue creada por el chef italiano radicado en Chicago Charles Galletta, en respuesta a las órdenes de su médico de abandonar su consumo de pasta común debido a que sus niveles de azúcar en la sangre habían subido a niveles peligrosos. Él aprovechó su pasión por cocinar, desarrollada durante más de 40 años en la industria restaurantera, para experimentar con recetas que pudieran reducir la absorción de almidón en sus platillos favoritos. Seleccionó el extracto de frijol blanco, que había demostrado clínicamente que retardaba la digestión y absorción de carbohidratos, a la vez que reducía el índice glucémico y el impacto calórico de los alimentos ricos en almidón. El chef Galletta desarrolló toda una variedad de recetas para pasta hasta quedar satisfecho con el sabor y la textura. Entonces, comparó su nueva pasta con la pasta común para determinar su impacto en sus niveles de azúcar en la sangre.

"Descubrí que las nuevas recetas sabían deliciosas y que mi glucosa regresaba a la normalidad mucho más rápido", dice el Chef Galletta. "Con las otras pastas, el azúcar en mi sangre sube y permanece alta hasta que tomo mis medicamentos."

La Carbolina nos permite disfrutar de una guarnición ocasional de pasta al proporcionarnos una alternativa a la pasta tradicional que no nos causará cambios peligrosos en los niveles de azúcar en la sangre y de insulina.

Para acompañar su pasta, asegúrese de comer ensalada rica en fibra con garbanzos o lentejas de manera que aumente su *aseguramiento de carbohidratos* y que obtenga la importantísima fibra; recuerde: los frijoles y las lentejas disminuyen el azúcar en la sangre y siguen haciéndolo hasta su siguiente comida, sin importar que ésta contenga o no frijoles y lentejas.

MÁS DE LO BUENO

Además del extracto de frijol blanco descrito anteriormente, muchos otros productos naturales pueden influir en la absorción de la glucosa mediante mecanismos distintos. Por ejemplo, cuando se le aísla, la L-arabinosa, un carbohidrato que se encuentra de manera natural en alimentos como el betabel y el maíz, interrumpe la actividad de la invertasa, enzima gastrointestinal cuya función es descomponer la sucrosa en glucosa y fructosa para que el cuerpo pueda utilizarlas. Si la sucrosa no puede descomponerse en glucosa y fructosa, entonces no se absorbe con prontitud, y si no puede absorberse con prontitud, no puede convertirse en grasa ni causar glicación o formación de AGE, lo cual es información muy alentadora. En otras palabras, si se evita que la enzima invertasa convierta la sucrosa en glucosa y fructosa, la sucrosa no podrá absorberse y será inofensiva. Debido a esto, las investigaciones han encontrado que la L-arabinosa es capaz de ayudar a evitar la obesidad y la diabetes del tipo 2 (las cuales se agravan con una dieta alta en azúcares y almidones), al interrumpir la absorción de los azúcares y almidones. De manera específica, un experimento con animales confirmó que la administración de L-arabinosa durante 19 días prevenía el aumento de peso y reducía el riesgo de elevación tanto del nivel de glucemia en ayunas como del índice de resistencia a la insulina.

Los extractos de flor de hibisco (*Hibiscus sabdariffa*), de hojas de té verde (*Camellia sinensis*) y de manzana (*Malus silvestris*) también han mostrado propiedades para evitar la absorción del almidón. El suplemento Carb-Ease® ha sido estudiado por el doctor Preuss en la Universidad de Georgetown con excelentes resultados. Carb-Ease ayuda a evitar la descomposición los carbohidratos al inhibir las enzimas digestivas que los desintegran. Este suplemento contiene los extractos de frijol seco, hibisco, té verde y manzana, así como L-arabinosa y otros ingredientes que ayudan a disminuir la absorción de los azúcares y los almidones antes de que se almacenen y se conviertan en grasa. En la sección *Recursos,* al final del libro, encontrará dónde comprar los productos Carb-Ease, Phase 2 y Carbolina.

AJO Y EXTRACTO DE AJO MADURADO

El ajo, planta antioxidante, es el bulbo comestible de una planta de la familia de las liláceas. El ajo cuenta con al menos 6000 años de antigüedad, y ha sido uno de los productos alimenticios más importantes, populares y deliciosos de todo el mundo. Hoy podemos incluirlos en la lista de sustancias naturales que pueden evitar la formación de AGE debido a su impacto positivo sobre el azúcar en la sangre.

El ajo puede comerse crudo o cocinado, y ofrece muchos beneficios para la salud, incluidos los siguientes, listados en la página web de los National Institutes of Health. El ajo puede

- Reducir el ritmo de desarrollo de la aterosclerosis. Como vimos en la sección sobre las grasas omega-3, el desarrollo de la aterosclerosis —la principal causa de las enfermedades cardiacas— es resultado de la formación de AGE.
- Disminuir los niveles de colesterol.
- Aminorar los factores de riesgo de padecer enfermedades cardiovasculares y cáncer.
- Estimular la función inmunológica.
- Fortalecer la capacidad del cuerpo para desechar sustancias externas.
- Restablecer la fuerza física.
- Aumentar la resistencia a muy diversos tipos de estrés.
- Ayudar a evitar el envejecimiento.
- Actuar como antioxidante.
- Proteger el hígado.

Además de usar el ajo para tratar la hipercolesterolemia (niveles crónicamente altos de colesterol en la sangre) y la hipertensión (presión arterial alta), el ajo también puede ayudar a reducir el azúcar en la sangre. Esto es muy importante en la protección contra los AGE. Un interesante estudio que empleó extracto de ajo madurado, encontró que, estadísticamente, el ajo contribuye de manera significativa a inhibir o reducir la glicación. El estudio probó que el ajo disminuye el nivel de glucosa en la sangre al incrementar la insulina circulante en el cuerpo y al aumentar el almacenamiento de glucógeno en el hígado, donde puede proveer al cuerpo de energía.

Recomendación de Perricone: Tome dos cápsulas de extracto de ajo madurado de 300 miligramos cada una con sus alimentos dos veces al día.

LA FRACCIÓN SX DEL MAITAKE

La fracción SX del maitake es un excelente suplemento que ayuda a evitar la formación de AGE al ayudar a controlar los niveles de azúcar en la sangre y de insulina. Uno de los más importantes expertos en este campo es mi amigo y colega Harry G. Preuss. El doctor Preuss es el respetadísimo autor del libro *Maitake Magic*, así como el coautor de diversos estudios científicos sobre el hongo maitake.

El maitake contiene unos polisacáridos muy benéficos conocidos como betaglucanos, los cuales han mostrado en estudios clínicos y de laboratorio que ejercen en el cuerpo una amplia gama de efectos protectores y estimulan el sistema inmunológico. El maitake también ayuda a reducir el colesterol, la hipertensión y el peso. Recuerde que el exceso de peso es un factor que contribuye a la formación de AGE.

Tres de los grandes temas recurrentes en mi elección de suplementos para la prevención de los AGE son la conservación de niveles sanos de azúcar en la sangre y de insulina así como el incremento de la sensibilidad a la insulina. De esta manera, las células pueden usar de manera adecuada el azúcar y la insulina.

Este es uno de los pasos más importantes que podemos tomar para detener la glicación de proteínas que ocurre con los AGE. Mucho se ha investigado con el Grifon Maitake sx-Fraction®, una forma patentada e innovadora de este hongo. Se trata del único producto estandarizado que contiene el ingrediente bioactivo que puede contrarrestar varios desórdenes crónicos causados por los metabolismos deficientes de la insulina y el azúcar, incluidos el síndrome metabólico, la diabetes y la formación de AGE. Para evitar los AGE, necesitamos tener un metabolismo apropiado del azúcar y las grasas, y la fracción sx del maitake hace esto y más. La fracción sx del maitake:

- Contribuye al funcionamiento saludable de la insulina.
- Promueve el metabolismo saludable del azúcar.
- Fomenta el metabolismo saludable de los lípidos (las grasas).
- Ayuda al manejo de un peso corporal saludable.
- Mantiene niveles sanos de azúcar en la sangre.
- Mantiene un funcionamiento cardiovascular sano.

Recomendación Perricone: 300 miligramos al día, en dosis de 100 miligramos entre comidas o según lo indique su médico.

CROMO-NIACINA

El cromo-niacina es un suplemento poco conocido, comprendido y utilizado que ofrece importantes beneficios para evitar los AGE, la obesidad y el envejecimiento. Demos un vistazo a su historia para entender mejor su sustancia única. Al igual que el hongo maitake, el cromo también ayuda a evitar el síndrome metabólico (el problema hormonal creado por una dieta alta en azúcares y almidones), que interfiere con la capacidad del cuerpo para quemar la comida de manera eficiente. Como sabemos, una vez ingeridos, los azúcares y almidones se convierten en glucosa, la forma en que el cuerpo utiliza todos los carbohidratos como su principal fuente de energía. En teoría, la glucosa viaja por la sangre y realiza su metabolismo en los tejidos. Sin embargo, los niveles crónicamente altos de azúcares y almidones en la dieta occidental han conducido a la actual epidemia de obesidad y diabetes. Cuando nuestro cuerpo no puede utilizar la glucosa de manera efectiva, el resultado es la glicación y la formación de AGE, los cuales provocan toda una serie de enfermedades y aceleran el envejecimiento. Como nuestra cultura está tan plagada de alimentos altamente glucémicos, es irrealista creer que la gente dejará de consumirlas por completo. Pero hay buenas noticias. Las investigaciones muestran que tomar cromo-niacina puede ayudar a eliminar algunos de los efectos negativos causados por los azúcares simples y los almidones refinados. Además, por irónico que parezca, el azúcar y los almidones agotan las reservas naturales de cromo del cuerpo, lo cual resalta la importancia de tomar cromo como suplemento.

En la década de 1950, el doctor Walter Mertz, un investigador del Departamento de Agricultura de Estados Unidos, encontró que los animales a los que se daba de comer levadura de tórula, pobre en cromo, desarrollaban síntomas similares a los de la diabetes. Pero cuando se les alimentaba con levadura de cerveza, los síntomas desaparecían. El descubrimiento del doctor Mertz condujo a la identificación del llamado factor de tolerancia a la glucosa, una forma biológicamente activa del cromo-niacina que facilita el funcionamiento normal de la insulina.

Existen diferentes formas de cromo, pero fue el doctor Mertz quien reconoció la importancia de la que se encuentra adherida a la niacina. La niacina forma parte del complejo vitamínico B y también se le conoce como vitamina B3. Es crucial para la conversión de la comida en energía y ayuda a mantener el funcionamiento normal de la piel, los nervios y el sistema digestivo. Para demostrar la importancia de la niacina, el doctor Mertz comparó el cromo-niacina con el cromo unido al ácido picolínico, un isómero (moléculas que contienen los mismos átomos, pero dispuestos de manera distinta) de la niacina, casi idéntico a ella en estructura química. El doctor Mertz mostró que el cromo-niacina por sí solo aumentaba considerablemente la actividad de la insulina, de manera similar a como lo hace el factor de tolerancia a la glucosa —existente en la naturaleza—, mientras el picolinato de cromo no tenía efecto alguno en la actividad de la insulina. Yo hago esta diferenciación porque existen muchos tipos diferentes de cromo en el mercado, y es importante saber qué variedades son eficientes y están sustentadas por estudios científicos.

Extensas investigaciones clínicas y subclínicas han mostrado que ChormeMate®, una de las presentaciones del cromo-niacina, es la mejor forma de cromo. ChromeMate es una forma única de cromo-niacina *coordinado por oxígeno* —conocido de manera genérica como nicotinato de cromo o polinicotinato de cromo—, que eleva drásticamente la seguridad y eficacia del cromo. Las investigaciones han demostrado con claridad que esta forma de cromo-niacina proporciona grandes beneficios en la salud de personas con diabetes o síndrome metabólico, incluida la prevención de la glicación —generadora de los AGE—, y en verdad es la mejor forma de cromo disponible como suplemento alimenticio. Los estudios han mostrado los siguientes beneficios:

- Promoción del correcto funcionamiento de la insulina y de niveles normales de azúcar en la sangre.
- Fomento de niveles saludables de colesterol en la sangre, presión arterial normal y buena salud cardiovascular.
- Promoción de un peso corporal y una masa corporal magra saludables (desarrollo de los músculos).

De manera reciente, vimos otro beneficio muy importante. En estudios con animales, el ChromeMate extendió el tiempo de vida promedio en 20 por ciento en relación con animales que tomaron un placebo. Este es un descubrimiento muy emocionante. Como verá en el capítulo 7, el resveratrol y la restricción calórica son hasta ahora las única maneras en que los científicos han sido capaces de extender el tiempo de vida de manera mensurable.

Es más, el ChromeMate ha mostrado sistemáticamente ser más seguro y efectivo que el picolinato de cromo.

- Investigadores de la Universidad de California, campus Davis, mostraron que en modelos animales usados para evaluar la biodisponibilidad en humanos, el ChromeMate era absorbido y retenido, en promedio, más de 300 por ciento mejor que el picolinato de cromo y 600 por ciento mejor que el clorido de cromo. Otros estudios han mostrado que el fabuloso complejo ChromeMate es 18 veces más bioactivo que otras formas de cromo-niacina.

- Investigadores del Dartmouth College y del Centro Médico de la Universidad George Washington encontraron que el ChromeMate no causaba daño cromosómico en las células ováricas de los hámsteres, mientras el picolinato de cromo y el ácido picolínico sí lo hacían. Es muy importante que lea las etiquetas con cuidado y se asegure de que el producto que compra contenga la palabra ChromeMate y no otras formas de cromo que no cuenten con el perfil de seguridad de ChromeMate.

- Investigadores de la Universidad de Texas, campus Austin, mostraron en mujeres obesas que una combinación de ChromeMate y ejercicio producían una notable pérdida de peso corporal y en un mejor funcionamiento de la insulina, cosa que no ocurría con el picolinato de cromo. De hecho, el estudio descubrió que si se tomaba picolinato de cromo sin hacer ejercicio, ocurría un aumento de peso significativo, lo cual, como sabemos, se relaciona de manera directa con la obesidad, el envejecimiento acelerado, el síndrome metabólico y la rápida formación de AGE. Usted notará que muchos de los nutrimentos recomendados para evitar los AGE también contribuyen de manera importante a mantener un peso sano y a perder peso.

- Investigadores del Centro Médico de la Universidad de Georgetown mostraron que tanto el ChromeMate como el picolinato de cromo inhiben de manera significativa la hipertensión inducida por el azúcar, mejoran el estado del azúcar en la sangre a largo plazo y reducen la peroxidación lípida del hígado en ratas. Sin embargo, mientras ChromeMate también redujo de manera significativa la peroxidación lípida del riñón, el picolinato de cromo no lo hizo. Esto significa que el ChromeMate protege las grasas contra la degradación causada por los radicales libres tanto en el hígado como en el riñón, el picolinato de cromo sólo lo hace en el hígado.

Además de su probada efectividad, el ChromeMate ha sido declarado seguro —de acuerdo con estándares de seguridad para ingredientes de alimentos y bebidas— por el grupo Burdock, los toxicólogos más importantes del país dedicados a evaluar la seguridad de los ingredientes de alimentos y bebidas. Esto se basó en los resultados de extensos estudios sobre seguridad, entre ellos, el agudo oral, el agudo dérmico, el primario dérmico, el de irritación ocular, el de genotoxicidad, el de toxicidad subcrónica de 90 días y en estudios con humanos, así como en la larga historia de su uso como suplemento alimenticio seguro y efectivo. Un suplemento tan importante como el cromo-niacina debe estar en la alacena de todos.

Recomendación de Perricone: 100 mcg (microgramos) una vez al día.

EL IMPULSO DEL EXTRACTO DE SEMILLA DE UVA

Como ya se mencionó, ha habido muchos estudios importantes acerca de los efectos contra el envejecimiento que ofrece el cromo-niacina, en especial el de la marca ChromeMate. En un estudio de particular relevancia para este libro, el doctor Harry Preuss y sus colegas descubrieron que la combinación del cromo-niacina y el extracto de semilla de uva era muy efectiva para reducir el daño de los radicales libres, los desórdenes en el sistema insulina-glucosa y otros factores de riesgo relacionados con la edad. Diversos estudios importantes en animales han mostrado que ChromeMate, solo o combinado con extracto de semilla de uva, reduce los indicadores biológicos del estrés oxidativo. Esta combinación disminuye la inflamación generada por los radicales libres —generados por los AGE—, baja la presion arterial en ratas normales e hipertensas, y fortalece la acción de la insulina en ratas con presión arterial normal. Estos estudios sugieren que tanto el cromo-niacina como el extracto de semilla de uva disminuyen el estrés oxidativo y la presión arterial sistólica en ratas con presión arterial normal. En estudios clínicos humanos, los suplementos de cromo-niacina redujeron la grasa corporal y conservaron la masa muscular magra en mujeres afroamericanas con sobrepeso. Además, disminuyeron los niveles de colesterol LBD en pruebas controladas por placebos y realizadas con sujetos con colesterol elevado. Los autores de estos estudios concluyeron que el ChromeMate y el extracto de semilla de uva pueden reducir los síntomas asociados con el síndrome metabólico y el envejecimiento, hechos importantes para la prevención de los AGE.

Recomendación de Perricone: Cromo-niacina, 100 mcg (microgramos) una vez al día. Extracto de semilla de uva, una cápsula de 125 miligramos, de una a tres veces al día.

ÁCIDOS GRASOS ESENCIALES OMEGA-3

Nunca he dejado de asombrarme ante la enorme abundancia de beneficios de los ácidos grasos esenciales omega-3, y cada día aparecen nuevos estudios que señalan la necesidad de incluir estas grasas saludables en nuestra dieta. Aunque en este capítulo abordaré los omega-3 como suplementos, quiero dejar en claro que esta información también se aplica a los alimentos ricos en estos ácidos, como salmón, trucha, arenque, sardinas, anchoas y otros pescados de agua fría, y en menor grado, a las nueces y semillas. Los ácidos omega-3 también tienen una importancia extrema en el tratamiento y la reversión de la obesidad, que forma parte del síndrome metabólico y es precursora tanto de las enfermedades cardiacas como de la diabetes.

LOS FRENOS DE LA DIABETES

Investigaciones publicadas en años recientes apoyan la idea de que la inflamación, la obesidad y la diabetes están interconectadas y, además, resaltan el hecho de que una dieta rica en omega-3 pueden evitar estos tres males.

Un nuevo estudio en animales por parte de la Universidad Médica de Viena, Austria, subraya estas conexiones y apoya la hipótesis de que los ácidos omega-3 de origen marino pueden ayudar a evitar o atenuar la diabetes del tipo 2. Este es un hallazgo en extremo importante, pues significa que los omega-3 también pueden ayudar a evitar o aminorar la formación de AGE.

Como ya señalé, la grasa que se acumula alrededor de la cintura y el abdomen se convierte en la peligrosa *obesidad central.* Este tipo de grasa atrae células del sistema inmunológico (macrófagos) que generan una corriente estable de mensajeros químicos proinflamatorios (como las citocinas y las prostaglandinas) que sólo suelen generarse en respuesta a las lesiones, el cáncer o las infecciones.

Los aumentos en la proporción de tejido adiposo (grasa) en el cuerpo también reducen la sensibilidad a la insulina en las células, el primer paso en una larga cadena de eventos que desemboca en la obesidad, la pérdida de tejido muscular, la diabetes y los AGE.

Como señalaron los autores de la investigación australiana, esta grasa abdominal es responsable de muchos problemas de salud relacionados con la obesidad, entre ellos, la diabetes. Por fortuna, también encontraron que los ácidos grasos poliinsaturados, en especial los ácidos grasos esenciales omega-3, ejercían un efecto favorable en el sistema inmunológico y ayudaban a contrarrestar la falta de sensibilidad a la insulina provocada por la grasa corporal. Para probar su hipótesis, dieron a ratones diabéticos con sobrepeso una dieta baja en grasa o bien una de las tres siguientes:

1. Una dieta alta en grasa, rica en ácidos grasos saturados y monoinsaturados.

2. Una dieta alta en grasa y en omega-6, rica en los ácidos grasos proinflamatorios omega-6 como los que se encuentran en la mayoría de los aceites vegetales: de maíz, soya, cártamo, etcétera.

3. Una dieta alta en grasa y en omega-3, rica en los ácidos grasos antiinflamatorios omega-3 del pescado.

Los australianos reportaron que los ratones diabéticos que recibieron la dieta alta en grasas número 1 (con ácidos grasos saturados y monoinsaturados) sufrieron dos efectos adversos, en comparación con los ratones con dieta baja en grasas:

1. Mayor inflamación celular que descompone las células (necesitamos células intactas para permanecer sanos)

2. Su grasa corporal empezó a generar compuestos inflamatorios activados por los AGE. Esto es importante porque demuestra un verdadero círculo vicioso. Nuestras células de grasa almacenadas actúan como una auténtica fábrica que produce sustancias inflamatorias, las cuales aumentan la inflamación. Este aumento inhibe aún más la utilización de la insulina y la glucosa. ¿El resultado? Un incremento en la formación de AGE y la acumulación excesiva de grasa.

No sorprende que los ratones que siguieron la dieta número 2, rica en ácidos grasos omega-6 proinflamatorios, sufrieron efectos adversos similares en sus tejidos adiposos (grasos).

Sin embargo, los ratones diabéticos que llevaron el régimen rico en grasa omega-3 no presentaron ninguno de los efectos negativos que sufrieron los otros dos grupos de ratones con dietas altas en grasa, a pesar de que su peso corporal no se redujo.

Otro beneficio para los ratones sometidos a la dieta de omega-3 tuvo que ver con su índice de masa corporal. La hormona conocida como adiponectina, que afecta el índice de masa corporal, permaneció alta. Sin embargo, se redujo de manera significativa en los ratones sometidos a las dietas altas en grasa números 1 y 2. La adiponectina es producida y secretada de manera exclusiva por las células de grasa. Regula el metabolismo de los lípidos y la glucosa e influye en la respuesta del cuerpo a la insulina. Los altos niveles de esta hormona permiten a nuestras células usar de manera adecuada las grasas, la glucosa y la insulina, por lo que previenen la formación de AGE.

Cuando observamos una lista de algunos de los beneficios derivados de una dieta rica en ácidos omega-3, podemos ver cómo contrarrestan los efectos de una dieta promotora de AGE, que desestabiliza el azúcar en la sangre y la insulina, incrementa la grasa corporal, disminuye la masa muscular, aumenta la confusión mental y la depresión, altera la serotonina, intensifica la fatiga, etcétera.

¿A dónde han ido todos los omega-3?

La tremenda disminución en el consumo de grasas omega-3 tiene múltiples causas, incluidos los métodos modernos de producción agrícola y de cría de animales. La carne de res y los productos lácteos comerciales ya no contienen ácidos grasos omega-3. Eso no ocurría en el pasado. Cuando las vacas comen pasto de los prados (su dieta natural), su leche y carne contienen altos niveles de este nutrimento tan importante. En cambio, los agricultores modernos alimentan las reses con granos, una fuente importante de ácidos grasos omega-6, con lo cual alteran el equilibrio natural. Nosotros sabemos que los omega-3 pueden ayudar a evitar muchos tipos de cáncer, incluido el de mama. Por lo contrario, un estudio recién publicado por la gaceta *British Journal of Cancer* encontró que las mujeres en postmenopausia que comían incluso una pequeña porción diaria de carne —60 gramos de res, puerco o cordero— enfrentaban un riesgo 56 por ciento mayor de padecer cáncer que las que no la comían. El estudio examinó a alrededor de 35 mil mujeres de entre 35 y 69 años durante ocho años.

Entretanto, aquellas que comieron más de 100 gramos diarios de carne procesada como tocino, salchichas o pasteles de carne, mostraron un riesgo aún mayor —64 por ciento— de desarrollar la enfermedad.

La carne de res alimentada con pasto es tres veces más magra y llega a tener hasta 15 calorías menos que la de vacas alimentada con granos. Como lo mencionamos, la carne y los productos lácteos de ganado alimentado con pasto también proporcionan ácidos omega-3 y omega-6 más equilibrados, lo cual ayuda a evitar diversas afecciones.

Al igual que el salmón salvaje, la carne de res alimentada con pasto es una excelente fuente de ácidos grasos esenciales omega-3 de alta calidad, así como de ácido linoleico conjugado. El ácido linoleico conjugado aporta muchos beneficios, incluida la protección de la masa muscular magra y la reducción de la grasa corporal, sobre todo en el área abdominal. Sin embargo, con el cambio del pasto a los granos en la alimentación del ganado, los niveles de ácido linoleico conjugado decrecieron de manera drástica en la carne y los productos lácteos. No es de sorprenderse que ahora tengamos tal epidemia de enfermedades generadas por los AGE: aumento de la grasa corporal (sobre todo en el área abdominal); diabetes y afecciones del corazón; y aceleración del envejecimiento.

Cuando el ácido linoleico conjugado está presente en la cadena alimenticia, se le encuentra en la nata de la leche. Beber leche descremada nos impide recibir los beneficios del ácido linoleico conjugado. Sin embargo, como los niveles de este ácido ahora son tan bajos en los productos animales, la conveniencia de consumir leche entera es dudosa. Por lo tanto, a menos que la carne y los productos lácteos que usted consume sean exclusivamente de animales alimentados con pasto, evite los productos lácteos enteros y elija sólo los cortes más magros de carne, o mejor aún, cambie la carne de res por pollo de granja y pescado salvaje. La carencia de los ácidos omega-3 y linoleico conjugado ha transformado las que alguna vez fueron buenas opciones de alimentos en algo bastante diferente, productos potencialmente carcinogénicos y promotores del exceso de peso y de los nefastos AGE.

REDUCTORES DE GRASA

El vínculo entre la grasa corporal y los AGE es simple y directo. Las alteraciones en el metabolismo de la glucosa provocan la acumulación de grasa, la formación de AGE, el entrecruzamiento de proteínas, la inflamación y el estrés oxidativo generado por los radicales libres. Lo peor es que una vez que se ha formado grasa, ésta puede acelerar la formación de más células de grasa y convertirlas en una fábrica que produce nocivas sustancias inflamatorias y acelera la formación de AGE. Por ello, es de vital importancia normalizar el metabolismo de nuestra glucosa.

Aunque los problemas de obesidad y síndrome metabólico crecen a pasos agigantados por culpa de las dietas y los estilos de vida occidentales, tenemos la fortuna de contar con muchos alimentos y suplementos naturales que han demostrado ser útiles para evitar, detener y revertir estos efectos negativos.

Hye-Kyeong Kim y sus colegas de la Universidad de Georgia informan que el ácido docosahexanoico —uno de los principales ácidos omega-3 presentes en la grasa de pescado— interfiere con el desarrollo de las células de grasa.

El estudio del doctor Kim y sus colegas tenía como propósito saber cómo el aumento en el consumo de ácidos omega-3 podía reducir la grasa abdominal, el riesgo de padecer obesidad y el síndrome metabólico.

Estudios anteriores con animales habían mostrado que los ácidos omega-3 podían reducir la grasa corporal, impedir el desarrollo de las células de grasa y en verdad ayudar al cuidado del peso. Sin embargo, el mecanismo que sustentaba estos efectos no era claro.

El equipo de investigadores de Georgia examinó los efectos del ácido docosahexanoico en el crecimiento, la diferenciación y muerte celular (apoptosis), así como la desintegración de la grasa en células de grasa humanas. Cuando añadieron ácido docosahexanoico a los preadipocitos —células que pueden convertirse en células de grasa o adipocitos—, observaron una reducción en el número de células de grasa que se había desarrollado, incluso donde se añadieron los niveles más bajos de ácido docosahexanoico.

Los investigadores atribuyeron esto a la capacidad del ácido docosahexanoico de inducir la muerte celular entre los preadipocitos que podían convertirse en células de grasa. El ácido docosahexanoico mataba las células antes de que se convirtieran en células de grasa bien desarrolladas.

Los investigadores también informaron que el ácido docosahexanoico reducía considerablemente la acumulación de grasa en los preadipocitos y que lo hacía de una manera no dependiente de la dosis, lo cual probaba que los verdaderos responsables del efecto eran los ácidos omega-3. Los beneficios de los omega-3 incluyen:

- Estabilización de los niveles de azúcar en la sangre.
- Reducción de los niveles de insulina.
- Reducción de la grasa corporal.
- Conservación de la masa muscular.
- Buen estado de ánimo.
- Mayor duración de la atención.
- Promoción de niveles sanos de serotonina.
- Liberación de los altibajos de los carbohidratos.
- Disminución del apetito.
- Piel radiante.
- Un sistema inmunológico más sano.
- Aumento de los niveles de energía.
- Atenuación de los síntomas y la severidad de la artritis reumatoide.

- Disminución de los síntomas y la severidad de los padecimientos crónicos de la piel como el eczema.

- Reducción de los niveles sanguíneos de triglicéridos (grasa).

- Incremento en los niveles sanguíneos de colesterol LAD (*bueno*) disminución de la presión arterial, la inflamación y la viscosidad de la sangre, con lo que reduce el riesgo de padecer enfermedades cardiacas.

- Mejor desempeño de los tejidos endoteliales que alinea las arterias, aspecto importante en la prevención de la aterosclerosis, la principal causa de la enfermedades cardiacas y la apoplejía.

AGE: EN EL CORAZÓN DE LAS ENFERMEDADES DEL CORAZÓN

Como vimos en el capítulo 2, las diversas afecciones que se definen como síndrome metabólico son factores de riesgo para la aterosclerosis y la diabetes del tipo 2. Aunque no se han podido establecer los parámetros precisos que empujan cada uno de los factores que constituyen el síndrome metabólico hacia la zona de peligro, no hay duda de que el síndrome es muy real y uno de los principales responsables de la epidemia de enfermedades cardiovasculares y diabetes que ha estallado en los países desarrollados y en desarrollo. Por fortuna, cada vez hay más evidencias de que, cuando se les combina con el ejercicio y una dieta de estilo mediterráneo rica en frijoles, aceite de oliva extravirgen y vegetales de todos colores, los pescados ricos en grasa y los suplementos de omega-3 pueden evitar o aminorar el síndrome metabólico.

No es de sorprenderse que las enfermedades cardiovasculares sean la principal causa de muerte en todo el mundo. Debido a esto, cada vez es más importante encontrar algo que nos ayude a evitar el síndrome metabólico. Las enfermedades cardiovasculares empiezan con la aterosclerosis, antes llamada *endurecimiento de las arterias*, del griego *athero* (avenate o pasta) y *sclerosis* (dureza). Esta definición es sólo parcialmente cierta, pues resulta demasiado simplista.

La aterosclerosis, que puede definirse mejor como la obstrucción, el estrechamiento y el endurecimiento de las arterias grandes y los vasos sanguíneos medianos del cuerpo, puede derivar en apoplejías, ataques cardiacos, problemas oculares y renales, y se encuentra en el corazón mismo de las enfermedades del corazón. Sabemos que los diabéticos tienen más AGE que los no diabéticos y que las enfermedades cardiovasculares son la principal causa de fallecimiento de los diabéticos. Sin embargo, parece haber igualdad de condiciones cuando se desarrolla aterosclerosis, que conduce a las enfermedades cardiovasculares y a los otros problemas listados arriba. De hecho, hoy existe una gran cantidad de evidencias que vinculan a los AGE con el desarrollo y el agravamiento de la aterosclerosis, haya diabetes o no.

Como las enfermedades cardiovasculares son la principal causa de muerte, hallar estrategias para evitar la formación de los AGE debe ser una prioridad de la comunidad científica. Sin embargo, las terapias farmacológicas en este sentido no han sido significativas, seguras ni efectivas. Por ello, muchos científicos, médicos e investigadores —incluido yo— hacemos hincapié en la prevención al evitar al máximo los azúcares, los almidones muy glucémicos y los alimentos procesados y empaquetados. Además, el pescado rico en grasa y el aceite de pescado deben tener un lugar importante en nuestra dieta diaria.

Bien sabemos que las personas que comen mucho pescado —como los japoneses y los esquimales inuit de Groenlandia— muestran índices muy bajos de muchos males, incluidas las enfermedades cardiacas y la diabetes. Hay abundantes evidencias de que las dietas ricas en pescado o en suplementos de omega-3 pueden mejorar funciones cardiovasculares fundamentales y reducir algunos de los principales factores que favorecen las enfermedades cardiacas, entre ellos, el síndrome metabólico. La American Dietetic Association recomienda de dos a tres raciones de pescado a la semana, sugerencia que también hace la American Heart Association. Yo recomiendo aún más raciones para una salud óptima, sobre todo tras reconocer el papel que los AGE desempeñan en las enfermedades cardiovasculares. Los ácidos omega-3 también ayudarán a la prevención general de enfermedades, el control del peso (siempre y cuando no se fría el pescado), una mejor función cognitiva, una reducción del estrés, una piel más sana y una mayor sensación de bienestar.

Ahora un breve comentario sobre los diabéticos, los ácidos omega-3 y las enfermedades del corazón. Investigadores en la Escuela de Salud Pública de Harvard informan haber descubierto que las mujeres con diabetes que comen pescado de una a tres veces por semana reducían su riesgo de padecer enfermedades coronarias en 30 por ciento, mientras quienes comían pescado cinco o más veces por semana reducían su riesgo en más de 60 por ciento. En el capítulo 3 encontrará fuentes recomendadas de pescados y mariscos.

Recomendación de Perricone: 1000 miligramos de aceite de pescado tres veces al día, de preferencia con los alimentos.

SUPER CITRIMAX®

Dos importantes estrategias en la prevención de los AGE son la restricción calórica (más al respecto en el capítulo 7) y la reducción de la masa corporal. Como vimos en nuestra discusión sobre los ácidos grasos esenciales omega-3, hoy se cree que los AGE son la causa de la aterosclerosis, la principal causa de enfermedades cardiacas y apoplejía. Por desgracia, hoy enfrentamos una epidemia de obesidad de un tipo nunca antes visto y que crece tan rápido como nuestra cintura; a la mayoría de la gente le resulta casi imposible someterse a dietas y evitar las tentaciones ante tanta abundancia de comida insalubre y engordadora. Por fortuna, contamos con herramientas viables que pueden ayudarnos a alcanzar estas metas. Una en particular, el Super CitriMax, ha sido sometida a importantes pruebas científicas con resultados extremadamente positivos.

LA MEMBRANA DE PLASMA CELULAR, LOS ÁCIDOS GRASOS ESENCIALES Y LA FORMACIÓN DE LOS AGE

Nosotros necesitamos de los ácidos grasos esenciales omega-3 y omega-6. Las dietas occidentales contienen demasiados omega-6, lo cual es peligroso porque tal exceso promueve la inflamación. Por otro lado, nuestra alimentación diaria no cuenta con suficientes omega-3, lo cual es lamentable pues estas grasas son antiinflamatorias. Como sabemos, un importante efecto negativo de la formación de AGE son los tremendos niveles de inflamación que generan, y éstas promueven enfermedades.

El doctor Artemis P. Simopoulos, uno de los expertos en ácidos grasos esenciales, es egresado del Barnard College de la Universidad de Columbia, con una especialidad en química, y de la Escuela de Medicina de la Universidad de Boston. Desde 1984, las investigaciones del doctor Simopoulos se han centrado en los aspectos evolutivos de la dieta y el equilibrio entre los omega-6 y los omega-3. El doctor Simopoulos ha encontrado diversas fuentes de información que sugieren que los seres humanos evolucionamos a partir de una dieta con una proporción aproximada de 1 a 1 entre estos dos ácidos grasos esenciales.

Por asombroso que parezca, en las dietas occidentales actuales esta proporción oscila entre 15 a 1 y 16.7 a 1. Esto significa que consumimos al menos 15 veces más omega-6 que omega-3, lo cual resulta alarmante. Tal hecho se encuentra en gran contradicción con la dieta a partir de la cual evolucionamos los humanos y que estableció nuestros patrones genéticos; en verdad, tras los cambios alimentarios de los últimos 50 años, debe estar casi irreconocible.

No sorprende que ahora enfrentemos una epidemia de depresión y obesidad que crece con cada año que pasa. La verdad es que estos dos padecimientos pueden aminorarse con ayuda de los ácidos grasos esenciales omega-3. Tanto las cantidades excesivas de ácidos grasos poliinsaturados omega-6 como un predominio muy alto de los omega-6 sobre los omega-3 promueve la génesis de muchos males, incluidas las enfermedades cardiovasculares y el cáncer, así como las enfermedades inflamatorias y autoinmunes, mientras el aumento en los niveles de ácidos grasos poliinsaturados omega-3 (un menor predominio de los omega-6) tiene efectos supresores. Necesitamos de ambos, pero debemos asegurarnos de que los consumimos en las proporciones adecuadas, las cuales no deben superar la proporción de 5 a 1.

DESPÍDASE DE LA TRISTEZA

Super CitriMax incrementa los niveles de serotonina, la "hormona del bienestar". Las mujeres, en particular, tienden a apetecer carbohidratos muy glucémicos para elevar sus niveles de serotonina, lo cual se vuelve en su contra. Aunque los carbohidratos al principio elevan estos niveles, cuando nuestra azúcar en la sangre desciende, la serotonina se va con ella, lo cual nos hace sentir peor que antes y nos tienta a "ir por otra galletita".

La conexión con la serotonina es importante. Es un neurotransmisor ubicado en el cerebro que influye tanto en el estado de ánimo como en el apetito. Como está relacionada con la acción saciadora de Super CitriMax, aporta los siguientes beneficios:

- Disminuye el apetito, sobre todo el deseo de azúcar y carbohidratos.
- Mejora el ánimo y promueve el bienestar, lo cual puede ayudar a evitar los atracones.
- Promueve un sueño reparador.

ADIÓS A LOS ANTOJOS CONSTANTES

Super CitriMax también combate los antojos de dulces y alimentos ricos en almidón. Estos dos atributos por sí solos son estrategias clave en el combate contra los AGE, si no nos sentimos deprimidos y no apetecemos carbohidratos, no contribuiremos con la formación de AGE.

El Super CitriMax es una sustancia patentada y 100 por ciento natural que contiene ácido (-)–hidroxicítrico, un extracto de *Garcinia cambogia* —fruta del sur de Asia—, que se une a los minerales esenciales calcio y potasio. El fruto seco de la *Garcinia cambogia* se ha empleado durante siglos como condimento para hacer los alimentos más saciadores. Se ha probado clínicamente que Super CitriMax calma el apetito, quema grasa y reduce el peso corporal tres veces más rápido que la dieta y el ejercicio solos. Además, inactiva una enzima responsable de convertir los carbohidratos excesivos en grasa y colesterol. Es importante saber que Super CitriMax funciona sin afectar el sistema nervioso central y, por lo tanto, no provoca efectos secundarios como nerviosismo, ritmo cardiaco acelerado o insomnio.

Dos de los principales expertos en la materia, los doctores Harry Preuss y Debasis Bagchi, miembro del American College of Nutrition y profesor adjunto de farmacéutica en la Creighton School of Pharmacy and Allied Health Professions, han publicado estudios clínicos sobre el Super CitriMax en populares gacetas científicas.

El Super CitriMax es un producto extremadamente seguro y efectivo para el control del peso, y sus propiedades están sustentadas por numerosos estudios humanos y preclínicos —incluidos estudios genéticos—, también publicados en gacetas científicas. Sin embargo, no se pretende que sea una cura alimentaria milagrosa; está pensada para usarse como complemento de una dieta saludable y un programa de ejercicios. Para nuestros propósitos, podemos considerarla un importante aliado contra la obesidad, la grasa corporal, el síndrome metabólico y la formación de AGE.

EL SUPER CITRIMAX:

- Reduce el peso corporal tres veces más rápido que la dieta y el ejercicio solos.

- Incrementa los niveles de serotonina (la hormona del bienestar) y reduce el apetito.
- Quema la grasa.
- Inhibe la producción de grasa.
- Disminuye los triglicéridos, el colesterol LBD y el colesterol total (factores de riesgo cardiovascular).
- Aumenta los niveles del colesterol LAD (bueno).
- Reduce el índice de masa corporal (un indicador de peso corporal saludable).

PREPÁRESE PARA ELIMINAR LA GRASA

Una de las maravillas de Super CitriMax es que le ayuda a bajar de peso y más. Su efecto positivo en los niveles de colesterol ha aumentado gracias a la inclusión del ChromeMate.

Un estudio realizado en el Centro Médico de la Universidad de Ohio reveló otro alentador hallazgo científico. Al usar el tejido graso de mujeres no diabéticas con sobrepeso, los investigadores descubrieron que Super CitriMax desactivaba un gen que ayuda a preservar una capa protectora de proteína perilipina que rodea las células de grasa viejas. A medida que las células de grasa envejecen, la capa de perilipina crece, lo cual hace que la grasa blanca se ponga amarilla y la grasa amarilla se ponga parda; entre más oscura es la grasa, más difícil es desintegrarla. El estudio mostró que Super CitriMax desintegraba la capa de perilipina de más de 50 por ciento de las células sometidas a prueba, lo cual provocaba la muerte de esas células y la liberación de metabolitos de grasa, los cuales ayudan a perder peso. Este hallazgo corrobora estudios anteriores que muestran que la gente que tomaba Super CitriMax eliminaba en la orina mayores niveles de metabolitos de grasa que las personas que tomaban un placebo.

Recomendación de Perricone: recomiendo la versión llamada Clinical Strenght Super CitriMax, que también contiene Chrome Mate. La dosis recomendada es 4 500 miligramos, repartidos en tres dosis de 1 500 miligramos cada una y que pueden tomarse entre 30 minutos y 2 horas antes de los alimentos.

RHODIOLA ROSEA

Tanto el extracto de *Cinnamomi cassiae* (canela) como el de *Rhodiola rosea* tienen una larga historia como medicamentos antidiabéticos tradicionales. En el capítulo 3 vimos que la canela estimula los receptores de insulina e inhibe una enzima que inactiva dichos receptores, con lo cual aumenta la capacidad de las células para usar la glucosa. De este modo, la canela pude ayudar notablemente a las personas con diabetes mellitus a normalizar sus niveles de azúcar en la sangre.

Estudios recientes han mostrado que el estrés oxidativo derivado de los estragos producidos por los radicales libres desempeña un papel clave en el origen y el desarrollo de la diabetes, así como en sus complicaciones, como la formación acelerada de AGE y el daño que esto produce en todos los sistemas del cuerpo. Este descubrimiento vuelve a poner en relieve la importancia de contar con antioxidantes dirigidos que prevengan y traten las enfermedades degenerativas.

Un estudio que captó de manera particular mi interés, llamado "Antioxidative effects of *Cinnamomi cassiae* and *Rhodiola rosea* extracts in liver of diabetic mice", examinó los efectos de los extractos de canela y *Rhodiola rosea* en el azúcar en la sangre, la peroxidación lípida (la desintegración de las grasas para formar radicales libres), los niveles de glutatión y la actividad de antioxidantes en el hígado de los ratones. Los investigadores encontraron que tanto el extracto de canela como el de *Rhodiola rosea* reducían de manera significativa el azúcar en la sangre. Al mismo tiempo, esta combinación aumentaba los niveles de glutatión. Como hemos visto, los niveles de glutatión disminuyen con la edad, lo cual nos hace mucho más susceptibles a las enfermedades. En combinación, estos dos antioxidantes también protegieron el proceso de destrucción de las grasas contra el daño de los radicales libres. En otras palabras, protegieron a los buenos y disminuyeron a los malos. Esto es muy alentador, pues sabemos que la elevación de la glucosa propicia el envejecimiento, las enfermedades y la formación de AGE. Los extractos de canela y de *Rhodiola rosea* han demostrado ser efectivos para corregir la elevación del azúcar en la sangre (hiperglucemia) y evitar complicaciones de la diabetes.

Como mencionamos, el glutatión es el antioxidante más importante que produce nuestro organismo. Es fundamental en la defensa de las células contra los radicales libres (proinflamatorios) y el estrés oxidativo. Siempre que nuestras células se encuentran bajo un severo estrés oxidativo, el glutatión viene al rescate. *Por desgracia, el glutatión se agota rápido. Por ende, cualquier sustancia capaz de aumentar sus niveles tiene una importancia tremenda en el combate del estrés oxidativo, un acelerador de muchas enfermedades, incluida la diabetes. Necesitamos altos niveles de glutatión para proteger nuestro cuerpo del daño relacionado con los AGE.*

Estudios adicionales con la *Rhodiola rosea* encontraron que:

- Incrementa la capacidad de desempeñar trabajo mental aún en presencia de la fatiga y el estrés (dos factores claves para la disminución de la capacidad mental).
- Es un tratamiento seguro y efectivo para la depresión ligera o moderada.
- Aumenta la resistencia y el desempeño físicos y mentales.

Recomendación de Perricone: Extracto de raíz de *Rhodiola rosea* (estandarizado al 3 por ciento de rosavinas (7.5) mg y al 1 por ciento de salidrosidas (2.5 mg), una cápsula de 250 miligramos al día.

En el siguiente capítulo presentaré una nueva forma del dipéptido carnosina, que tiene notables propiedades antiglicantes gracias a un revolucionario descubrimiento científico.

6. El gran descubrimiento sobre la carnosina

"Cada segundo, ocurre en el cuerpo un proceso destructivo llamado glicación. *La glicación puede describirse como la unión de una molécula de proteína y una de glucosa, lo cual deriva en la formación de estructuras defectuosas e inservibles. Muchas enfermedades relacionadas con la vejez, como el endurecimiento de las arterias, las cataratas y el daño neurológico, pueden atribuirse, al menos de manera parcial, a la glicación. El proceso de glicación aún es irreversible."*[1]

La cita anterior es de los expertos de la Life Extension Foundation, quienes afirman sucintamente que "el proceso de glicación aún es irreversible".

Y tenían razón. Hasta ahora. Me complazco en informar que los lectores de Perricone serán los primeros en saber acerca de un importante descubrimiento que hoy nos permite evitar y revertir esta glicación al añadir una nueva forma de carnosina a nuestra armadura de protección contra los AGE.

---

1 Cita inicial y resumen reproducidos con permiso. Tomados de "Why Antioxidants Aren´t Enough", *Life Extension*, enero de 2002.

CARNOSINA (B-ALANINA-L-HISTIDINA)

La carnosina es un dipéptido de los aminoácidos alanina e histidina que se da en la naturaleza. A menudo se le llama neuropéptido debido a sus propiedades protectoras del cerebro, y aparece en grandes concentraciones en los tejidos muscular y cerebral así como en el cristalino de los ojos. La carnosina también existe en los músculos sanos, así como en los tejidos cardiaco, cerebral, hepático, renal y otros. Los músculos contienen alrededor de 20 micromoléculas/gramo de peso seco. La carnosina —un magnífico antioxidante— evita que la carne se eche a perder. Por eso, entre más carnosina contenga la carne, mayor será su vida comercial.

La carnosina se da de manera natural en los alimentos altos en proteínas, como la carne (incluidas las de ave y pescado). Sin embargo, a menos que comamos carne de res alimentada con pasto (y no con granos), debemos limitar nuestro consumo de carne de res para evitar comer demasiadas grasas saturadas.

Muchos estudios científicos han encontrado que la carnosina inhibe la formación de AGE. Por medio de su distintiva combinación de propiedades antioxidantes y antiglicantes, es capaz de reducir el estrés oxidativo celular, y eso puede reducir la inflamación al inhibir la formación de radicales libres. Al controlar el estrés oxidativo, suprimir la glicación y producir la quelación de los iones de los metales, incluido el cobre, la carnosina es capaz de reducir los graves daños al ADN. Estudios han demostrado que las sustancias que inhiben la glicación, incluida la carnosina, funcionan mediante la recolección de cobre en el cuerpo. Aunque nuestro cuerpo necesita pequeñas cantidades de cobre, las investigaciones muestran que puede estimular la formación de radicales libres, la inflamación y la glicación, todo lo cual desemboca en los AGE.

La carnosina es también un tipo muy especial de antioxidante. Aunque muchos antioxidantes funcionan como antiinflamatorios para proteger a nuestras células del daño producido por los radicales libres, no pueden evitar por completo que las proteínas resulten dañadas (mal dobladas). La carnosina es única porque puede reparar o desechar las proteínas mal dobladas.

Este doblamiento deficiente de las proteínas es un suceso normal en las células; sin embargo, si nuestra nutrición, higiene o estilo de vida son deficientes, el daño aumenta. Los expertos en el funcionamiento de las proteínas creen que este daño a las proteínas puede ser responsable de al menos la mitad de las enfermedades humanas, ya sea de manera directa o indirecta (la enfermedad de Alzheimer y el mal de las vacas locas son sólo dos de los ejemplos más famosos de enfermedades asociadas al daño proteínico). En la piel, estas proteínas dañadas producen arrugas y flacidez así como pérdida de la elasticidad.

La carnosina inhibe la glicación y el entrecruzamiento de las proteínas causados por los aldehídos. Es efectiva para reducir la formación de AGE, pues compite con las proteínas por juntarse con los azúcares. Como veremos, la carnosina actúa como una molécula *de sacrificio* al unirse con las proteínas, y por ende, evitar que éstas se unan a los azúcares, con lo cual detienen la formación de AGE.

CÓMO LA CARNOSINA REVIERTE LOS AGE

La carnosina es muy apreciada como agente antiglicante. Las enfermedades que se derivan de las complicaciones diabéticas causadas por los AGE, como las cataratas, las neuropatías, la aterosclerosis y la insuficiencia, renal pueden prevenirse o tratarse con carnosina. En verdad, como los AGE afectan a todos, la carnosina es un nutrimento muy importante tanto en la prevención de los AGE como en la eliminación o reparación de las proteínas dañadas por ellos.

UN CASO DE IDENTIDAD EQUIVOCADA

Veamos cómo funciona. La carnosina, al ser un pequeño péptido, parece una molécula de proteína. Cuando la carnosina se acerca a la forma lineal o recta de la glucosa (azúcar) descrita en el capítulo 1, el azúcar se une o pega a la carnosina y no a las proteínas, por lo que *salva la vida* de las proteínas cercanas. Entonces, ya unida al azúcar, esa pequeña carnosina se expele por vía de los riñones. ¡Muy elegante! Por esta razón, a la carnosina suele llamársele molécula *del sacrificio* o *suicida*. Salva a las proteínas de la glicación al hacer creer a la molécula lineal de azúcar que es una molécula de proteína. Así podemos ver cuán efectiva puede ser las carnosina en su nueva forma modificable y biodisponible como estrategia preventiva contra los AGE.

La carnosina también:

- amortigua los efectos del ácido láctico en los músculos (el pH de los músculos permanece neutral aún durante ejercicio físico arduo, como en los *sprints* deportivos);
- realiza muchas acciones antioxidantes potentes;
- es capaz de inactivar especies reactivas al oxígeno y expulsar los radicales libres;
- puede mantener lejos a los aldehídos;
- previene la glicación;
- evita la carbonilación de las proteínas;
- funciona como neurotransmisor;
- sostiene vías para las proteasas. (Las proteasas son "máquinas" intracelulares de degradación de las proteínas que digieren una variedad de proteínas y las convierten en polipéptidos y aminoácidos cortos, con lo que ayudan a dar uso a las proteínas dañadas); y,
- produce quelación en los metales.

Uno de los efectos secundarios negativos del envejecimiento es la reducción de la masa muscular, que tal vez tenga que ver con la disminución de los niveles de carnosina. A medida que envejecemos, la masa muscular decrece más de 60 por ciento. La carnosina protege nuestras células musculares del daño de los radicales libres causado por el ejercicio. También ayuda a los músculos del corazón a funcionar con mayor eficiencia.

La carnosina también es un *autorregulador*. Esto significa que es capaz de reducir los procesos hiperactivos del cuerpo y aumentar los hipoactivos. Por ejemplo, puede adelgazar la sangre de personas cuya sangre tiende a coagularse mucho e incrementar la capacidad de coagulación en aquellas cuya sangre tiende a coagular mal. Puede suprimir la respuesta inmunológica en personas con un sistema inmunológico hiperactivo. En aquellos con un sistema inmunológico debilitado, como las personas mayores y quienes se encuentran en mal estado de salud, la carnosina puede estimular la respuesta inmunológica. También posee la capacidad de normalizar las funciones de las ondas cerebrales.

mCar: la nueva carnosina

La carnosina que hoy está disponible como suplemento nutrimental acaba por desintegrarse o inactivarse en la sangre y otros tejidos. Esto ocurre muy rápido, y es resultado de la acción de un grupo de enzimas llamadas dipeptidasas o carnosinasas.

En el pasado, la gente tomaba altas dosis de carnosina para tratar de obtener un efecto terapéutico. Por desgracia, esto no funcionaba, pues el estómago y las enzimas sanguíneas pronto descomponían la carnosina.

En un laboratorio, un grupo de bioquímicos muy brillantes y progresistas ha logrado modificar la carnosina. Al añadir grupos de sustancias naturales y funcionales a la molécula de carnosina, la hicieron resistente a la degradación por las enzimas del estómago y de la sangre.

Pero esto no es todo. Los científicos también agregaron a la carnosina otros elementos naturales como el cobre, el zinc, el magnesio y el manganeso para reforzar su eficacia. Este creativo y muy complicado proceso no es sólo cuestión de mezclar los minerales con la carnosina y esperar los mejores resultados (el método de operación de muchos farmacéuticos). En cambio, es el producto de las reacciones químicas de la carnosina con los grupos y minerales funcionales en un laboratorio para formar una molécula enteramente nueva.

La nueva carnosina —llamada mCar— es muy diferente y no tiene igual en el mundo de la nutrición. Para no divulgar secretos de propiedad patentada, basta decir que mCar mejora de manera significativa la absorción de la carnosina, con lo cual le permite proporcionar hasta 10 veces más de carnosina que la forma convencional.

Entre los beneficios y propiedades de la carnosina están los siguientes:

- Extiende 20 por ciento el tiempo de vida en ratones con envejecimiento acelerado.
  - Mejora de manera drástica la conducta y apariencia de los ratones viejos.
  - Preserva las funciones bioquímicas del cerebro.
- Rejuvenece células humanas envejecidas en cultivo.
  - Aumenta la vida de las células.
  - Restablece la apariencia juvenil y los patrones de crecimiento en células que se acercan a la vejez.
- Es el remedio natural más efectivo contra la glicación.
  - Protege las proteínas del entrecruzamiento.
  - Protege las proteínas de la toxicidad de los AGE.
  - Protege contra la formación de AGE.
- Es un protector de proteínas multifuncional.

- Protege contra la formación de carbonilos proteínicos, indicadores del daño a las proteínas.
- Evita que las proteínas dañadas perjudiquen a las proteínas sanas.
- Ayuda a preservar el recambio proteínico normal.
- Ayuda a reciclar las proteínas dañadas.

■ Protege contra la toxicidad de los metales.

- Produce quelación en el cobre y el zinc, con lo cual ayuda a disolver las placas características de la enfermedad de Alzheimer.
- Protege contra la toxicidad del cobre o el zinc en el cerebro.

■ Es un antioxidante versátil y elimina los aldehídos.

- Protege contra el daño de los radicales libres.
- Brinda a los cromosomas una óptima protección contra el daño por oxígeno.

■ Protege las proteínas y la química del cerebro.

- Protege las células cerebrales de la excitotoxicidad.
- Reduce de manera notable la peroxidación lípida en el cerebro de ratones con envejecimiento acelerado.
- Inhibe el entrecruzamiento de los amiloides beta con las placas de la enfermedad de Alzheimer.
- Salvaguarda la química cerebral en ratas que producen un exceso de inflamación inducida por los radicales libres.

LA HISTORIA DE DARA

Dara es una ex bailarina de ballet que tuvo una carrera de gran éxito y proyección durante varias décadas. Por desgracia, una lesión en la cancha de tenis puso un abrupto fin a su carrera dentro de la danza. Sin embargo, ella aún ejercía tras bambalinas cuando nos conocimos en un evento que recaudaba fondos para que los programas de expansión escolar incluyeran la enseñanza de las artes escénicas.

"Doctor Perricone, es todo un placer conocerlo", dijo ella cuando nos presentaron. "He esperado que nuestros caminos se cruzaran algún día", añadió, muy complacida de que nos sentásemos juntos en una de aquellas elegantes mesas. Dara fue muy vivaz y amena durante la cena, y para cuando sirvieron el tercer tiempo de la cena, nos sentimos como viejos amigos. "Doctor Perricone, ¿tiene inconveniente en que le haga una pregunta profesional?", inquirió. "En lo absoluto, Dara", le respondí.

"Toda mi vida, desde muy niña, he tenido mucha actividad física, primero en la escuela de danza —en la que inicié a los cinco años— y luego con los deportes, incluidos el tenis y la natación. Pero desde que me caí en la cancha de tenis hace varios años, ya no he podido mantener el mismo nivel de actividad física intensa. Aún me ejercito, aunque a un ritmo mucho más tranquilo. Aún juego tenis, pero prefiero los juegos por parejas a los individuales. Además, me gusta nadar de manera regular."

Luego explicó que desde hacía un par de años, había notado que había perdido tono muscular en la cara, el cuello y el cuerpo. Como bailarina, ella era muy consciente de su musculatura, quizá más que el común de las personas, y lo que veía no era un producto de su imaginación. Ella había tenido la menopausia poco después de los 40 años. La mayoría de las mujeres la experimentan entre los 40 y los 55, de modo que, en definitiva, le llegó temprano. El tabaquismo también puede conducir a la menopausia temprana y, al igual que otras bailarinas, ella había tenido el hábito de fumar. Por fortuna, lo había dejado varios años atrás.

Aunque la testosterona suele asociarse con los hombres, las mujeres tienen pequeñas cantidades de esta importante hormona, que disminuye con la menopausia al igual que otra "hormona de juventud", el estrógeno. La pérdida de estas hormonas produce cambios en el cuerpo tales como la pérdida de masa muscular, el engrosamiento de la cintura y el adelgazamiento de la piel. Aunque Dara estaba delgada, había subido de peso en el área abdominal desde la menopausia. Sin embargo, no era sólo la pérdida de músculos y la ganancia de grasa lo que la molestaba. Estaba consternada por haber descubierto que su piel lucía arrugada, y no sólo en la delicada área de los ojos. También había observado líneas en su labio superior —algunas de las cuales pueden atribuirse a su antiguo tabaquismo—, así como en la frente, las mejillas y el área de la garganta.

Aunque era claro que Dara experimentaba los efectos de la menopausia, como el adelgazamiento de la piel y la pérdida de masa muscular, la menopausia no era su única causa. El daño a su piel y músculos también podía atribuirse a la formación de AGE. Aunque no era aficionada al azúcar, como muchas mujeres, consumía pasteles de arroz de manera regular para ayudarse a mantener un peso bajo. Como usted sabe, estos bocadillos elevan el azúcar y la insulina porque, una vez que se comen, se descomponen rápido para convertirse en azúcares simples, lo cual promueve los AGE. Su antiguo hábito de fumar también había acelerado los AGE, y ambos factores conspiraban para hacerle aparentar una edad mayor de la que tenía.

Por si fuera poco, Dara se ejercitaba en exceso, lo cual incrementaba sus niveles de hidrocortisona, la hormona del estrés. La hidrocortisona, o cortisol, es un catabólico, es decir, desintegra la masa muscular. Además, esta hormona tiene un impacto directo en el lugar donde se deposita la grasa. Estudios científicos han demostrado que la hidrocortisona promueve el almacenamiento de grasa en el área abdominal. Esto significaba que el peso que Dara llevaba en la parte media de su cuerpo, también llamada *obesidad central*, es grasa visceral, considerada la más peligrosa porque rodea los órganos vitales. La grasa visceral se procesa en el hígado para convertirse en colesterol sanguíneo. Esta grasa también hace presión en el corazón y las arterias, con lo cual aumenta las probabilidades de problemas cardiacos.

Aparte de la menopausia, uno de los efectos secundarios negativos del envejecimiento es la reducción de la masa muscular, que podría relacionarse de manera directa con la disminución de los niveles de carnosina. En verdad, a medida que envejecemos, la masa muscular disminuye más de 60 por ciento. El ejercicio es un arma de doble filo pues, si bien puede impedir que subamos de peso, también es capaz de producir daño mediante los radicales libres. Por fortuna, la carnosina protege las células musculares de este tipo de daño.

El caso de Dara me dio la oportunidad perfecta para trabajar con mCar y ponerlo a prueba como suplemento y como tratamiento tópico (local). Dara y yo acordamos vernos otro día de aquella misma semana para que yo pudiese esbozarle un programa. Mis mayores éxitos siempre han consistido en combinar la dieta, los suplementos y los tratamientos tópicos.

En nuestra cita, Dara y yo hablamos sobre su alimentación. Ella necesitaba evitar los pasteles de arroz y sustituirlos con alimentos ricos en grasas esenciales y antioxidantes. Como nuestro cuerpo no almacena proteínas, debemos consumir suficientes todos los días. Le indiqué que consumiera 170 gramos de proteínas en cada comida. También le recomendé que comprara una pequeña báscula de cocina para pesar sus fuentes proteínicas. Una buena opción de tentempié para remplazar los pasteles de arroz era un pequeño puñado de nueces y una manzana. También le di dos listas con sugerencias nutrimentales, una con alimentos recomendados y otra con alimentos que deben evitarse o sólo consumirse con moderación.

Como suplementos, además de un buen multivitamínico, prescribí a Dara mCar acompañado de ácido alfa lipoico y benfotiamina (antioxidantes que previenen la glicación). Además, le di ácido linoleico conjugado y cromo-niacina, los cuales han demostrado su capacidad para reducir la grasa corporal y restablecer la masa muscular. También me aseguré de que tomara ácidos grasos esenciales omega-3 —suplementos de gran importancia— así como astaxantina y coenzima Q-10, que pueden evitar las arrugas en la piel. Estos tres nutrimentos se encuentran en altos niveles en el salmón, lo cual explica en parte por qué este alimento es tan bueno para evitar el envejecimiento, las arrugas y los AGE. Sin embargo, aunque Dara comiera salmón varias veces por semana, yo quería asegurarme de que obtuviera cantidades adicionales de estos nutrimentos; tal fue la razón de que le recomendara estos suplementos. Como un último paso importante, le di a conocer un suplemento conocido como aminoácidos de cadena ramificada, que consisten en leucina, isoleucina y valina (vea la sección *Recursos*). Este grupo activo de aminoácidos es necesario para la conservación del tejido muscular y, al parecer, conserva las reservas de glicógeno de los músculos (una forma almacenada de carbohidratos que pueden convertirse en energía).

Como medicamentos tópicos, di a Dara una combinación de antiglicantes locales, incluidos el ácido alfa linoico y mCar. Esta forma tan especial de carnosina posee la asombrosa capacidad de revertir las señales del envejecimiento en células de piel viejas. Puede devolver a las células una apariencia más juvenil y extender su vida. Los poderes de la carnosina para combatir los AGE son de verdad notables.

Dara y yo hicimos planes para volver a vernos ocho semanas después. Así podría dar a su cuerpo tiempo para ajustarse al nuevo régimen y acumular resultados positivos. Y los acumuló. Con sólo verla acercarse, pude observar desde el otro lado de la habitación que ella tenía una apariencia nueva, dinámica y radiante. De cerca lucía aún mejor. Su piel, que antes parecía muy frágil, había adquirido una suave elasticidad. Lejos estaba la textura seca y como de papel que tenía tan sólo ocho semanas antes. Su rostro parecía más lleno en los lugares correctos, y las líneas y arrugas habían disminuido de manera muy notable. Yo he visto a muchas personas experimentar un rejuvenecimiento físico gracias al triple programa de dieta, suplementos y tratamientos tópicos. Sin embargo, fue particularmente gratificante ver los inequívocos efectos de mCar en la piel de Dara. Igual de gratificante fue lo que no vi. Al rejuvenecer las células de piel envejecidas, la carnosina había sido capaz de detener el envejecimiento y la degeneración producida por los AGE, además de devolver una apariencia juvenil a la piel vieja.

UNA NUEVA MANERA DE PROTEGER SUS OJOS

Hace poco tuve la oportunidad de discutir los poderosos efectos protectores de la carnosina con el cirujano y farmacobiólogo Phil Micans. Yo lo había conocido en Mónaco varios años atrás, cuando pronuncié el discurso de apertura de la "Conferencia de Monte Carlo contra el envejecimiento".

Phil es vicepresidente de International Aging Systems (grupo IAS), el mayor distribuidor a nivel mundial de medicamentos especializados y productos nutrimentales. También es una tremenda fuente de información sobre medicina preventiva, alternativa y contra el envejecimiento. IAS también ha estado a la vanguardia en la difusión de estudios científicos y clínicos sobre cómo proteger nuestros ojos contra los estragos de los AGE por medio del uso de poderosos antioxidantes como la carnosina.

BÚSQUEDA DE VISIÓN

Los AGE causan mucho daño a nuestros ojos y son los responsables de la formación de cataratas. A pesar de que existen tratamientos quirúrgicos efectivos y accesibles, las cataratas son la causa principal de la ceguera, culpables de alrededor de 42 por ciento de los casos de ceguera a nivel mundial.

Hoy, la situación es terrible en este sentido, pues más de 17 millones de personas de todo el mundo sufren ceguera por causa de las cataratas, y cada día se reporta la aparición de 28 mil casos nuevos. Para empeorar las cosas, los países en desarrollo no cuentan con cirujanos calificados para operarlas.

Cada vez es más evidente que será imposible eliminar la totalidad de los problemas derivados de las cataratas (incluida la ceguera) por medio de los procedimientos disponibles en la actualidad. Y aún cuando hubiera suficientes médicos capacitados para realizar la operación, toda cirugía tiene sus riesgos.

La extracción de las cataratas es el procedimiento quirúrgico realizado con mayor frecuencia en personas de más de 65 años, y 43 por ciento de las consultas dadas a pacientes de oftalmólogos de la empresa Medicare en Estados Unidos están relacionadas de manera directa con las cataratas. Aunque la cirugía de las cataratas suele considerarse una de las operaciones más seguras que hay, tiene un índice de complicaciones significativo.

Por ejemplo, en Estados Unidos, entre 30 y 50 por ciento de los pacientes que se han sometido a la extracción de cataratas desarrollan opacificación (opacidad u obnubilación) de la cápsula posterior del cristalino en un lapso de dos años, y requieren de tratamientos adicionales con rayo láser.

Como el número de operaciones de cataratas es tan grande, incluso un pequeño porcentaje de complicaciones representa un número significativo de personas. De los pacientes que se han sometido a la extracción de cataratas, 0.8 por ciento sufren de posteriores desprendimientos de retina; entre 0.6 y 1.3 por ciento son hospitalizados tiempo después por edema de córnea (o requieren de transplante de córnea); y 0.1 por ciento presentan endoftalmitis (inflamación del interior del ojo). De este modo, además de las cataratas secundarias, cerca de 2 por ciento de este 1.35 millones de individuos (alrededor de 27 mil personas), sólo en Estados Unidos, desarrollan serias complicaciones como resultado de una cirugía de cataratas.

Mientras tanto, alrededor de 25 por ciento de la población de más de 65 años (y cerca de 50 por ciento de más de 80) sufre de una severa pérdida de visión debido a las cataratas. Como ésta es la población más susceptible a la opacificación del cristalino, y como se espera que esta porción de la población crezca drásticamente, es muy probable que el número de individuos con cataratas alcance proporciones epidémicas.

Durante la operación de cataratas, un oftalmólogo extrae del ojo el cristalino opaco y, por lo general, lo sustituye con un cristalino (lente) artificial. Sin embargo, aparte de cualquier posible complicación, un lente no tiene todas las cualidades ópticas de un cristalino natural.

Gracias a investigaciones nuevas, importantísimas y revolucionarias, hoy somos capaces de tratar las cataratas ya existentes y también de evitar su formación.

Durante los años recientes, investigaciones realizadas en el Este, sobre todo en Rusia, se han enfocado en un análogo especial del dipéptido carnosina. Esta forma particular es conocida como N-acetilcarnosina (NAC), que ha demostrado ser altamente efectiva en el tratamiento de las cataratas. De hecho, la N-acetilcarnosina representa el primer gran avance en el tratamiento y la posible prevención de las cataratas seniles.

Fabricado en forma de gotas para los ojos, la NAC ofrece un tratamiento sin cirugía. Esto permite al paciente conservar sus cristalinos naturales en lugar de lidiar con los artificiales.

Pruebas realizadas en humanos con las gotas de NAC marca Can-C Eye Drops (ver la sección *Recursos*), aplicadas dos veces al día durante seis meses a pacientes que sufrían de cataratas seniles, arrojaron los siguientes resultados:

1. 88.9 por ciento mostró una mejoría de la sensibilidad a la luz.

2. 41.5 por ciento tuvo una mejoría de la transmisibilidad del cristalino (el cristalino fue capaz de recibir imágenes claras).

3. 90 por ciento experimentó una mejoría de la agudeza visual.

CÓMO OPERA LA NAC EN EL OJO

Una catarata es un problema de glicación. Las proteínas se han entrecruzado (y por lo tanto están dañadas). El resultado de esta reacción conduce a la decoloración del cristalino del ojo, que se pone amarillo y pardo, lo cual perjudica la visión. El cristalino se endurece y decolora debido a un permanente entrecruzamiento de las proteínas causado por los AGE. Esto persiste en el humor acuoso (el líquido claro y acuoso que circula en la cámara del ojo, entre la córnea y el cristalino). Esto es el resultado de la baja disponibilidad de defensas naturales en la forma de antioxidantes, las cuales disminuyen con el paso de los años.

La carnosina es conocida por competir con las moléculas por los agentes glicantes así como por proteger las estructuras celulares contra los aldehídos. Por lo tanto, puede evitar que las proteínas se entrecrucen y reducir el proceso de entrecruzamiento (y en este caso, a impedir que las proteínas se conviertan en cataratas).

La N-acetilcarnosina también ha mostrado ser muy resistente a la carnosinasa, la enzima natural que descompone la L-carnosina. La NAC lleva la L-carnosina hasta el humor acuoso del ojo, donde actúa como un antioxidante natural y muy completo al proteger las proteínas estructurales del cristalimo del proceso de oxidación inducido por los radicales libres.

La L-carnosina es un excelente antioxidante y resulta particularmente efectivo contra los radicales libres, sobre todo contra sus potentes formas superóxido e hidroxilo. Por ende, es de suponerse que el papel antioxidante de la L-carnosina dentro del humor acuoso es un factor fundamental en la prevención de las cataratas y en la reducción de su avance.

Sin embargo, cuando se usaron gotas de L-carnosina, no hubo presencia de L-carnosina en el humor acuoso, incluso después de 30 minutos. Esto puede deberse a que la L-carnosina se desintegra antes de alcanzar el humor acuoso. Entonces, es probable que la NAC actúe como portadora de la L-carnosina y que la distribuya donde se necesita.

Tanto las poderosas capacidades antioxidantes de la carnosina dentro del ojo, como sus propiedades para evitar el entrecruzamiento, ayudan a explicar la efectividad de la N-acetilcarnosina para evitar las cataratas, reducir su avance y, quizá, detenerlas. Pero esto no explica por qué la NAC incluso ha mostrado capacidad para revertir las cataratas. Sin embargo, tal vez ya sepamos la respuesta.

Al administrarse en dosis altas, la carnosina puede revertir el entrecruzamiento de proteínas y aldehídos descrito en este capítulo (esta reacción suele ser muy difícil de revertir), y ha mostrado tener un efecto rejuvenecedor en células cultivadas.

EL BENEFICIO DE LA NAC

Quizá sea lógico que preguntemos por qué mientras las gotas para los ojos de N-acetilcarnosina han mostrado esta acción en las cataratas, las de L-carnosina (su hermano dipéptido) parecen tener pocos beneficios. El doctor Mark Babizhayev, uno de los principales investigadores rusos que ha realizado pruebas clínicas con gotas de NAC, nos dio esta respuesta:

"Creo que la aplicación de la L-carnosina para el tratamiento de las cataratas humanas es un error, pues la L-carnosina pronto se convierte en un sustrato para la actividad de las peptidasas naturales (como la carnosina) en el humor acuoso. Y lo hace a tal grado que no quedan señales de la L-carnosina en el humor acuoso después de sólo 15 minutos de su aplicación. Además, considero incluso que las gotas de L-carnosina podrían ser dañinas para los ojos, pues provocan una paulatina liberación de histaminas, la cual, en esa ubicación y en presencia del cristalino del ojo, es un agente muy tóxico. Sin embargo, las gotas de N-acetilcarnosina son resistentes a la hidrólisis con la carnosinasa natural. Por lo tanto, la NAC es el único agente conocido hasta hoy que revierte y previene las cataratas humanas."

En el caso de las gotas para los ojos, la L-carnosina *debe* evitarse; use solamente gotas que contengan N-acetilcarnosina (marca CAN-C Eye Drops).

Las gotas de NAC han mostrado tener efectos mensurables con sólo un mes de uso. Sin embargo, para una máxima eficiencia, su empleo debe proseguir durante al menos tres a cinco meses. Además, la efectividad de las gotas se incrementa entre más pronto empiecen a usarse después de que se ha detectado una catarata. También, si se considera que las cataratas seniles son un desorden progresivo del envejecimiento, es posible que sea necesario utilizar las gotas de NAC de manera regular para ayudar a conservar las defensas antioxidantes naturales del ojo.

BENEFICIOS ADICIONALES

Además de sus efectos en las cataratas seniles, la N-acetilcarnosina puede ofrecer otros beneficios. Aunque esta información aún no se publica, la maravillosa fórmula de las gotas CAN-C Eye Drops —que contiene NAC además de lubricantes sinérgicos añadidos— es capaz de proporcionar resultados benéficos en los siguientes desórdenes de la vista:

- Presbicia (la pérdida gradual de la capacidad del ojo de cambiar su enfoque de lejano a cercano. Esto ocurre en casi todas las personas mayores de 40 años).
- Glaucoma primario de ángulo abierto (en combinación con los bloqueadores beta).
- Desórdenes de la córnea.
- Síndrome de la visión de computadora.
- Tensión ocular.
- Visión borrosa.
- Síndrome del ojo seco.
- Enfermedades de la retina.
- Opacidades y lesiones en el humor vítreo .
- Complicaciones de la diabetes mellitus y otras enfermedades sistémicas.
- Dificultades con los lentes de contacto, en particular con los suaves. (Los lubricantes de Can-C Eye no sólo ayudan a hacer más cómodo el uso de los lentes de contacto; se cree que también reducen la acumulación de ácido láctico en los

ojos, con lo que permiten al lente permanecer de manera segura en el ojo por un mayor tiempo).

LOS RESULTADOS SE VEN CON CLARIDAD

Un estudio realizado en julio de 2000 en la Universidad Médica Harbin de China descubrió los siguientes resultados con las gotas de N-acetilcarnosina. Las gotas fueron usadas en una prueba clínica para tratar a 96 pacientes de 60 años en adelante. Todos los pacientes padecían de cataratas seniles en diversos grados de desarrollo. La duración de la enfermedad en estos pacientes variaba entre 2 y 21 años.

Primero, los investigadores indicaron a los pacientes que dejaran de tomar otros medicamentos contra las cataratas. Luego, los pacientes se aplicaron una o dos gotas en cada ojo tres o cuatro veces al día por un periodo de entre tres y seis meses.

El nivel de mejoría de la vista y el cambio de transparencia del cristalino fueron los criterios a evaluar. Los resultados mostraron que había un efecto pronunciado en las *cataratas seniles primarias*; el índice de efectividad era de 100 por ciento (es decir, todos los pacientes experimentaron una mejoría). En el caso de las *cataratas seniles más maduras* (es decir, aquellas que tenían más tiempo de haber aparecido, en algunos casos, más de 20 años) el índice de efectividad era, aún así, de un impresionante 80 por ciento.

Estos resultados son notables si se considera que lo mejor que podía esperarse hasta entonces era una ligera mejoría y/o un alto en el avance, o si no se trataban, un empeoramiento de la enfermedad.

También es importante notar que no se observaron efectos secundarios en ninguno de los pacientes.

Otro estudio ruso fue creado para documentar y cuantificar los cambios en la claridad de los cristalinos en un periodo de entre 6 y 24 meses en 49 voluntarios. Su edad promedio era de 65 años y todos sufrían de cataratas seniles con una opacificación que iba de mínima a avanzada.

Los pacientes recibieron una solución al uno por ciento de gotas de NAC, o bien un placebo, en dosis de dos gotas al día en cada ojo. Después se les evaluó en periodos de entre dos y seis meses. Las pruebas consistieron en una oftalmoscopia (prueba de luz intensa), una prueba estereocinematográfica (prueba de la imagen dividida) y una retroiluminación (fotografía). Luego, un análisis digital computarizado mostró los efectos de diseminación y absorción de la luz del centro de cada cristalino.

A los seis meses, 88.9 por ciento de los ojos tratados con N-acetilcarnosina tuvo una mejoría en la sensibilidad a la luz (la mejoría individual más baja fue de 27 por ciento; la más alta, de 100 por ciento). De los ojos tratados con NAC, 41.5 por ciento tuvo una mejoría significativa en la *transmisibilidad* de los cristalinos. Pero tal vez lo más importante sea que 90 por ciento de los ojos tratados con NAC mostraron mejoría en la agudeza visual. Por otro lado, las personas a quienes se suministró placebos mostraron muy pocos cambios en la calidad del ojo en seis meses, y sí un deterioro gradual entre los 12 y los 24 meses.

Este estudio también mostró que, a los 24 meses, las personas tratadas con N-acetilcarnosina (quienes ya habían tenido una mejoría significativa en la calidad de su vista) reforzaron estos resultados con el uso continuado de las gotas de NAC.

Una vez más, no se notó ningún efecto secundario importante en ninguno de los casos durante el periodo de dos años.

NO SÓLO PARA LAS CATARATAS

Otro interesante estudio evaluó a pacientes de entre 48 y 60 años que tenían varios grados de daño visual, pero que no mostraban síntomas de cataratas. Tras un tratamiento que duró entre dos y seis semanas, la conclusión fue que las gotas para los ojos aliviaban la vista cansada y mejoraban cada vez más la visión (es decir, era cada vez más clara). Los sujetos del estudio informaron que el tratamiento proporcionaba brillo y relajación a sus ojos. Éste es un indicador importante de que las gotas tienen un valor tanto para fines preventivos como para aplicaciones médicas.

EN CONCLUSIÓN

Sabemos que las cataratas se desarrollan cuando la defensa antioxidante se agota y esto conduce al entrecruzamiento de los cristalinos, que produce su obnubilación, y por ende, una vista deficiente, que puede disminuir tanto en fuerza, calidad o utilidad. Por lo tanto, podemos suponer con tranquilidad que el uso de gotas de NAC al uno por ciento (tal como se les usó en las pruebas clínicas) proporcionan *una alta dosis de carnosina, capaz de revertir el entrecruzamiento de los cristalinos*, y por tanto, de reducir y erradicar las cataratas.

Las gotas de N-acetilcarnosina parecen actuar como un antioxidante universal tanto en la fase lípida (grasa) de las membranas celulares del cristalino como en el medio acuoso. Las gotas de NAC reducen y protegen el cristalino del daño del entrecruzamiento inducido por el estrés oxidativo.

Las cataratas son un padecimiento de la vejez que se encuentra muy difundido, y las gotas de N-acetilcarnosina parecen ser un tratamiento muy seguro y eficaz contra ellas. Ante tal panorama, yo sospecho que este suplemento se va a convertir en uno de los descubrimientos más importantes y tendrá un gran impacto en la manera en que se controlan las cataratas.

Aún cuando el desarrollo de las cataratas pueda retardarse por 10 años, los beneficios totales serán muy significativos desde los punto de vista de la salud y la movilidad individuales, y de la reducción de la carga de trabajo de los servicios de salud.

Dosis recomendada por Perricone: de una a dos gotas en cada ojo dos veces al día, o lo que indique su médico. Para saber más sobre las gotas para los ojos CAN-C Eye Drops, visite: www.antiaging-systems.com.

7. Los agentes antiglicantes más recientes: coenzima CoQ-10, glutatión, piridoxamina, Pycnogenol® y resveratrol

Durante el proceso de escritura de este libro, he tenido la gran fortuna de colaborar con algunos de los científicos y bioquímicos más adelantados del mundo, cuyos notables descubrimientos en torno a la terapia con células madre, la carnosina, el glutatión y la coenzima CoQ-10 están destinados a influir en la vida de millones de personas de todo el mundo.

En el capítulo 6 conocimos un importante descubrimiento en la modificación de la molécula de carnosina, que la hace totalmente biodisponible para el cuerpo. Sus propiedades antiglicantes nos permiten rejuvenecer el cuerpo por dentro y por fuera al evitar la formación de AGE y reparar o desechar las proteínas dañadas por los AGE.

Sin embargo, éste no es el único hallazgo alentador que debemos dar a conocer. Los mismos bioquímicos han modificado tanto el glutatión como la coenzima Q-10 (CoQ-10) y, como veremos, estas modificaciones tendrán beneficios de largo alcance en la prevención y el tratamiento de los AGE y las enfermedades inflamatorias que causan.

LA CoQ-10: UN ARMA PODEROSA

La coenzima CoQ-10 existe en pequeñas cantidades en una amplia variedad de alimentos, sobre todo en las vísceras de animales (corazón, hígado y riñones), así como en la carne de res, el aceite de soya, las sardinas, la caballa y los cacahuates. Sin embargo, es importante administrar este nutrimento para la protección, reparación y el rejuvenecimiento de las mitocondrias, así como para evitar su envejecimiento. Para una óptima absorción en el torrente sanguíneo, la CoQ-10 debe tomarse con alimentos que contengan grasas saludables, como las nueces y semillas, los aderezos para ensaladas con aceite de oliva extravirgen, una pieza de salmón asado o rebanadas de aguacate.

La coenzima CoQ-10, también llamada ubiquinona, es una sustancia similar a las vitaminas, es soluble en grasa y está presente en todas las células del cuerpo. Es un poderoso antioxidante y antiinflamatorio con muchos beneficios, incluidas sus capacidades para incrementar la producción de energía en las células, tratar y evitar la obesidad, y evitar muchos de los efectos negativos de los AGE.

Esta sustancia también maximiza la conversión de los alimentos en combustible, con lo cual ayuda a normalizar las grasas en nuestra sangre. Como usted ha visto, el exceso de lípidos y colesterol en la sangre puede producir enfermedades cardiovasculares. A medida que las células envejecen, su producción de energía disminuye. Al trabajar de manera sinérgica con nutrimentos como el ácido alfa lipoico en las mitocondrias —la porción de las células donde se produce la energía—, la CoQ-10 fortalece el metabolismo celular, con lo cual nos da mayor energía y resistencia, y evita que la energía de las células viejas decaiga.

Además, la CoQ-10 funciona de manera sinérgica con otros antioxidantes para elevar los niveles de las vitaminas C y E y del glutatión en las células, y también ayuda a regular el azúcar en la sangre, a aumentar la sensibilidad a la insulina y a evitar los AGE.

Lo nuevo sobre la CoQ-10 en la diabetes y los AGE

A lo largo de este libro, he tratado el daño causado por la diabetes —caracterizada por la formación acelerada de AGE— y cómo causa estragos en todos los sistemas del cuerpo. No debe sorprender que muchas de las complicaciones de la diabetes —a menudo llamada la *enfermedad del azúcar*— provengan de los vínculos del azúcar con la glicación. Por lo tanto, para detener la formación de AGE necesitamos conocer los diversas intervenciones terapéuticas creadas para evitar y tratar la diabetes.

Como hemos visto, la diabetes se ha convertido en una enfermedad mucho más común a lo largo de las décadas. La diabetes del tipo 1, una enfermedad muy grave, está causada por la total incapacidad del páncreas para producir insulina. Muchas personas tienen la impresión de que, como la insulina puede conseguirse con facilidad, la enfermedad ya no representa la terrible amenaza que solía ser. Sin embargo, sin tratamiento, es inevitable que se produzcan graves consecuencias para la salud, las cuales suelen desembocar en la muerte temprana. Pero tras décadas de observar continuamente a pacientes con diabetes del tipo 1 que siguen la terapia de insulina, hoy sabemos que existen numerosas consecuencias negativas incluso para quienes son tratados a diario con inyecciones de insulina.

Además, la diabetes del tipo 2, antes conocida como "diabetes adulta", se está extendiendo muchísimo. En verdad, la incidencia de esta enfermedad ahora es mucho mayor tanto en adultos como en niños. La diabetes del tipo 2 se caracteriza por un páncreas funcional (tiene la capacidad de producir insulina). Sin embargo, existe una acusada reducción de la sensibilidad a la insulina en el tejido periférico (exterior). Esto significa que, aunque el páncreas segrega insulina, el azúcar en la sangre continúa elevándose porque las células se han vuelto insensibles a la insulina circundante y la glucosa no puede llegar a las células.

Los científicos y médicos clínicos se han dedicado durante años a investigar las causas de la diabetes, las terapias para su tratamiento y los cambios clínicos producidos. Este vasto conocimiento ha permitido avances en el combate de esta enfermedad que, por desgracia, se ha vuelto demasiado común.

Como investigador contra el envejecimiento, la información disponible me ha resultado de extrema utilidad, pues la diabetes es el ejemplo perfecto del envejecimiento acelerado. Esto significa que los cambios que ocurren a los diabéticos en unos pocos años son iguales a los que se observan en adultos no diabéticos a lo largo de décadas. Tal hecho es particularmente cierto cuando hablamos de la formación de AGE y los estragos que causan.

Hoy sabemos que la elevación de la glucosa circulante conduce a la glicación acelerada de los tejidos y a niveles de inflamación crónicamente altos, lo cual provoca un exceso de grasas en la sangre (hiperlipidemia) y niveles elevados de colesterol (hipercolesterolemia), dos padecimientos que desembocan en la aterosclerosis y las enfermedades cardiacas.

Los efectos negativos de la glucosa (el azúcar) que se origina en la glicación constituyen el núcleo de este libro. Si gozamos de una vejez libre de diabetes y queremos protegernos contra la formación de AGE, necesitamos conocer bien los efectos de varias intervenciones terapéuticas utilizadas en personas diabéticas y extrapolar esa información para la prevención y el tratamiento de los AGE mediante la utilización de nuevas estrategias que no se basan en fármacos sino en nutrimentos naturales.

LO QUE MUESTRAN LOS ESTUDIOS

Recuerde este factor clave: la elevación del azúcar en la sangre genera radicales libres que provocan la glicación de las proteínas, con lo cual dañan los sistemas de enzimas normales que nos protegen de los radicales libres. Y estos radicales libres son los responsables de muchas de las complicaciones de la diabetes. Es evidente que tanto la diabetes como los AGE incrementan el estrés oxidativo por todo el cuerpo. Algunas terapias antioxidantes poderosas, como la coenzima CoQ-10, pueden ofrecer tremendos beneficios a las personas con este riesgo.

Es interesante notar que los médicos que estudian los múltiples cambios fisiológicos que ocurren durante el complicado proceso patológico de la diabetes se han basado en modelos animales para muchos de sus estudios. Como no existen animales diabéticos en la naturaleza, los científicos necesitan inducir la diabetes mediante el uso de un medicamento conocido como estreptozotocina, que inutiliza el páncreas.

Uno de los hallazgos más recientes y alentadores en ratas a las que se indujo la diabetes mediante estreptozotocina es el uso de una nueva forma de la coenzima CoQ-10 para evitar muchos de los cambios nocivos provocados por la diabetes. Algunos de los cambios vistos eran muy similares a los que experimentan los humanos diabéticos, incluidos la elevación en los niveles de colesterol y triglicéridos, el aumento de la oxidación de las grasas (peroxidación lípida) y una reducción del colesterol bueno (lipoproteínas de alta densidad o LAD).

A los científicos les sorprendió descubrir que la CoQ-10 disminuía los niveles de azúcar en la sangre aún cuando los niveles de insulina ya eran bajos en extremo. También descubrieron que, además de una reducción en el suero del colesterol y los triglicéridos, se presentaba un aumento en el colesterol LAD, que protege contra las enfermedades del corazón. Además, había una reducción en la peroxidación lípida, lo cual significa que en aquellos animales circulaban niveles menores de sustancias proinflamatorias, lo cual, como lo hemos discutido una y otra vez, disminuye el riesgo de padecer cualquier proceso patológico.

Otro beneficio inesperado que se observó fue el descenso de la hipertensión arterial que suelen mostrar las ratas diabéticas. Todos los cambios negativos observados en ratas diabéticas, también presentes en los humanos, pueden tratarse con la coenzima CoQ-10. Este notable nutrimento es capaz de reducir las complicaciones inducidas tanto por los AGE como por la diabetes, tan riesgosas para el cerebro y el cuerpo en general.

LO BUENO SE HACE MEJOR

Los científicos han dotado de su magia a la CoQ-10 para crear una nueva forma de fácil absorción de este importante nutrimento. Esta forma de CoQ-10 es la más biodisponible que existe hoy en el mercado. Dosis recomendada por Perricone: 30 miligramos al día. Esta forma de CoQ-10:

- es 18 veces más biodisponible para los humanos que la CoQ-10 común;
- las células intestinales estandarizadas la absorben mucho mejor que a otras marcas de CoQ-10;
- es uno de los compuestos antienvejecimiento más potentes cuya comercialización está permitida en Estados Unidos;
- en un estudio realizado con humanos, también redujo la creatinina —un producto de desecho de las proteínas de la dieta y de los músculos del cuerpo— en los niveles de orina lo cual indica que inhibe la oxidación de las proteínas en el cuerpo humano (la cantidad de creatinina en la sangre y la orina pueden indicar si el riñón funciona bien);
- es uno de los pocos compuestos que se han mostrado capaces de reducir los daños al ADN humano, un logro difícil y raro; la disminución de los índices de daño al ADN en más de 50 por ciento tiene un enorme potencial para combatir los AGE y prolongar la vida en humanos; y
- se disuelve rápido en agua, es muy estable y no tiene sabor.

La coenzima CoQ-10 también está abriendo nuevos e importantes caminos en la prevención de las arrugas. Pero antes de correr a su farmacia local para abastecerse de cremas y lociones con CoQ-10, lea lo siguiente. Los científicos han encontrado que, cuando se trata de combatir las arrugas, lo mejor quizá sea tomar un suplemento de esta coenzima por vía oral.

LA HISTORIA DE LAUREL

Conocí a Laurel en la inauguración de una de sus exposiciones individuales en una galería de arte del centro de Manhattan. Ella es una artista muy talentosa cuyos paisajes al pastel de las colinas de Toscana se encuentran entre mis obras favoritas de arte contemporáneo.

Laurel es alta, despampanante y de cabello oscuro, y tiene alrededor de 45 años. Mientras yo acordaba cuándo regresaría por un cuadro que compré, la felicité por el éxito de su exposición.

"Sabía que lo había reconocido", dijo con una sonrisa. "¿Sería posible que me programara una cita para una consulta profesional?" Yo le di mi tarjeta y le pedí que llamara a mi oficina para acordar la fecha y la hora.

Varias semanas después, Laurel se presentó a consulta. A medida que discutíamos sus preocupaciones, pronto fue evidente que su mayor preocupación era la apariencia de su piel. Ella creía que, en años recientes, el estrés laboral había acelerado el envejecimiento de su cutis. El enorme interés que su trabajo generaba le había forzado a trabajar durante jornadas extensísimas para cumplir con las exigencias de sus diversas galerías. Ella estaba al borde del agotamiento, pero al saber lo efímera que puede ser la fama, se sentía obligada a cumplir con todos sus compromisos, que eran muchos.

Yo la noté un tanto demacrada. Por lo tanto, no me cupo duda de que ella necesitaba un descanso bueno y largo. Como esto no era factible, la siguiente mejor estrategia era ayudarla a incrementar sus niveles de resistencia y energía por medio de una nutrición mejorada y suplementos dirigidos. Esto beneficiaría su estado físico y la ayudaría a recuperar la salud de su piel.

Por fortuna, en aquel tiempo yo trabajaba con una nueva y formidable mezcla patentada de nutrimentos, que había mostrado una notable efectividad para reducir drásticamente las arrugas a la vez que aumentaba la elasticidad de la piel, y no sólo mejoraba la apariencia de las arrugas. Este reductor de arrugas oral las borra de manera permanente. Laurel era la candidata ideal para este nuevo suplemento.

La piel de Laurel estaba seca, además de presentar daño solar, ensanchamiento de los poros, las ya mencionadas arrugas, y una pérdida de la elasticidad en el rostro y el cuello. Yo estaba impaciente por iniciar el tratamiento con ella.

UNA LABOR INTERNA

Como hemos visto en este libro, muchos de los problemas del envejecimiento y la piel envejecida son causados por condiciones internas, en particular, por la formación de AGE, que era evidente en la situación de Laurel. Los AGE son mediadores clave en la inhibición del crecimiento de las células de la piel; de hecho, los AGE entorpecen o impiden tal proceso de crecimiento. Aunque Laurel no era muy aficionada al sol, sí era una ávida jardinera, por lo que había acumulado un considerable daño solar. Por desgracia, la piel dañada por los AGE experimenta un daño mucho mayor por parte de los radicales libres generados por la exposición al sol que las células que no han sido debilitadas por la formación de AGE. Una vez que las proteínas de la piel han sufrido glicación, la piel adquiere un riesgo mayor de padecer envejecimiento prematuro o cáncer. Ante tal situación, he creado un tratamiento oral antiarrugas que ayuda a combatir los efectos de los AGE de manera interna y externa. De esta manera, podemos llegar a la raíz de los problemas causados por el envejecimiento, la exposición al sol y los AGE. Como los AGE son un problema interno, es bastante lógico tener una solución interna y otra tópica (local). De esta manera, somos capaces de atender los problemas desde todos los ángulos, lo cual nos asegura mejores resultados.

Un estudio científico de los ingredientes clave de mis suplementos Total Skin and Body —los cuales contienen la fórmula oral antiarrugas—, encontró cambios significativos en los sujetos del estudio. Entre ellos estaban el descenso en el número de arrugas y el aumento de elasticidad y humedad en la piel. Hubo también mejoría en su condición, que los investigadores describieron como el paso de una piel áspera a una fresca y lozana.

La manera en que esta mezcla sinérgica de suplementos opera para reducir las arrugas fue el objeto de otro estudio en que los investigadores encontraron que las poderosas cualidades antioxidantes de los suplementos evitaban el daño al ADN. El daño al ADN es considerado uno de los principales factores (si no es que el principal) responsables del cáncer y el envejecimiento. Para poner a prueba tal capacidad preventiva, se administraron los suplementos a fumadores en un periodo de seis semanas y en una dosis tan baja (30 miligramos) como la usada en el estudio sobre la reducción de las arrugas.

Se eligió a fumadores debido a que estudios anteriores mostraron con claridad que tienen un mayor índice de daño al ADN en todo el cuerpo que los no fumadores, y que los AGE son un factor que influye de manera significativa en tales índices.

Después de sólo seis semanas, el daño al ADN en todo el cuerpo de los fumadores que tomaron los suplementos se redujo en un asombroso 51 por ciento. Disminuir el índice de daño al ADN de una persona en más de 50 por ciento guarda un enorme potencial para detener el proceso del envejecimiento y evitar enfermedades asociadas al envejecimiento. Recuerde este importante hecho: la glicación y los AGE atacan no sólo a las proteínas del cuerpo, sino también a las grasas y el ADN, lo cual hace que estos descubrimientos sean de extrema importancia en nuestra búsqueda de la prevención de los AGE y la reversión de su daño.

Los sorprendentes resultados de este producto fueron: la reducción de las arrugas de la piel y la prolongación potencial de la vida al reducir a la mitad el daño al ADN.

Otros ingredientes de la fórmula oral contra las arrugas son:

Ácido hialurónico: El ácido hialurónico es un componente fundamental del tejido conjuntivo que se encuentra, sobre todo, en la piel. La función principal del ácido hialurónico en el cuerpo es realizar la unión del agua y los tejidos conjuntivos para mantenerlos hidratados. Por desgracia, como ocurre con tantas cosas buenas, los niveles de este nutriente tan importante disminuyen en gran manera con la edad. Para cuando alcanzamos los 50 años, nuestro cuerpo produce cerca de 50 por ciento menos de lo que producía en nuestra juventud. Y se cree que esta caída es una causa principal de dolencias en las articulaciones, como la artritis, así como de las arrugas y la flacidez de la piel.

Cuando se le emplea en medicamentos tópicos (locales), el ácido hialurónico ha mostrado ser un potente reductor de arrugas. A menudo se le usa en conjunción con la vitamina C, pues ayuda a la absorción de esta vitamina por la piel, lo cual incrementa su efectividad.

Carotenos: Una de las razones de que yo siempre haya sido tan partidario del consumo de salmón, es que contiene el carotenoide *astaxantina* (que posee sustancias antiarrugas como la coenzima CoQ-10 y los ácidos grasos esenciales omega-3). Este miembro de la familia del caroteno es el responsable del color rojo intenso o rosa del salmón, y al igual que toda a familia de carotenoides, contiene muchas propiedades contra las arrugas. Cuando la astaxantina se consume como suplemento alimenticio, ha demostrado tener propiedades para brindar una poderosa protección contra el fotoenvejecimiento, pues protege la piel de los efectos negativos del sol. Los estudios también han mostrado que los suplementos de astaxantina mejoran incluso el tono de la piel, reducen las arrugas en forma significativa y aumentan la elasticidad de la piel. La astaxantina es una estrategia de vital importancia en el combate contra los efectos internos y externos del envejecimiento y los AGE.

Esta nueva fórmula reductora de arrugas también contiene otros tipos de caroteno. Estos carotenos están concentrados a partir de una forma muy especial de aceite de palma que contiene la mezcla más rica y completa de carotenos en el mundo. La lista es extensa, e incluye el caroteno alfa, el caroteno beta, el licopeno, la zeaxantina, la luteína y la beta-criptoxantina.

Numerosos estudios científicos muestran que los suplementos orales que contienen carotenos —sobre todo licopeno y caroteno beta— mejoran la estructura de la piel, además de tener poderosas cualidades para curar heridas y ofrecer una gran protección contra los daños causados por la luz solar. Además de sus propiedades rejuvenecedoras y protectoras de la piel, la luteína y la zeaxantina también protegen contra la degeneración de los ojos causada por la luz del sol y factores tales como el envejecimiento. Como usted ha visto, los AGE atacan las proteínas en todos los sistemas de órganos del cuerpo y son en extremo dañinos para la piel y los ojos.

Vitamina C: Yo he trabajado durante décadas con la vitamina C debido a que es uno de los más poderosos estimuladores de la producción de colágeno en la piel humana. Sin embargo, los niveles de vitamina C en la piel disminuyen de manera drástica con la edad, lo cual produce a su vez una caída en los niveles de colágeno y nos pone en un riesgo mayor de sufrir daño por rayos solares.

El colágeno es la proteína que proporciona y mantiene la estructura saludable y firme de la piel humana. El colágeno previene las arrugas así como la apariencia floja, flácida y colgante que se observa en el rostro de las personas mayores. Como hemos visto, el colágeno es una de las proteínas atacadas por los azúcares circulantes, lo cual provoca la glicación y la formación de AGE. La vitamina C es efectiva tanto de manera tópica (aplicada sobre la piel en su forma soluble en grasa) como tomada en forma de suplemento oral; así puede incrementar de manera notable la síntesis de colágeno.

Al ser un poderoso antioxidante soluble en agua, la vitamina C inactiva las especies de oxígeno producidas a por la exposición al sol y protege el cuerpo contra el proceso de envejecimiento interno. El efecto en el cuerpo de la vitamina C de nuestra dieta es un ejemplo más de que la apariencia de nuestra piel refleja nuestra propia química corporal interna. Las arrugas profundas y la piel flácida están asociadas a proteínas glucosiladas de colágeno. Este colágeno degradado por los AGE no sólo es visible en la piel sino que también refleja con claridad desórdenes similares que afectan los órganos internos. Es por esto que necesitamos atender el problema por dentro y por fuera.

Tocotrienoles: La vitamina E natural contiene cuatro compuestos relacionados entre sí llamados tocotrienoles. Los tocotrienoles son una especie de supervitamina E, y yo los he usado durante años tanto en suplementos como en fórmulas tópicas. Los tocotrienoles son hasta 40 veces más potentes que la propia vitamina E para proteger el cuerpo de la luz solar, del proceso de envejecimiento y de los radicales libres. Las concentraciones de tocotrienol alfa en la piel son mucho mayores que las de la vitamina E. Mi fórmula reductora de arrugas combina el tocotrienol alfa con otros tocotrienoles naturales para detener el proceso de envejecimiento de la piel y para protegerla de la luz del sol.

Picnogenoles: Estudios han encontrado que el antioxidante Picnogenol® actúa como estabilizador del colágeno al unirse al colágeno dérmico y mantener la elasticidad de la piel, con lo cual impide su destrucción. Esta acción ayuda a mantener la piel firme y evita las arrugas. El picnogenol también mejora la microcirculación de los diminutos capilares dérmicos, lo cual ayuda a proveer de mejor oxígeno, nutrimentos e hidratación a la piel.

Estas sustancias ofrecen protección a la piel cuando se toman de manera interna y tienen una especial importancia a la luz de las discusiones actuales sobre la eficacia y seguridad de muchos filtros solares tópicos.

Para ayudar a Laurel con el agrandamiento de sus poros, la coloración desigual de su piel, la opacidad, las líneas y las arrugas, le receté una fórmula tópica antiglicante que contenía mCar, ácido alfa lipoico y otros poderosos antioxidantes. Como dermatólogo, acepto que favorezco de manera especial las fórmulas tópicas con grandes índices de eficacia, pero también me sentía muy interesado por saber cómo la fórmula y los productos tópicos se complementarían entre sí.

LA PRUEBA

Laurel estaba impaciente por probar el suplemento Total Skin and Body y los tratamientos tópicos, y le alegró saber que los estudios científicos prometían resultados visibles y mensurables en sólo seis semanas.

Por azares del destino, no tuvimos nuestra cita de seguimiento sino hasta ocho semanas después, debido a que nuestros horarios se contraponían. Sin embargo, la cita se dio en un momento perfecto. La exhibición de Laurel había concluido y ella pudo entregarme mi nuevo cuadro en persona.

Yo pude notar un gran cambio en su piel. Las diversas series de líneas y arrugas habían disminuido de manera considerable. Pero lo que más me impresionó fue la frescura de su tez. Tenía una mirada radiante, y su piel había adquirido una nueva suavidad.

Además, una elasticidad renovada se evidenciaba en una apariencia más firme y flexible. Esto era el efecto de la renovación en la producción de colágeno. Su palidez gris había sido remplazada con un saludable resplandor, el sello distintivo de la piel joven. Y ahora su piel estaba bien hidratada, con la apariencia plena derivada de un mayor contenido de humedad.

El ácido alfa lipoico, contenido en la fórmula tópica, también había incrementado el flujo de ácido nítrico hacia la piel de Laurel, y esto había producido el aumento de la circulación sanguínea y una coloración mucho más saludable. También había reducido en gran medida el tamaño y la sequedad de los poros gracias a sus poderosas cualidades antiinflamatorias. El ácido alfa lipoico es un portentoso agente antiglicante, y cuando se le combina con mCar, reduce drásticamente el tipo de líneas y arrugas reticulares que anuncian el daño por AGE. En general, la transformación fue bastante radical y alentadora.

"Debo decirle, doctor Perricone, que cuando me miro en el espejo, siento que veo el retrato de Dorian Gray pero a la inversa", dijo Laurel mientras reía. En honor a la verdad, no puedo estar más de acuerdo con ella. Para saber más sobre la fórmula reductora de arrugas Total Skin Body, vea la sección *Recursos*.

GLUTATIÓN

Como vimos en el capítulo 5, el glutatión es un poderoso antioxidante soluble en agua que se encuentra en todas las células de nuestro cuerpo. El glutatión es un tripéptido; esto significa que se compone de tres aminoácidos: la cisteína, la glicina y el ácido glutámico. Es importante en la respiración celular, el proceso en que las células descomponen el azúcar u otros compuestos orgánicos para liberar la energía empleada para el trabajo celular.

El glutatión es el antioxidante más importante que producen nuestras células. Es fundamental en la defensa contra los radicales libres —agentes inflamatorios desencadenados por los AGE— y el estrés oxidativo. Cuando una célula está bajo un estrés oxidativo severo, el glutatión viene al recate. Para entender cuán importante es esto, considere este hecho: el glutatión es tan efectivo para evitar la inflamación que hoy se le utiliza para tratar a personas que sufren de altos niveles de inflamación y desgaste corporal como resultado de la infección por VIH.

Sin embargo, el glutatión se agota pronto, y sus niveles caen muy rápido. En casi cualquier proceso inflamatorio se observan bajos niveles de glutatión, y esto es un indicador casi perfecto de estados inflamatorios crónicos y agudos.

El glutatión es también un importante agente desintoxicante que permite al cuerpo eliminar las toxinas y venenos. Además, regula y regenera nuestro sistema inmunológico. Por si fuera poco, protege las proteínas enzimáticas que inhiben las enzimas que digieren el colágeno. Estas enzimas dañan la piel y producen arrugas o cicatrices en las áreas lesionadas por el acné.

Es casi imposible exagerar la importancia del glutatión como el principal sistema de defensa antioxidante del cuerpo. Es necesario para el buen funcionamiento de todas las células. Interviene en la síntesis proteínica, el transporte de los aminoácidos y el reciclaje de otros antioxidantes, como las vitaminas C y E, y la coenzima CoQ-10, pues los apoya en su función protectora de las células. El ácido alfa lipoico, sobre el cual hablamos en el capítulo 5, también trabaja de manera sinérgica con otros antioxidantes para elevar los niveles de las vitaminas C y E, la coenzima CoQ-10 y el glutatión dentro de las células. Cada uno de estos nutrimentos es fundamental para ayudar a proteger el cuerpo contra la glicación.

ANTIOXIDANTES DE RED

De acuerdo con el doctor Lester Packer, un reconocido pionero en el estudio de los antioxidantes, antes se creía que la acción de cada antioxidante era independiente de la de los otros. Hoy sabemos que eso no es verdad. Todos los antioxidantes trabajan juntos, como los músicos en una orquesta. El doctor Packer ha llamado a algunos de ellos *antioxidantes de red*. Lo especial de estos antioxidantes es que pueden reforzarse grandemente unos a otros.

El doctor Packer señala que "aunque existen cientos de antioxidantes, sólo cinco parecen ser verdaderos antioxidantes de red:

las vitaminas C y E, el glutatión, el ácido lipoico y la coenzima CoQ-10. Las vitaminas C y E no se producen en el cuerpo; deben obtenerse por medio de los alimentos. El glutatión, el ácido lipoico y la CoQ-10 se producen en el cuerpo, pero los niveles de estos antioxidantes disminuyen a medida que envejecemos. Es por ello que necesitamos suplementos de todos ellos".

Sin embargo, hasta ahora, los suplementos de glutatión no habían sido una realidad viable, pues el glutatión suplemental se digiere rápido en el sistema gastrointestinal, lo cual destruye la actividad del suplemento. La N-acetilcisteína y el ácido alfa lipoico, los precursores y materia prima del glutatión, pueden ingerirse, pues ambos trabajan sinérgicamente para elevar los niveles de glutatión en las células. Pero ahora tenemos algo mejor; más información sobre esto en la página 203.

LOS ANTIOXIDANTES DE RED EN ACCIÓN

Como ya se mencionó, cuando los radicales libres atacan la membrana del plasma celular (la porción exterior de la célula), tienden a oxidar las grasas y a activar las enzimas, lo cual provoca que toda una serie de sustancias proinflamatorias penetren en la célula. Para agravar el problema, la inflamación producida desencadena la producción de más radicales libres. Una vez que ha empezado una cascada inflamatoria, el glutatión se agota pronto, lo cual conduce a una inflamación aún mayor. Para evitar los efectos destructivos de la inflamación causada por los radicales libres, poderosos antioxidantes como el glutatión permiten que otros antioxidantes y antiinflamatorios, como las vitaminas C y E, protejan de manera efectiva todas las partes de la célula, tanto la membrana del plasma, que es soluble en grasa, como la porción conocida como citosol, soluble en agua.

Cuando los científicos quieren ver quién está ganando la batalla entre los radicales libres y los antioxidantes, observan la proporción que hay entre los dos. A esto se le llama *estado celular redox*, que es la proporción de oxidantes (los chicos malos) en relación con los agentes reductores o antioxidantes (los chicos buenos). Si las células no mantienen el estado de *redox* correcto, se producen

¡QUE VIVAN LOS INSECTOS!

Por extraño que parezca, no sólo los humanos respondemos al glutatión. Las plantas también lo producen, y cuando sufren algún daño, producen más. Los estudios han mostrado que los insectos prefieren comer plantas dañadas. Cuando obtienen este glutatión adicional, aumentan su tamaño. Otros estudios han mostrado que al elevar los niveles de glutatión en los tejidos de los mosquitos, su vida se prolonga 40 por ciento.

sustancias proinflamatorias. Cuando éstas se liberan, causan graves daños en todos los niveles, lo cual conduce a prácticamente cualquier proceso patológico que podamos imaginar, desde el acné hasta la enfermedad de Alzheimer, la diabetes o el cáncer.

Recuerde que los AGE cambian el estado *redox* del glutatión, y que el glutatión desempeña un papel esencial en la conservación de un estado *redox* equilibrado en la célula. Los AGE son citotóxicos; esto significa que son letales para las células. Debemos tener un nivel adecuado de glutatión en todas nuestras células para regular el estado redox y evitar la inflamación, la formación de AGE y el daño.

Investigaciones clínicas y científicas publicadas han demostrado que el glutatión:

- es un potente antiviral que combate el herpes humano simple sin afectar las células normales;
- ubica y mata selectivamente las células del cáncer linfoma sin dañar las células normales;
- ubica y mata selectivamente otras células malignas (cancerosas);
- aminora la inflamación;

- neutraliza los radicales libres y previene su formación;
- estimula las enzimas antienvejecimiento que hay en las células humanas;
- es el agente anticancerígeno más fuerte que fabrica el cuerpo humano;
- alivia los síntomas de la artritis;
- alivia los síntomas del mal de Parkinson;
- refuerza el aumento de peso/masa para sostener la respuesta del sistema inmunológico en pacientes con caquexia (pérdida extrema de peso);
- protege contra los daños causados por el tabaquismo o la contaminación ambiental;
- minimiza y controla el asma;
- protege contra los daños de la radiación;
- repara el daño al hígado causado por el alcohol y la hepatitis;
- renueva las vitaminas C y E desgastadas, y restituye sus capacidades antioxidantes; y,
- disminuye los efectos adversos de la quimioterapia.

EL GLUTATIÓN, LOS AGE Y EL ENVEJECIMIENTO

Importantes estudios han mostrado que el glutatión puede revertir los efectos tempranos de la glicación en el funcionamiento de la miosina (la proteína de los músculos). Los niveles de glutatión de nuestras células suelen disminuir con la edad, lo cual resulta en un debilitamiento gradual de la función inmunológica. Estudios han demostrado que:

- Los niveles de glutatión en las personas decrecen 17 por ciento entre los 40 y los 60 años de edad.
- Las personas con mayores niveles de glutatión tienen dos tercios menos de probabilidades de padecer:

  a. artritis,

  b. hipertensión,

  c. enfermedades del corazón,

  d. problemas circulatorios,

  e. afecciones gastrointestinales y problemas de estómago

  f. diabetes, e

  g. infecciones del tracto urinario.

- El glutatión añadido a los glóbulos blancos de las personas mayores incrementa la actividad inmunológica a un nivel casi igual al de gente mucho más joven.
- El glutatión limpia el tracto gastrointestinal de la grasa rancia que, de no eliminarse, circula por todo el cuerpo y promueve toda una variedad de padecimientos relacionados con la edad.

Los niveles de glutatión disminuyen con la aparición de trastornos relacionados con la vejez. Si un individuo de edad avanzada posee altos niveles de glutatión, es capaz de recuperarse de enfermedades y accidentes de una manera muy similar a como lo hace gente mucho más joven. Los individuos con mayores niveles de glutatión en su sangre y tejidos viven una vida más larga y saludable.

EL GLUTATIÓN REFUERZA LA INMUNIDAD

El glutatión ayuda a regenerar las células del sistema inmunológico. Si se añade glutatión a células en desintegración que han detenido su actividad inmunológica, éstas reviven y vuelven a ser inmunoeficientes. Las investigaciones han mostrado que el glutatión:

- impulsa la capacidad de las células T para dividirse, lo cual les permite resistir ataques más fuertes de invasores externos;
- tiene un 90 por ciento de efectividad para interrumpir la replicación del virus del sida en experimentos de laboratorio; y
- suele encontrarse en niveles bajos o deficientes en pacientes con sida.

EL GLUTATIÓN ELIMINA LAS TOXINAS

El glutatión ayuda al cuerpo a deshacerse de:

- toxinas orgánicas (como el DDT);
- metales pesados como el plomo, el mercurio y el cadmio;
- epóxidos como los pegamentos y resinas
- halidos como los cloridos, yodidos, bromidos y fluoridos; y,
- toxinas producidas por el estrés físico y emocional.

CÓMO PROTEGER SU ADN

Si usted pudiera ver de cerca sus cromosomas, encontraría filamentos de ADN llamados telómeros. Los telómeros protegen y estabilizan el ADN y las proteínas en la célula. Estas piezas clave de ADN también intervienen en la regulación de la división celular. En las células jóvenes, la enzima telomerasa, evita que los telómeros se desgasten demasiado. Pero como las células se dividen una y otra vez, no hay suficiente telomerasa, de modo que los telómeros se hacen más pequeños y las células envejecen. Cada vez que una célula se divide, los telómeros se acortan poco a poco hasta desaparecer, lo cual hace que la división celular sea menos confiable y que aumente el riesgo de padecer enfermedades de la vejez. Los investigadores han descubierto que los telómeros más cortos tienen relación con vidas más cortas. En personas de 60 años en adelante, quienes tienen telómeros cortos tienen tres veces más probabilidades de morir de una enfermedad del corazón y ocho veces más probabilidades de morir de una enfermedad infecciosa.

El glutatión restituye la telomerasa a niveles normales en las células. Esto es importante porque la telomerasa ayuda a construir y conservar los telómeros en las células del sistema inmunológico.

El glutatión fortalece el cuerpo de varias maneras, incluida esta desintoxicación. Protege y fortalece el sistema inmunológico del cuerpo para que así pueda resistir el ataque de estas toxinas.

Cuando nuestro cuerpo se halla bajo tensión, sea física o mental, aumentan nuestros niveles de la hormona hidrocortisona, que eleva el azúcar en la sangre. El estrés crónico se acompaña de niveles crónicamente altos de hidrocortisona, y esto conduce a la formación de AGE y a sus efectos degenerativos.

LO NUEVO SOBRE EL GLUTATIÓN

Investigaciones publicadas han mostrado que el glutatión es el más poderoso, versátil e importante de los antioxidantes generados por el propio cuerpo. Sin embargo, por sí solo no puede sobrevivir al proceso de la digestión. Aún cuando se le inyecta directo en el torrente sanguíneo (lo cual evita por completo su paso por el tracto digestivo), una enzima lo desintegra con rapidez. El glutatión convencional tiene una vida media de tan sólo 1.6 minutos cuando se inyecta en humanos.

Para obtener niveles terapéuticos de glutatión sin degradar en nuestro sistema, necesitamos superar tres obstáculos. Primero, tenemos que lograr que sobreviva a su paso por el estómago. Segundo, una vez que se encuentra en el torrente sanguíneo, debemos encontrar una manera de evitar que las enzimas de la sangre lo descompongan. Y tercero, tenemos que asegurarnos de que las células lo absorban.

Hoy, en un descubrimiento sin precedentes, los científicos han hallado una manera de administrar una forma superior de glutatión en dosis terapéuticas. Este proceso, cuya patente está en trámite, permite que el glutatión entre en las células de una manera totalmente activa, segura y efectiva.

PERFIL DE SEGURIDAD

Esta nueva forma de glutatión modificado cuenta con un excepcional perfil de seguridad. Animales de laboratorio a los cuales se dio el equivalente humano de 15 000 miligramos de glutatión al día no mostraron efectos negativos. Por lo regular, los humanos experimentan muchos beneficios del glutatión en dosis de entre 300 y 600 miligramos al día. No ha habido indicios de toxicidad en humanos. El glutatión es tan seguro, que hoy se usan soluciones que lo contienen para proteger los ojos durante operaciones al interior de estos órganos tan sensibles.

Para saber dónde comprar glutatión, consulte la sección *Recursos*.

LA VITAMINA B6: EXTRAORDINARIO AGENTE ANTIGLICANTE

Los National Institutes of Health (NIH) clasifican y describen la vitamina B6 como soluble en agua y con tres formas químicas principales: la piridoxina, el piridoxal y la piridoxamina. Desempeña una amplia variedad de funciones en el cuerpo y es esencial para la buena salud. Por ejemplo, es requerida por más de 100 enzimas involucradas en el metabolismo de las proteínas. La vitamina B6 es esencial para el metabolismo de los glóbulos rojos; es necesaria para el buen funcionamiento de los sistemas nervioso e inmunológico; y también se le necesita para la conversión del aminoácido triptofan en niacina (vitamina B3).

Durante el metabolismo de los glóbulos rojos, el cuerpo necesita la vitamina B6 para producir hemoglobina, que se encuentra dentro de los glóbulos rojos y lleva oxígeno a los tejidos. La vitamina B6 también ayuda a incrementar la cantidad de oxígeno transportado por la hemoglobina. La deficiencia de vitamina B6 puede derivar en una forma de anemia muy similar a la producida por falta de hierro.

En el sistema inmunológico, la vitamina B6 es importante debido a su participación en el metabolismo de las proteínas y en el crecimiento celular. A medida que envejecemos, nuestra respuesta inmunológica —un término muy amplio usado para describir los cambios bioquímicos que ocurren durante el combate contra las infecciones— se debilita. Las calorías, proteínas, vitaminas y minerales son importantes para las defensas del sistema inmunológico, pues promueven el crecimiento de los glóbulos blancos, los cuales combaten las infecciones en forma directa. La vitamina B6 ayuda a mantener la salud de los órganos linfoides (el timo, el bazo y los ganglios linfáticos), productores de los glóbulos blancos. Estudios realizados en animales muestran que la deficiencia de vitamina B6 puede disminuir la producción de anticuerpos y suprimir la respuesta inmunológica.

La vitamina B6 también ayuda a mantener los niveles normales de glucosa en la sangre. Cuando la ingestión de calorías es baja, el cuerpo necesita la vitamina B6 para ayudar a convertir los carbohidratos u otros nutrimentos almacenados en glucosa y así mantener los niveles normales de glucosa en la sangre.

UN BUEN VISTAZO A LA PIRIDOXAMINA

Nuestra búsqueda de estrategias terapéuticas que puedan revertir el daño causado por los AGE nos ha llevado a enfocarnos en la piridoxamina, una de las tres formas químicas ya mencionadas de la vitamina B6.

De acuerdo con investigaciones de los expertos de International Aging Systems (www.anti-aging-systems.com), los suplementos de piridoxamina constituyen la forma menos común de la vitamina B6, quizá porque es bastante más costosa que las demás.

Sin embargo, importantes pruebas clínicas han revelado propiedades terapéuticas de la piridoxamina que no parecen encontrarse en las formas más conocidas de vitamina B6.

Uno de los rasgos más notorios de la piridoxamina es que se trata de la *sustancia natural más potente para inhibir la formación de los AGE.*

La formación de los AGE ocurre en etapas, tanto tempranas como tardías. Antes de los estudios con piridoxamina, no había ninguna estrategia terapéutica significativa para la glicación de etapa tardía. Es ahí donde la piridoxamina ha mostrado su mayor efectividad. Un estudio aparecido a nombre de BOOTH *et al.* y publicado en la gaceta *Journal of Biological Chemistry*, afirmaba que "...[la piridoxamina] puede complementar otras sustancias ... conocidas por evitar la unión inicial del azúcar o por eliminar dicarbonilos intermediarios altamente reactivos".

En modelos animales, la piridoxamina ha inhibido tanto el desarrollo como el progreso de la nefropatía diabética en las diabetes tipos 1 y 2 (la nefrotpatía es un mal progresivo en que los vasos sanguíneos del riñón sufren un daño irreparable). Las pruebas en humanos aún no se concluyen, pero muestran resultados prometedores con dosis de 50 miligramos al día. Aún con 300 miligramos diarios, no se ha observado efectos secundarios o contraindicaciones.

Además de inhibir la formación de AGE, la piridoxamina también *atrapa* los productos finales de lipoxidación avanzada (ALE). Este hecho no ha escapado a los investigadores interesados en la aterosclerosis, la cual, como vimos en el capítulo 5, está directamente relacionada con la formación de los AGE. Además, la presencia excesiva de ALE parece afectar la estructura y función de la pared vascular.

Como la piridoxamina ayudó a reducir la formación de ALE en estudios con animales, los científicos creen que podría ayudar a evitar (o controlar) el desarrollo de la aterosclerosis, lo cual ayudaría también a evitar enfermedades del corazón.

Interesantes experimentos posteriores con piridoxamina en animales han mostrado mejorías en desórdenes de los riñones, sobre todo en la prevención de cálculos renales.

En resumen, la piridoxamina:

- inhibe la formación de AGE;
- es benéfica tanto en la diabetes como en la aterosclerosis;
- protege del daño vascular;
- puede ser útil en el tratamiento de la retinopatía diabética;
- inhibe las enfermedades renales y disminuye la hiperlipidemia en ratas diabéticas;
- inhibe el progreso de la nefropatía en ratas diabéticas;
- inhibe los radicales superóxidos y previene la peroxidación lípida;
- inhibe la modificación química de las proteínas;
- restablece el funcionamiento de las células beta en estudios con diabéticos; y,

- inhibe la retinopatía y la neuropatía en estudios de laboratorio con diabéticos.

Para saber dónde comprar piridoxamina, por favor vea la sección *Recursos*.

PYCNOGENOL®

Aunque al Pycnogenol se le conoce por ser un antioxidante superfuerte, sus beneficios para la salud van mucho más allá de sus capacidades antioxidantes. Estudios publicados han demostrado sus efectos benéficos en la salud cardiovascular, el cuidado de la diabetes, la salud ocular, los desórdenes venosos, la inflamación, el cuidado de la piel, la vejez saludable y desórdenes menstruales.

Un notable estudio, publicado en la gaceta *Diabetes Care*, informa que el Pycnogenol retrasa la asimilación de la glucosa de los alimentos 190 veces más que los medicamentos existentes, con lo cual evita el típico disparo en los niveles de glucosa en la sangre que ocurre después de una comida. Esto significa que tiene fuertes propiedades para evitar los AGE. Aunque he hablado sobre los diversos beneficios del Pycnogenol en otros libros, fue el presente estudio el que avivó mi interés y me animó a contactar a la compañía Natural Health Science, Inc. (NHS), distribuidora del Pycnogenol en América del Norte —establecida en Hoboken, Nueva Jersey— para averiguar más.

El Pycnogenol se ha distinguido de otros productos en el mercado debido a que ha sido objeto de numerosísimas investigaciones documentadas. Por desgracia, esto no siempre es la norma cuando se trata de investigar sustancias naturales como vitaminas, antioxidantes, plantas, etcétera. Sin embargo, Natural Health Science está comprometida con la ciencia y la investigación, y ha unido sus esfuerzos con Horphag Research en sus iniciativas de investigación. Horphag Research, distribuidor exclusivo de Pycnogenol a nivel mundial, es la fuerza principal detrás de estos estudios. Durante los últimos 35 años, esta compañía ha invertido millones de dólares en extensas investigaciones científicas para sustentar el ingrediente. Hasta ahora, las investigaciones sobre el Pycnogenol han aparecido en más de 200 publicaciones científicas, e incluyen estudios clínicos y artículos de especialistas, todos los cuales afirman la seguridad y la efectividad del Pycnogenol. Al ser un extracto patentado, Pycnogenol es una marca registrada, protegida por varias patentes tanto estadounidenses como internacionales. Esta abundancia de información científica sólida ha cimentado la reputación del Pycnogenol como una terapia indispensable en la prevención de muchas enfermedades degenerativas asociadas al envejecimiento, incluidos los AGE y todos los daños que causan, desde la diabetes hasta las enfermedades cardiacas.

ARRIMARSE AL ÁRBOL CORRECTO

El Pycnogenol es un extracto vegetal natural que se obtiene de la raíz del pino rodeno, que crece exclusivamente a lo largo de la prístina costa del suroeste de Francia. Los pinos de los que se obtiene el Pycnogenol crecen libres de pesticidas y solventes tóxicos. Estos árboles son fuentes botánicas ideales, pues los componentes extraídos no están sujetos a las variantes estacionales por las que habría atravesado la mayoría de las otras plantas. Esto permite al distribuidor tener una calidad uniforme en su Pycnogenol.

El Pycnogenol contiene una combinación única de procianidinas, bioflavonoides y ácidos orgánicos, los cuales ofrecen extensos beneficios naturales para la salud. El Pycnogenol posee cuatro propiedades básicas:

- Es un poderoso antioxidante.
- Actúa como un antiinflamatorio natural.
- Se une selectivamente con el colágeno y la elastina.
- Ayuda en la producción de óxido nítrico endotelial, que ayuda a la expandir los vasos sanguíneos.

EL PYCNOGENOL INCREMENTA LA SENSIBILIDAD A LA INSULINA

El Pycnogenol tiene también una importancia extrema en la prevención de los AGE, pues hay estudios que muestran que ayuda a disminuir la glucosa (azúcar) en la sangre. Esto beneficia a personas con prediabetes, síndrome metabólico y diabetes del tipo 2. En un estudio, el Pycnogenol mostró que, según la dosis, podía reducir los niveles de azúcar en 30 pacientes con diabetes tipo 2 que no requerían de medicación. Estos pacientes siguieron una dieta y un programa de ejercicios durante la prueba de nueve semanas. El Pycnogenol se administró en una dosis de 50 miligramos al día durante las primeras tres semanas. Para las siguientes tres semanas, la dosis se incrementó a 100 miligramos, y luego a 200 miligramos durante otras tres semanas. Las dosis diarias de 50 miligramos de Pycnogenol redujeron de manera considerable la glucosa en la sangre tanto en la prueba del ayuno como en la posprandial, en relación con los niveles iniciales. Las dosis de entre 100 y 200 miligramos de Pycnogenol fueron aún más efectivas.

Este estudio, publicado en la gaceta médica *Diabetes Care*, encontró que el Pycnogenol no afectaba los niveles de insulina. En cambio, parece facilitar el uso del azúcar en la sangre por células que antes no respondían a la insulina. Ésta herramienta tiene una importancia tremenda en nuestra búsqueda de sustancias seguras y naturales que puedan ayudar mejorar la sensibilidad a la insulina. Parece un milagro que el Pycnogenol pueda reactivar esas células latentes —en personas que no han llevado durante años la típica dieta estadounidense alta en azúcar— y hacer que vuelvan a reaccionar a la insulina.

El Pycnogenol también puede ofrecer un importante y efectivo enfoque nutricional a la prevención de la diabetes, una meta clave para todos nosotros, seamos adultos o niños. Como hemos aprendido en este libro, la elevación del azúcar en la sangre fomenta la formación de AGE, lo cual deriva en muchas enfermedades y afecciones degenerativas, incluida la diabetes.

ADIÓS AL ALMIDÓN

El Pycnogenol también disminuye de manera notable la absorción de los azúcares complejos como el almidón, pues inhibe la enzima digestiva alfa glucosidasa en el duodeno (el principio del intestino delgado). Esta enzima es necesaria para descomponer los azúcares complejos como los que se encuentran en los carbohidratos ricos en almidón, los cuales consisten en miles de moléculas de glucosa.

Debido a la gran cantidad de carbohidratos, los alimentos ricos en almidón no son biodisponibles, por lo que no pueden absorberse en el torrente sanguíneo. La enzima alfa glucosidasa libera una molécula de glucosa tras otra de la enorme molécula de carbohidrato. Esto es como si se separara un edificio en sus ladrillos individuales. Sólo los azúcares monoméricos (individuales), como la glucosa y la fructosa, pueden entrar en el torrente sanguíneo.

INACTIVACIÓN DE LA ENZIMA DEL AZÚCAR

El azúcar de mesa común (sucrosa) es un disacárido que consiste en una parte de glucosa y una de fructosa. Para su absorción por el torrente sanguíneo, la sucrosa debe dividirse en las dos moléculas monoméricas. Tal división puede llevarse a cabo por la intervención de la enzima alfa-glucosidasa o, hasta cierto punto, por el ácido del estómago. A diferencia de la absorción de los carbohidratos complejos, la absorción de la sucrosa no depende de la actividad de la alfa-glucosidasa.

Cuando se comparó el Pycnogenol con otros inhibidores de la enzima alfa-glucosidasa, como el extracto del té verde, la catequina pura y la acarbosa —medicamento antidiabético oral (Precose®, Glucobay®)—, el Pycnogenol fue mucho más efectivo: cuatro veces más que el extracto de té verde.

UNA LABOR DE TODO EL DÍA

La capacidad del Pycnogenol para inhibir la enzima alfa-glucosidasa se relaciona de manera directa con el tamaño de sus moléculas de procianidina (uno de sus ingredientes). Recientes estudios farmacocinéticos (estudios que miden el proceso por el que el cuerpo absorbe, distribuye, metaboliza y elimina un medicamento) realizados en moléculas de procianidina revelaron que estas moléculas permanecen en el tracto digestivo durante un largo rato antes de ser absorbidas en el torrente sanguíneo, por lo regular entre cuatro y seis horas después de su consumo. Como estas grandes moléculas de procianidina permanecen disponibles en los intestinos durante tal tiempo, son capaces de inhibir la acción de la enzima alfa-glucosidasa. De hecho, si se toma el Pycnogenol por la mañana, mantendrá su acción inhibidora de enzimas y retardará la absorción del azúcar hasta la hora del almuerzo.

Sabemos que el azúcar y los carbohidratos ricos en almidón nos hacen subir de peso y que pueden conducirnos al síndrome metabólico, la diabetes, las enfermedades del corazón, la demencia, la enfermedad de Alzheimer, problemas con la memoria, la glicación de los sistemas de órganos —incluida la piel—, las arrugas y toda la serie de desórdenes generados por los AGE. Si logramos reducir el azúcar en la sangre e interrumpir la absorción de carbohidratos ricos en almidón antes de que puedan convertirse en glucosa (azúcar), podremos detener este ciclo degenerativo.

EL PYCNOGENOL: MAESTRO MULTIFUNCIONAL

Los principales factores de riesgo cardiovascular en la diabetes tipo 2, que también intervienen en el desarrollo del síndrome metabólico, son responsables del alto índice de mortandad por enfermedades cardiovasculares entre los diabéticos. Además de reducir la glucosa en la sangre, el Pycnogenol ha mostrado capacidades para modificar estos factores de riesgo al disminuir de manera considerable la presión arterial sistólica, mejorar el perfil de lípidos en la sangre y normalizar la actividad de las plaquetas en varias pruebas clínicas controladas con placebos. Tantas propiedades en un solo suplemento casi parecen algo demasiado bueno para ser cierto, pero lo son. El Pycnogenol ofrece un enfoque multifactorial para combatir el síndrome diabético y reducir los factores de riesgo cardiovascular en la diabetes —algo de enorme importancia si se considera que el mayor riesgo de mortalidad en los diabéticos proviene de las enfermedades del corazón— hoy conocidos por su vínculo directo con la formación de AGE. Tal como se ha demostrado en pruebas clínicas controladas, el Pycnogenol brinda una notable protección para la salud de los diabéticos, todo lo cual incluye:

- la disminución de la glucosa en la sangre;
- la reducción del riesgo para la salud cardiovascular;
- la mejoría de problemas microvasculares, incluida la microangiopatía diabética, las úlceras de los pies y los calambres musculares; y,
- la prevención y alivio de la retinopatía diabética.

BELLEZA DESDE DENTRO DE LA PIEL

Ninguna discusión sobre las impresionantes propiedades del Pycnogenol estaría completa si no se menciona su notable capacidad para unir y proteger el colágeno y la elastina, componentes fundamentales de la piel y el tejido conjuntivo. El Pycnogenol presenta gran afinidad con las proteínas que tienen un alto contenido del aminoácido hidroxiprolina, que son, de manera predominante, las proteínas principales de la piel, el colágeno y la elastina. Cuando se añade Pycnogenol al colágeno o la elastina, una gran cantidad de ambas proteínas permanece sólidamente unida. En consecuencia, el Pycnogenol también se pega con gran fuerza a la piel.

Estudios han mostrado que los suplementos orales con Pycnogenol, y sus metabolitos , protegen el colágeno y la elastina contra la degradación mediante unas enzimas conocidas como metaloproteinasas de matriz extracelular (MMP por sus siglas en inglés). Estas MMP influyen en el equilibrio que hay entre la degradación y la renovación del colágeno. La capacidad del Pycnogenol de renovar el colágeno de la piel puede conservar la lozanía y flexibilidad de este órgano, la antítesis de la piel tiesa y arrugada que muestra las señales de la glicación del colágeno dañado por los AGE.

La combinación tan especial de funciones farmacológicas del Pycnogenol proporciona una variedad inigualada de beneficios para la salud de la piel. El Pycnogenol:

- se une selectivamente con el colágeno y la elastina, las protege de la degradación y reafirma la piel, a la vez que conserva su flexibilidad y elasticidad juvenil;
- fortalece la circulación de la piel, proporciona una mejor provisión de oxígeno y nutrimentos y una mejor hidratación y eliminación de desechos para poner la piel clara, radiante y vibrante; y,
- como es antiinflamatorio, previene el enrojecimiento, la resequedad, las líneas y las arrugas.

El Pycnogenol no sólo protege contra la colagenasa (una enzima que descompone el colágeno), sino que también aumenta la elasticidad de la piel. En un estudio controlado con placebos, en el que participaron 62 mujeres, una compleja fórmula que incluía el Pycnogenol como principal ingrediente activo, mostró que, después de seis semanas de tratamiento, podía incrementar en 9 por ciento la elasticidad de la piel en comparación con el placebo.

Al igual que el ácido alfa lipoico, el Pycnogenol refuerza la generación de óxido nítrico endotelial (el endotelio se compone de células que alinean el interior de los vasos sanguíneos), principal agente mediador de la relajación arterial que evita que los vasos sanguíneos sean endurecidos por los AGE, los cuales reducen la irrigación sanguínea. Esto permite que la piel reciba una buena provisión de sangre, lo que a su vez garantiza que entren los nutrientes y salgan los desperdicios.

Se ha encontrado que los suplementos orales de Pycnogenol incrementan la perfusión sanguínea de la piel, es decir, aseguran que la piel reciba una óptima irrigación sanguínea así como todos los nutrimentos importantes y una mejor hidratación para aumentar su vitalidad. La mala circulación produce una tez opaca y pálida, sin el brillo saludable de la piel joven. Con una irrigación sanguínea saludable, todos los sistemas de órganos mejoran. Además, la presión parcial de oxígeno aumenta y, por lo contrario, el dióxido de carbono disminuye. Este estudio también mostró una mejor curación de las heridas (úlceras) en individuos con desórdenes microcirculatorios.

CÓMO PROTEGER SU PIEL

Todos conocemos los peligros de la exposición de la piel a los rayos ultravioleta, incluida la generación de radicales libre, los cuales dañan las células de la piel y los tejidos conjuntivos. En etapas avanzadas, estos procesos destructivos pueden activar la respuesta inmunológica a las quemaduras de sol. Una vez activada, esta respuesta provoca un daño significativo a la piel, pues produce aún más radicales libres y metaloproteinasas de matriz extracelular, que degradan aún más el colágeno y la elastina. En conjunto, esta respuesta produce daños más significativos en la piel que los rayos ultravioleta solos.

En voluntarios sanos, los suplementos orales de Pycnogenol han mostrado que pueden ayudar a evitar el daño por rayos ultravioleta y el fotoenvejecimiento resultante. El Pycnogenol inhibe la inflamación causada por la exposición a los ratos ultravioleta y, en consecuencia, protege la piel contra las quemaduras de sol.

En pruebas preclínicas, el Pycnogenol también reveló un poder de protección contra los males cutáneos crónicos inducidos por la exposición a los rayos ultravioleta. Estos hallazgos señalan los efectos fotoprotectores y contra el fotoenvejecimiento del Pycnogenol.

PARA ACLARAR LAS COSAS

El Pycnogenol inhibe la melanogénesis (la producción del pigmento melanina, responsable del color de la piel) e inhibe la intensidad de la pigmentación cutánea, de manera que la coloración de la piel se vuelve más uniforme. Un estudio clínico ha demostrado que el Pycnogenol es efectivo para aclarar áreas oscurecidas de la piel, puntos o manchas oscuras que suelen desarrollar las mujeres, sobre todo en el rostro, y con mucho menos frecuencia en otras partes del cuerpo. A este tipo de hiperpigmentación de ciertas áreas de la piel se le conoce en dermatología como cloasma o melasma.

Este fenómeno a menudo afecta a las madres jóvenes o a las mujeres que toman hormonas anticonceptivas. También se ha notado que el estrés oxidativo está involucrado en la sobreproducción de pigmentos de la piel. La exposición a la luz del sol contribuye mucho al estrés oxidativo. En un intento por eliminar estas áreas hiperpigmentadas, a veces se utilizan agresivos exfoliantes químicos en la piel, aún cuando se sabe que algunos causan daños cutáneos irreversibles.

Por fortuna, un estudio realizado a 30 mujeres demostró que los suplementos de Pycnogenol tomados durante un mes reducían 37 por ciento el área de la piel afectada por la hiperpigmentación. Es más, la intensidad promedio de la pigmentación en las mujeres participantes descendió alrededor de 22 por ciento. En este estudio, se descubrió que el Pycnogenol era una manera segura y efectiva para tener una piel clara y libre de puntos y manchas, y sin efectos secundarios.

UNA SINFONÍA DE ANTIOXIDANTES

El Pycnogenol alcanza su potencia antiinflamatoria por medio de su capacidad para inhibir el factor de transcripción nuclear kappa

B, que rige la maquinaria proinflamatoria en las células del sistema inmunológico. Se ha comprobado que los suplementos orales de Pycnogenol inhiben de manera significativa el factor kappa B, en 15 por ciento.

El Pycnogenol es un antioxidante poderoso, y puede neutralizar una gran variedad de radicales libres de manera muy efectiva. Además, protege la vitamina E de la oxidación y recicla la vitamina C oxidada (desgastada) para devolverle su forma bioactiva.

El Pycnogenol es también un importante colaborador con la red de antioxidantes del cuerpo, un concepto ya presenté en este capítulo. Esto significa que realiza su trabajo tanto de manera individual como en conjunción con otros antioxidantes, con lo cual fortalece y refuerza sus efectos. Después de un consumo oral de Pycnogenol por un periodo de tres semanas, la capacidad radical del oxígeno en la sangre de 25 voluntarios aumentó 40 por ciento. La capacidad radical del oxígeno en la sangre suele utilizarse para medir la actividad antioxidante de un ingrediente alimentario. Entre mayor sea la medida resultante, mayor será su valor para la capacidad radical del oxígeno en la sangre.

En la sección *Recursos* encontrará información sobre dónde comprar este importante nutrimento. Asegúrese de que los productos lleven la etiqueta de Pycnogenol® con el símbolo de marca registrada. Éste es el auténtico, el que yo recomiendo, pues está respaldado por extensas pruebas clínicas.

RESVERATROL: LA CLAVE PARA UNA VIDA MÁS LARGA

El diccionario médico de la American Heritage define el resveratrol (3,5,4'-trihidroxiestilbeno) como un compuesto natural que se encuentra en las uvas (sobre todo en el vino tinto), las moras, los cacahuates y otras plantas, que tiene cualidades protectoras contra el cáncer y las enfermedades cardiovasculares al actuar como antioxidante, antimutágeno y antiinflamatorio. El resveratrol también tiene fuertes propiedades fungicidas, y las plantas lo producen en respuesta a los ataques microbianos.

La mayoría de los suplementos de resveratrol están hechos a partir del extracto de vino tinto o de una planta china conocida como *hu zhang* (*Polygonum cuspidate*, mejor conocida como centinodia gigante).

Las investigaciones sobre antioxidantes no dejan de demostrar la importancia de estas sustancias para gozar de buena salud y longevidad, y el resveratrol en particular ha tenido un desempeño espectacular contra el envejecimiento. El resveratrol es un poderoso inhibidor de AGE que, tal como lo demuestran numerosos estudios, puede aumentar la duración de la vida y la salud. Estudios han mostrado que, además, tiene propiedades neuroprotectoras, antivirales y anticancerígenas. También es capaz de impulsar la función de las mitocondrias, la porción de la célula que produce la energía (más adelante abundaremos en esto).

Además de los atributos ya mencionados, el resveratrol posee la capacidad de reducir el azúcar en la sangre y la insulina, factores clave en la prevención de los AGE. Algunos de los estudios más interesantes con resveratrol son muy recientes; en verdad, los resultados han sido tan alentadores que los científicos creen que existe el potencial para la creación de potentes antídotos contra muchas de las enfermedades de la vejez.

EL RESVERATROL COMBATE LAS ENFERMEDADES GENERADAS POR LOS AGE

Un equipo de investigadores de la Escuela de Medicina de Harvard y del National Institute on Aging encontró que el resveratrol en dosis altas reducía el índice de diabetes, padecimientos hepáticos y otros problemas relacionados con el peso en ratones obesos, a la vez que extendía la duración de su vida.

Comparados con ratones obesos a los que se daba una dieta alta en grasas, los ratones obesos que seguían una dieta alta en grasas más resveratrol tenían 31 por ciento menos de muertes y vivían varios meses más, tanto como los ratones con una dieta regular y saludable para ellos.

Sin embargo, la longevidad no fue el único factor que llamó la atención de los investigadores; por extraño que parezca, también encontraron que los órganos de los ratones obesos a los que se dio resveratrol lucían normales cuando debían haber mostrado señales de una degradación significativa generada por los AGE.

Los niveles de colesterol de los ratones a los que se dio resveratrol no mostraron mejoría; sin embargo, esto no pareció influir en su estado general de salud.

Además, los ratones obesos tratados con resveratrol eran casi tan sanos, ágiles y activos en aparatos de ejercicio como los ratones esbeltos, no obstante su dieta alta en calorías. Según el doctor David Sinclair de la Escuela de Medicina de Harvard, líder del estudio, "Estos ratones viejos y gordos pueden desempeñarse en estas pruebas de habilidades tan bien como los ratones jóvenes y esbeltos".

POR SIEMPRE JOVEN

El doctor Sinclair también notó que los hallazgos preliminares indicaban que el resveratrol también podía extender la vida de los ratones esbeltos. Sinclair es el cofundador de Sitris Pharmaceuticals Inc., compañía que hoy evalúa la efectividad del resveratrol contra la diabetes humana. Recuerde, las personas con diabetes no controlada envejecen más rápido que las no diabéticas. Es emocionante darse cuenta de que, si el resveratrol puede mejorar la salud y extender la vida de personas con muchas enfermedades, debe tener un efecto mucho más rejuvenecedor en individuos sanos. Sitris realiza hoy una investigación de lo más avanzada acerca de la familia de genes sirtuinos, que ha mostrado tener un efecto importante en la duración de la vida de la levadura y los nemátodos.

El National Institute of Aging encontró resultados tan alentadores que hoy considera repetir el experimento en macacos de India, pues sus genes son mucho más compatibles con los humanos. Por supuesto, se espera que resultados como éstos puedan replicarse en los humanos.

LA DOSIS DIARIA PARA HUMANOS

Los ratones obesos que seguían una dieta alta en grasas más el resveratrol consumían dosis muy grandes de este antioxidante —y fungicida y anticancerígeno—, las cuales equivalen a 24 miligramos por cada kilogramo de peso corporal. Los suplementos de resveratrol suelen contener de 10 a 20 miligramos por cápsula, de modo que una persona de 60 kilogramos necesitaría tomar unas 94 cápsulas estándar al día —alrededor de 1 410 miligramos de resveratrol— para igualar la dosis que produjo tan notables resultados en los ratones.

Sin embargo, en otra parte del estudio, a ratones obesos se les dio una dosis mucho menor, equivalente a 5 miligramos por kilogramo al día. Ellos se beneficiaron de maneras similares a los ratones que recibieron las dosis altas, aunque en un grado menor. Esta dosis menor equivaldría a 295 miligramos de resveratrol al día para nuestra persona hipotética de 60 kilogramos, alrededor de 20 cápsulas estándar de resveratrol al día. De hecho, tanto el doctor Sinclair como varios de sus asociados del laboratorio han estado tomando dosis diarias de resveratrol equivalentes a cinco miligramos por kilogramo, sin efectos adversos aparentes.

LA REDUCCIÓN DEL GIGANTE: MÁS RESULTADOS NOTABLES

Además del estudio de Harvard, una prueba reciente realizada en Francia confirma aún más los beneficios del resveratrol contra el envejecimiento. Ratones a los que se dio una dieta alta en calorías también recibieron altas dosis de resveratrol. Por increíble que parezca, el metabolismo y el tejido muscular de los ratones era como de atletas jóvenes y fuertes. A partir de los 40 años, el cuerpo humano empieza a sufrir un lento y progresivo deterioro en su eficiencia metabólica, que se caracteriza por el agrandamiento de la cintura y la disminución de la fuerza y la resistencia. En verdad, la mayoría de los problemas de salud en la madurez tienen que ver con el deterioro del metabolismo por causa de la edad.

Como hemos aprendido, las reacciones metabólicas más importantes de las células ocurren en su mitocondria, los pequeños órganos que contienen los genes y las enzimas necesarios para las reacciones metabólicas, incluida la conversión de las moléculas de alimento en formas utilizables de energía. Esta energía es el cimiento mismo del metabolismo celular. Una célula joven se caracteriza por una óptima producción de energía. Cuando la producción se hace más lenta, el proceso de envejecimiento comienza. Por lo tanto, nuestra meta es acelerar el metabolismo celular: los procesos químicos y fisiológicos mediante los cuales el cuerpo se construye, se conserva, y descompone los nutrimentos para producir energía. En conjunto, a los diversos deterioros derivados de la edad —y del estilo de vida— y que se relacionan con el aumento en los índices de diabetes y enfermedades del corazón, se les conoce con el término de *síndrome metabólico*, bien conocido por nosotros.

Hoy, alentadoras investigaciones realizadas en Francia ponen mayor énfasis en el uso del resveratrol como una importante estrategia terapéutica contra el síndrome metabólico. Al igual que los ácidos omega-3 de origen marino (ver el capítulo 3), el resveratrol es reconocido como un aliado en la lucha por evitar estos peligrosos factores de riesgo. Y, al igual que los omega-3, el resveratrol puede ayudarnos a dejar de acumular grasa corporal a medida que envejecemos.

El equipo francés del Instituto de Genética y Biología Molecular y Celular, dirigido por el doctor Johan Auwerx, acaba de publicar un estudio sobre el resveratrol, y sus resultados son tanto o más emocionantes que los del estudio de Harvard ya mencionado.

Todos sabemos que una dieta alta en grasas y calorías es el principio del fin para nuestra salud y apariencia. Sin embargo, este estudio francés descubrió que el uso del resveratrol contrarrestaba notablemente estos efectos. Las altas dosis orales de resveratrol:

- prevenían el aumento de peso y reducían el tamaño de las células de grasa;

- evitaban que los animales del estudio desarrollaran el síndrome metabólico;
- aumentaban el número de mitocondrias productoras de energía en las células musculares;
- impulsaban la termogénesis (la quema de grasa corporal);
- incrementaban la capacidad aeróbica de los animales (o sea, incrementaban su resistencia física);
- mantenían la sensibilidad de sus células a la insulina, y con ello, moderaban los niveles de azúcar en la sangre;
- transformaban las fibras musculares en las del tipo *lento* que suelen observarse en atletas;
- aumentaban la fuerza muscular y reducían la fatiga muscular;
- mejoraban la coordinación de los animales;
- no activaban el PGC1-Alfa (un coactivador de transcripción de receptores nucleares importantes para la regulación de diversos genes mitocondriales involucrados en el metabolismo oxidativo) en los músculos cardiacos de los animales, lo cual podría resultar nocivo; y,
- no producía efectos adversos en el hígado y otros órganos.

Considero que los resultados de estos estudios son alentadores en extremo. Reiteran el hecho de que tal vez seamos capaces de tratar muchos padecimientos degenerativos con sustancias naturales, sustancias que pueden funcionar de manera fisiológica, es decir, *con* el cuerpo y no *contra* él. De entre estas sustancias, el resveratrol parece ser una de las más importantes.

SI COME LA MITAD, VIVIRÁ EL DOBLE

Como hemos visto en este libro, mantener un peso saludable es indispensable en la prevención de la resistencia a la insulina y de la formación de AGE. Esto adquiere una importancia particular a medida que envejecemos y experimentamos problemas de metabolismo. Un método que ha demostrado poderes para reducir significativamente los niveles de azúcar en la sangre es la restricción calórica. Desde la década de 1930, extensas investigaciones han mostrado que las dietas bajas en calorías mejoran la salud y prolongan la vida de casi todas las especies puestas a prueba, entre ellas: gusanos, arañas, roedores, perros, vacas y monos.

Antes de estos estudios con resveratrol y otros fascinantes estudios con cromo-niacina, las únicas estrategias comprobadas para prolongar la vida habían sido la restricción calórica y el ayuno.

Varios científicos han investigado el ayuno intermitente como un método de restricción calórica para obtener beneficios para la salud y la longevidad. Sus hallazgos han indicado que el ayuno intermitente previene el progreso de la nefropatía diabética del tipo 1 en ratas y cambia la expresión del grupo de enzimas Sir2 y de la proteína p53. Tanto el ayuno intermitente como la restricción calórica son efectivas para prolongar la vida.

Seguramente, usted ya sabe que una dieta mejor (es decir, más frugal) puede hacer maravillas en los casos de diabetes del tipo 2 y problemas relacionados, incluida una reducción significativa en la formación de AGE. Casi todos los defensores de la restricción calórica recomiendan disminuir el consumo de calorías entre 2 y 40 por ciento. Yo le recomiendo que empiece por reducir los alimentos muy calóricos y poco nutritivos, así como por eliminar de su dieta la mayoría de las grasas saturadas.

Los beneficios producidos en los ratones por el resveratrol de origen alimentario en el estudio francés se derivan de sus efectos en una enzima llamada SIRT1, que pertenece a una familia de enzimas recién descubiertas llamadas sirtuinas. Las enzimas sirtuinas son los reguladores universales del envejecimiento en prácticamente todos los organismos vivientes. Estudios anteriores mostraron que la SIRT2 activa una sustancia llamada PGC1-Alfa,

RESOLVIENDO EL MISTERIO DE LA RESTRICCIÓN CALÓRICA

En el capítulo 1 mencionamos un estudio con ciertos gusanos nemátodos (*Caenorhabditis elegans*) que elevaban los niveles de una importante enzima involucrada en la protección contra la glicación. Esto dio como resultado la disminución de la glicación y la prolongación de la vida en 40 por ciento.

En otro estudio con nemátodos publicado en la gaceta *Nature* y transmitido por la cadena BBC, investigadores estadounidenses revelaron un gen que está ayudando a los científicos a resolver por completo el misterio de cómo la restricción calórica aumenta la longevidad.

El estudio reveló que un gen conocido como pha-4 tenía un efecto significativo en la prolongación de la vida. Andrew Dillin, colaborador de la gaceta y profesor asociado en el Salk Institute for Biological Studies, dijo: "Si usted come muy poco, se pondrá en camino de la inanición y su vida se acortará. Si usted come en exceso, sucumbirá a la obesidad y también tendrá una vida corta. La restricción alimentaria es un verdadero punto de equilibrio entre los dos extremos, una reducción de entre 60 y 70 por ciento en el consumo normal de alimentos. Pero durante 72 años, nosotros no supimos cómo funcionaba.

"Éste es el primer gen encontrado por nosotros que es del todo esencial para la respuesta de longevidad a la restricción alimentaria", explicó Dillin. "Por fin contamos con evidencias genéticas para desenmarañar el programa molecular necesario para lograr una mayor longevidad en respuesta a la restricción calórica."

Lo interesante de este estudio es que los humanos y otros mamíferos también tenemos genes comparables con el pha-4. Estos genes desempeñan un papel clave en el crecimiento de los niños y, en etapas posteriores, son importantes en la regulación del glucagón, una hormona que interviene de manera fundamental en la estabilidad de los niveles de glucosa en la sangre. Esta función tiene una importancia particular durante periodos de restricción alimentaria o ayuno severos.

"El pha-4 debe ser el gen que más ayuda a los animales a superar las difíciles condiciones de vivir por largos periodos con muy poca comida", explicó el doctor Dillin.

Si este tipo de estudios logran traducirse en beneficios para los humanos, los científicos tratarán de crear medicamentos que imiten los efectos de la restricción calórica sin tener que reducir las calorías en 60 por ciento.

Como no es fácil que los humanos aceptemos de buena gana la restricción calórica o el ayuno, la creación de tales medicamentos implicaría un gran beneficio. Lo bueno es que hoy contamos con sustancias como el resveratrol que parecen surtir efectos positivos similares.

que proporciona excelentes beneficios contra el envejecimiento. La PGC1-Alfa:

- estimula las células para producir más mitocondrias, con lo cual aumenta la energía en la célula. Recuerde que una célula joven se caracteriza por la producción de energía;
- incrementa la capacidad antioxidante requerida para manejar los radicales libres generados por las mitocondrias adicionales;
- cambia la mezcla de fibras en los músculos de manera que haya más de las del tipo lento, a menudo observadas en los atletas de gran resistencia; y,
- provoca la quema de grasa corporal al incrementar la termogénesis del tejido adiposo oscuro.

Los nuevos descubrimientos demuestran que el resveratrol activa la enzima SIRT1 en animales vivos, con efectos metabólicos muy reales y deseables que imitan los de la restricción calórica.

COMANDO CENTRAL

Las evidencias indican que la enzima SIRT1 regula las disposiciones metabólicas para pasar del estado reproductivo al de mera supervivencia cuando los niveles de gasto energético disminuyen drásticamente en nuestras células.

En un principio, se creyó que el papel principal de las enzimas sirtuinas era extraer las moléculas clave de las proteínas que rodean el ADN, parte de los procesos mediante los que las células *encienden* y *apagan* sus genes. Sin embargo, hoy los investigadores saben que las sirtuinas forman parte de un sistema de realimentación que refuerza la supervivencia de la célula durante periodos de tensión, sobre todo si la tensión proviene de la falta de alimento.

Como ya se mencionó, la restricción calórica ha demostrado que puede prolongar la vida en 50 por ciento o más en toda una variedad de criaturas, como las moscas, los gusanos y los ratones. La clave es tener una dieta nutritiva que contenga 30 por ciento menos calorías que las que uno suele comer.

Las enzimas sirutinas evolucionaron para ayudarnos a sobrevivir durante periodos difíciles como los de escasez de alimentos o hambruna. Tanto el hambre como el resveratrol activan las sirtuinas. Una vez activadas, estas enzimas alteran las proteínas que afectan el proceso de envejecimiento, con lo cual ayudan a evitar las principales enfermedades degenerativas de la vejez, tales como cáncer, diabetes, enfermedades del corazón y demencia.

Como hemos visto, desde la década de 1930 se ha sabido que los animales sometidos a un régimen de restricción calórica gozan de mejoras significativas en su salud y longevidad. Por ello, no sorprende el reciente descubrimiento de que las sirtuinas desempeñan un papel fundamental en los mecanismos moleculares que producen los beneficios de una restricción calórica tan extrema. En verdad, algunas de las señales más significativas del envejecimiento podrían derivarse de la disminución en la actividad de las enzimas del tipo de las sirtuinas, por causa de la propia edad.

Hoy podemos suponer que millones de personas esperarán con ansia que se realicen las inevitables pruebas en humanos.

La promesa del resveratrol radica en la respuesta a tres preguntas clave:

1. ¿Existe un nivel de ingestión mínimo por debajo del cual el resveratrol de origen alimentario no produzca beneficios metabólicos?

2. ¿Acaso las dosis menores de resveratrol producen beneficios metabólicos en grados proporcionalmente menores?

3. ¿Pueden los científicos modificar el resveratrol para que sea efectivo en dosis mucho menores?

Entretanto, nosotros podemos disfrutar de alimentos y bebidas ricos en resveratrol, como el vino tinto, el jugo de uva morada, las uvas moradas, el chocolate para beber, el té y algunas bayas, incluidos los arándanos rojos y azules, las frambuesas y las moras. Compre frutas orgánicas de modo que pueda comer la cáscara sin temor; por ejemplo, en las uvas, el resveratrol se concentra en la cáscara.

Para saber donde encontrar los mejores suplementos de resveratrol, consulte la sección *Recursos* y siga las dosis recomendadas en las etiquetas.

El propósito de expandir el tiempo promedio de salud óptima de las personas es más importante que el de prolongar su vida. Por fortuna, la combinación correcta de antioxidantes, con el resveratrol y los ácidos omega-3 como la parte más importante, puede hacer que logremos tener ambas cosas: una vida más larga y saludable.

PARTE CUATRO

Estrategias anti-age para la piel

8. Siete amenazas para una piel joven

En este capítulo hablaremos sobre las siete amenazas principales para una piel joven, hermosa y saludable. Sin embargo, no sólo la piel enfrenta tales amenazas. Si los AGE han atacado la piel, es seguro que ya afectan todos los demás sistemas de órganos del cuerpo, desde el corazón hasta los ojos, el cerebro y los riñones. Los AGE no distinguen en su destrucción: son destructores oportunistas y ninguna parte de la mente o el cuerpo es inmune a su destrucción. En el siguiente capítulo, usted conocerá las terapias revolucionarias que hoy pueden formar parte de su régimen anti-AGE para combatir estas siete amenazas.

AMENAZA 1: LA DIETA ACELERADORA DE AGE

Comenzaré por hablar de la dieta, pues alimentarnos es algo que hacemos a diario, tres o más veces al día. Por desgracia, suele ser una acción que realizamos de manera un tanto inconsciente. Sin siquiera fijarnos, tomamos el refresco (mal) o el refresco *de dieta* (igual de mal) en vez de una botella de agua de manantial (bien). O mordemos el *bagel* o la danesa (mal) en lugar de un vaso de yogur natural y un pedazo de fruta (bien). Si usted es una mujer estadounidense de entre 12 y 100 años de edad, es probable que libre una lucha permanente por bajar de peso. En este caso, quizá se alimente de pasteles de arroz (aceleradores de AGE) o ensaladas verdes (bien) pero con aderezos sin grasa (mal: si no consumimos grasas buenas, no podemos quemar la grasa ni absorber los nutrimentos y antioxidantes de la ensalada). Y así vivimos. Si reflexionamos en nuestras opciones de alimentos y bebidas antes de tomarlas, nuestra salud mejorará, nuestro peso disminuirá y nuestra piel rejuvenecerá.

Como veremos, no sólo el diámetro nuestra cintura sufre las consecuencias de nuestras malas elecciones alimentarias. Mis investigaciones han mostrado que la mejor estrategia para mantener el cuerpo sano y la piel lozana y radiante es seguir la dieta anti-AGE, creada para controlar con todo cuidado los niveles de azúcar en la sangre y de insulina. Los lectores de mis libros anteriores reconocerán que algunos de los componentes de esta dieta aparecen también en la dieta antiinflamatoria, pero estas recomendaciones se han refinado a la luz de las nuevas investigaciones sobre los AGE.

Esto significa que debemos evitar los alimentos aceleradores de los AGE y proinflamatorios, todos los cuales provocan una respuesta glucémica en el cuerpo (es decir, que causan una rápida elevación del azúcar en la sangre). Estos alimentos incluyen todas las formas de azúcar, alimentos procesados, pastas, panes, pasteles, galletas y bocadillos tales como los pasteles de arroz o maíz, las papas fritas y los *pretzels*. En el capítulo 4 aparecen extensas listas de alimentos *buenos* y *malos*. *Grosso modo*, yo digo a mis pacientes que si el alimento fue creado por la naturaleza y no en un laboratorio, entonces es una opción buena, segura y saludable (con excepción de las papas, las cuales causan estragos con nuestra glucosa en la sangre). Como hemos visto en los capítulos anteriores, los alimentos muy dorados y oscurecidos contribuyen a la formación de AGE, al igual que los aditivos tales como el colorante de caramelo y todas las formas de azúcar añadida, incluida la fructosa y el aceite de maíz alto en fructosa.

Estos alimentos *malos* producen una respuesta inflamatoria que desemboca en la formación de AGE y la aceleración del proceso de envejecimiento en todos los sistemas del cuerpo. Esto incluye nuestro órgano más grande y visible, la piel, que empieza a sufrir de inflexibilidad, arrugas, flacidez y pérdida de firmeza, tono, brillo y textura.

En lugar de consumir alimentos proinflamatorios, necesitamos elegir los que eviten la inflamación y/o que no promuevan la formación de AGE. Aunque puede consultar las extensas listas de recomendaciones alimentarias que se incluyen en el capítulo 4, para mis propósitos en este capítulo, proporciono a continuación un panorama general de la dieta anti-AGE.

En primer lugar, necesitamos proteínas adecuadas (la falta de proteínas acelera el envejecimiento) de manera que nuestras células puedan repararse a sí mismas. Las proteínas son los ladrillos de construcción de la vida, y los AGE pueden degradarlas con gran rapidez en nuestro cuerpo. Las proteínas no pueden almacenarse en el cuerpo, por lo que debemos consumirlas todos los días en cada comida. Los pescados y mariscos, el pollo, los huevos y los productos lácteos bajos en grasa como el yogur, el kefir y el tofu son fuentes excelentes de proteínas de alta calidad.

En segundo lugar, necesitamos carbohidratos de bajo índice glucémico (aquellos que no provocan respuesta glucémica cuando se consumen con moderación). Estos incluyen las frutas y verduras frescas y de brillante color, los granos integrales como las gachas de avena, y las legumbres como los frijoles y lentejas.

Por último, necesitamos incluir grasas saludables como los ácidos grasos esenciales omega-3 que encontramos en el salmón salvaje. Podemos obtener otras grasas saludables en el asaí, el aguacate, el aceite de oliva extravirgen, las aceitunas, las nueces y las semillas, todos los cuales ayudarán a mantener la piel flexible y libre de arrugas.

En cuanto a las bebidas, las mejores opciones incluyen el agua pura de manantial, el té (incluido el té verde) y, si usted bebe vino, un vaso ocasional de vino tinto. Yo no soy aficionado a ninguna clase de bebida dietética; aunque no contengan azúcar ni otros edulcorantes promotores de los AGE, pueden contener colorantes de caramelo, conservadores peligrosos y edulcorantes químicos con un perfil de seguridad muy cuestionable. Cuando sea posible, evite toda clase de sustancias químicas en su dieta, desde residuos de pesticidas en frutas y verduras no orgánicas hasta aditivos y conservadores. No sabemos cómo nuestro cuerpo procesa todas esas sustancias extrañas a largo plazo, y en vista de los altos índices de enfermedades como el cáncer, los cuales aumentaron significativamente después de la Segunda Guerra Mundial y de la aparición de los alimentos procesados, parecería que nuestro cuerpo no los procesa muy bien.

Seguir una dieta y un estilo de vida antiinflamatorios son la clave de la salud, la longevidad, la claridad mental, el bienestar y una piel bella y juvenil. Es una de las mejores estrategias para protegernos contra los peligros de la formación de AGE y la nociva inflamación resultante.

AMENAZA 2: LA EXPOSICIÓN EXCESIVA AL SOL

Estudios recientes han proporcionado evidencias de que los AGE incrementan la sensibilidad de las células de nuestra piel al estrés oxidativo inducido por los rayos ultravioleta. Los AGE son mediadores clave en el retraso o la interrupción del crecimiento de las células de la piel. Un importante estudio llamado "Inhibición fotosensibilizada del crecimiento de células cultivadas de piel humana: mecanismo y supresión del estrés oxidativo producido por la radiación solar de proteínas glicadas", sustenta la hipótesis de que las proteínas modificadas por los AGE —en otras palabras, las proteínas que han experimentado la glicación— actúan como sensibilizadores endógenos (internos) del daño celular fotooxidativo (producido por la luz solar). O sea que estas proteínas hacen que el daño que sufren las células dérmicas por los radicales libres inducidos por el sol sea aún mayor del que sufrirían si las células no estuvieran debilitadas por la formación de AGE.

Una vez que la piel ha sido dañada por los AGE, aumenta su riesgo de desarrollar fotoenvejecimiento y fotocarcinogénesis (cáncer en la piel) cuando está a merced de los radicales libres generados por la luz ultravioleta. El bronceado de la piel es una reacción enzimática de oscurecimiento a la luz ultravioleta y la enzima tirosinasa, que interviene en el aumento de la producción de melanina. Aunque no se trata de una verdadera reacción de Malliard —la cual requiere de una temperatura de 110° C o más—, es algo en extremo peligroso. Los baños de sol y el bronceado aceleran el envejecimiento de la piel e incrementan el riesgo de padecer cáncer en la piel a cualquier edad, pero son particularmente dañinos durante la vejez.

Hoy, casi todo el mundo sabe que la exposición excesiva y constante a la luz del sol influye de manera importante en el envejecimiento de la piel y en el desarrollo del cáncer de piel. De hecho, la radiación ultravioleta es el principal factor ambiental causante del envejecimiento de la piel. La piel humana, al igual que todos los demás órganos, sufre de envejecimiento cronológico; sin embargo, a diferencia de otros órganos, nuestra piel está en contacto directo con el medio ambiente. Por lo tanto, el daño ambiental añade otra dimensión al proceso de envejecimiento.

Y no olvide que sus ojos también envejecen y requieren de protección contra el sol. Los lentes oscuros protegen sus ojos de los rayos ultravioleta y reducen el riesgo de padecer cataratas. También protegen la delicada piel que rodea sus ojos de la exposición al sol. Los lentes oscuros que bloquean los rayos ultravioleta A y B ofrecen la mejor protección. La mayoría de los lentes de sol que se venden en Estados Unidos, sean baratos o caros, cumplen con esta característica. Los lentes oscuros que envuelven todo el ojo funcionan mejor, pues también obstruyen los rayos ultravioleta desde los costados.

Los rayos ultravioleta son una forma de radiación invisible que puede penetrar en la piel y modificar la estructura de las células cutáneas. La protección contra la exposición excesiva al sol es importante durante todo el año y no sólo durante el verano y en la playa; los rayos ultravioleta pueden causar daños a la piel en cualquier estación o temperatura. Siempre que sean capaces de alcanzar la Tierra, usted necesitará protegerse de la excesiva exposición al sol. Por muchas razones de salud, nosotros necesitamos cierto grado de exposición al sol, tan sólo use la moderación y evite el sol durante las horas pico (de 10 AM a 4 PM durante el horario de verano y de 9 AM a 3 PM durante el horario normal), las más riesgosas para la exposición a los rayos ultravioleta en Estados Unidos. En Norteamérica, la radiación ultravioleta llega a su punto máximo durante el final de la primavera y el principio del verano.

Recuerde: los rayos ultravioleta no sólo llegan a usted en días claros y soleados, sino también los nublados y brumosos. Además, se reflejan en superficies como el agua, el cemento, la arena y la nieve.

Al igual que el envejecimiento cronológico, el envejecimiento de la piel por sol es un proceso acumulativo. Pero mientras el envejecimiento cronológico depende del paso del tiempo, éste depende de la pigmentación cutánea individual y del grado de exposición al sol. Las personas de pigmentación clara que pasan mucho tiempo al aire libre, sobre todo quienes viven en climas cálidos, experimentarán el mayor grado de fotoenvejecimiento, lo cual puede conducir a:

- la formación de AGE;
- la inhibición del crecimiento de nuevas células dérmicas en la piel con AGE;
- la pérdida de elasticidad de la piel;
- una piel más delgada y de apariencia translúcida;
- arrugas;
- una piel seca, áspera y con apariencia coriácea;
- capilares rotos en el rostro;
- pecas;
- manchas hepáticas en la cara, el dorso de las manos, los brazos, el pecho y la espalda alta;

- puntos o manchas en la parte inferior de las piernas y los brazos; y,
- cáncer de piel.

Por desgracia, si usted visita cualquier playa desde Río hasta Daytona, desde los Hamptons hasta St. Tropez, verá a gente de todas edades que se asa bajo el sol, a pesar de la gran cantidad de información ampliamente publicitada acerca de los peligros de broncearse. Y resulta aún peor cuando las personas fuman o beben cocteles mientras se broncean, pues sin advertirlo, multiplican de manera exponencial el daño de los AGE, generados también por los letales aldehídos provenientes del tabaco y el alcohol. Recuerde, con esto no me refiero a la exposición saludable al sol que todos necesitamos para absorber la vitamina D y así fortalecer nuestros huesos. El peligro está en el bronceado, y esto va tanto para el bronceado solar como para las camas bronceadoras. Según la Academia Estadounidense de Dermatología, más de un millón de personas visitan los salones de bronceado en un día promedio. Pero muchos no saben que los aparatos para broncearse en interiores, como las camas y lámparas bronceadoras, emiten una radiación ultravioleta similar y a veces más poderosa que la del sol.

En torno al cáncer de piel, los Centros para el Control de las Enfermedades dicen: al igual que otras partes de nuestro cuerpo, la piel es un lugar donde puede desarrollarse el cáncer. Por fortuna, casi todos los tipos de cáncer de piel pueden curarse cuando se descubren temprano y se tratan pronto. Además, si usted tiene un buen conocimiento general del cáncer de piel, sabrá que también puede prevenirse.

De acuerdo con la American Cancer Society, cada año se presentan 600 mil casos de cáncer de piel en Estados Unidos, de los cuales se estima que 8 200 tienen un desenlace fatal.

Cuando la piel se expone al sol, puede experimentar toda una serie de cambios tanto a corto como a largo plazo. A corto plazo, la exposición excesiva al sol produce un efecto doblemente nocivo. El daño del sol en la piel acelera el proceso de glicación y, al mismo tiempo, las proteínas de la piel que han sido modificadas por la glicación sensibilizan el ADN a los efectos nocivos de los rayos ultravioleta provenientes del sol.

Con el tiempo, la exposición al sol también contribuye con la reducción de los niveles de colágeno de la piel. Los rayos ultravioleta A generan radicales libres que oxidan las proteínas, los lípidos y el ADN de la piel, mientras los rayos ultravioleta B absorbidos por el ADN promueven el entrecruzamiento de las proteínas adyacentes. El resultado final es la proliferación de una enzima destructiva conocida como metaloproteinasa de matriz extracelular y la disminución de la molécula que el cuerpo utiliza para producir colágeno. Limite su exposición libre al sol a entre 20 y 30 minutos a día, y proteja su piel (con sombreros, pañuelos y cremas bloqueadoras contra rayos ultravioleta A y B) en otros momentos, sobre todo durante las horas de máxima intensidad mencionadas anteriormente.

EFECTOS INMEDIATOS DE LA EXPOSICIÓN AL SOL

- *Bronceado*: El bronceado no es una señal de buena salud. Como mecanismo de defensa, el cuerpo produce un pigmento llamado melanina, que oscurece la piel. El bronceado hace que la piel envejezca prematuramente.

- *Quemadura de sol*: Las quemaduras de sol ocurren cuando el cuerpo recibe cantidades excesivas de radiación (el efecto del sol no se percibe en toda su magnitud sino hasta 14 o 24 horas después). Junto con la quemadura pueden aparecer ampollas, lo cual indica una quemadura de segundo grado.

EFECTOS RETARDADOS DE LA EXPOSICIÓN AL SOL

- *Cambios en la piel*: La piel puede cambiar de diversas maneras. El sol puede hacer que la piel envejezca, se arrugue, engrose, se reseque, se llene de pecas, se manche o desarrolle una textura áspera.

- *Cánceres de piel*: Los cánceres de piel son causados por la exposición excesiva a los rayos ultravioleta del sol. Es importante recordar que las quemaduras de sol no son la única condición que lleva al desarrollo del cáncer de piel. La exposición a la luz ultravioleta, la herencia y el medio ambiente también son importantes.

Existen tres tipos de cáncer de piel: el carcinoma basocelular, el carcinoma escamoso y el melanoma. Los primeros dos tipos son muy comunes y se curan con facilidad, mientras el tercer tipo, si no se detecta a tiempo, puede ser muy peligroso, incluso letal. Cada año aparecen alrededor de 32 mil nuevos casos de melanoma, los cuales provocan cerca de 6 700 muertes.

Si usted cree que las arrugas causadas por la luz solar poco tienen que ver con el desarrollo de cáncer de piel, no lo tome a la ligera. Se trata del primer paso de un largo y peligroso viaje. Cuando se asolee, sea razonable.

AMENAZA 3: EL ESTRÉS

De entre las fuerzas aceleradoras de los AGE, yo creo que el estrés es la más destructiva. Afecta a todo el mundo, razón por la cual dedico un espacio significativo a ayudar a los lectores a entender todas las implicaciones de ponernos a su merced. El estrés contribuye con muchos efectos negativos, incluida la instigación de ciertos cambios hormonales en el cuerpo, los cuales alteran con rapidez el funcionamiento de las células en los órganos vitales. Estos efectos acaban por reflejarse en su piel. Como verá en este capítulo, el estrés tiene un impacto directo en los niveles de glucosa en la sangre y en la formación de AGE debido su relación con la hidrocortisona, comúnmente llamada *corticol* u hormona del estrés.

El estrés puede liberar la hormona catabólica (catabolismo es el proceso metabólico en que los materiales se degradan o descomponen) hidrocortisona. La hidrocortisona suele secretarse como respuesta a lesiones o al estrés prolongado. Sus funciones incluyen el control de la inflamación, el incremento del catabolismo muscular, la supresión de la respuesta inmunológica y la conservación de una circulación vascular y un funcionamiento renal normales. También controla la glucólisis, el proceso metabólico por el que el cuerpo descompone los carbohidratos y azúcares para poder usarlos. Si se elevan de manera crónica, mantendrán elevada el azúcar en la sangre y, de este modo, promoverán la formación de AGE; ésta es la conexión principal entre los AGE y la hidrocortisona.

Tener grandes cantidades de hidrocortisona circulando en nuestro torrente sanguíneo por largos periodos resulta sumamente tóxico. Nuestras células cerebrales —o *neuronas*— son sensibles en extremo a los efectos de la hidrocortisona. Estos altos niveles circulantes de hidrocortisona causarán la muerte de las neuronas; en verdad, los niveles elevados de hidrocortisona son capaces de hacer que el cerebro se encoja. La hidrocortisona excesiva también puede destruir el sistema inmunológico, encoger otros órganos vitales, reducir la masa muscular y causar el adelgazamiento de la piel. También acelerará la aparición de arrugas y el envejecimiento general de la piel, además de hacer que los vasos sanguíneos de debajo de la piel luzcan más prominentes.

ENTENDER EL ESTRÉS

De acuerdo con unas investigaciones muy ilustrativas recopiladas por el National Institute of Child Health and Human Development (NICHD) —una división de los National Institutes of Health—, la mejor explicación del estrés y de sus efectos proviene de una teoría formulada por los doctores George Chrousos, jefe del departamento de endocrinología pediátrica y reproductiva del NICHD, y Philip Gold, del departamento de neuroendocrinología clínica del National Institute of Mental Health (NIMH), la cual exponemos a continuación.

Cuando su vida o seguridad personal se ven amenazadas, el cuerpo activa una respuesta que le deja sin aliento, con el corazón latiendo muy fuerte y la mente acelerada. Desde el fondo de su cerebro, una señal química inyecta hormonas del estrés en el torrente sanguíneo, con lo cual indica a su cuerpo que esté alerta y listo para escapar del peligro. Su concentración se enfoca, su tiempo de reacción se acelera y su fuerza y agilidad aumentan. Cuando la situación tensa termina, la señal hormonal desactiva la respuesta del estrés y su cuerpo vuelve a la normalidad.

Pero en nuestra sociedad moderna, el estrés no siempre se detiene. Muchos de nosotros albergamos ansiedad y preocupaciones acerca de los acontecimientos y las relaciones cotidianas. Los altos niveles de hormonas del estrés permanecen en circulación por nuestros sistemas y nunca abandonan nuestra sangre y tejidos. De este modo, la respuesta de estrés, que dio a nuestros antepasados la rapidez y resistencia necesarias para escapar de las situaciones que amenazaban su vida, permanece activa y constante en muchas personas modernas, y nunca para.

Las investigaciones muestran que una respuesta de estrés tan prolongada puede tener un efecto dañino y hasta letal en el cuerpo al incrementar el riesgo de padecer afecciones como obesidad, síndrome metabólico, enfermedades del corazón, depresión y muchas otras. La hidrocortisona tiene una relación directa con el metabolismo adecuado de la glucosa y la liberación de la insulina para mantener niveles sanos de azúcar en la sangre. El exceso de hidrocortisona provoca desequilibrios del azúcar en la sangre tales como la hiperglucemia, que se vincula directamente con la formación de AGE.

Gran parte del conocimiento actual del estrés y de sus efectos proviene de la teoría de los doctores Chrousos y Gold. Su teoría explica la compleja interacción entre el sistema nervioso y las hormonas del estrés: el sistema hormonal conocido como el eje hipotalámico-pituitario-adrenal (eje HPA). Durante los últimos 20 años, el doctor Chrousos y sus colegas han utilizado la teoría para entender toda una serie de padecimientos relacionados con el estrés, incluida la depresión, el síndrome de Cushing, la anorexia nerviosa y el síndrome de fatiga crónica.

EL CIRCUITO DEL ESTRÉS

El eje HPA es un patrón de realimentación mediante el cual las señales del cerebro activan la liberación de las hormonas necesarias para responder al estrés. Debido a su función, el eje HPA a veces recibe el nombre de *circuito del estrés.*

En pocas palabras, en respuesta al estrés, la región cerebral conocida como hipotálamo libera la hormona liberadora de la corticotropina o CRH. A su vez, la CRH actúa sobre la glándula pituitaria, localizada justo atrás del cerebro, y activa la liberación de otra hormona, la adrenocorticotropina o ACTH, en el torrente sanguíneo. Después, la ACTH ordena a las cápsulas suprarrenales —ubicadas en la parte superior de los riñones— que liberen una serie de compuestos hormonales.

Estos compuestos incluyen la epinefrina (antes conocida como adrenalina), la norepinefrina (antes conocida como noradrenalina) y la hidrocortisona. Las tres hormonas permiten que el cuerpo responda a las amenazas. La norepinefrina y la epinefrina aumentan la presión arterial y el ritmo cardiaco, llevan sangre a los músculos y aceleran el tiempo de reacción. La hidrocortisona, también conocida por ser un glucocorticoide, libera el azúcar (en forma de glucosa) de las reservas del cuerpo, de modo que este combustible esencial pueda usarse para dar mayor poder a los músculos y al cerebro. Sin embargo, los niveles elevados de hidrocortisona pueden causar un exceso de sangre en el torrente sanguíneo, lo cual a su vez promueve la formación de AGE y, por consecuencia, la inflamación.

Por lo regular, la hidrocortisona también tiene un efecto de realimentación pues, al actuar sobre el hipotálamo para que deje de producir la hormona CRH, detiene la respuesta de estrés una vez que la amenaza ha desaparecido.

Este circuito del estrés afecta los sistemas de todo el cuerpo. Las hormonas del eje HPA surten su efecto en el sistema nervioso autónomo, que controla funciones tan vitales como el ritmo cardiaco, la presión arterial y la digestión. El eje HPA también se comunica con diversas regiones del cerebro, incluido el sistema límbico, que controla la motivación y el estado de ánimo, la amígdala cerebelosa, que genera miedo en respuesta al peligro; y el hipocampo, que desempeña un papel importante en la formación de la memoria. Además, el eje HPA está conectado con las regiones del cerebro que controlan la temperatura corporal, suprimen el apetito y controlan el dolor.

De manera similar, el eje HPA interactúa con muchos otros sistemas glandulares, entre ellos, los que producen las hormonas reproductoras, del crecimiento y tiroideas. Una vez activada, la respuesta del estrés desactiva los sistemas hormonales que regulan el crecimiento, la reproducción, el metabolismo y la inmunidad. A corto plazo, esta respuesta es útil, pues nos ayuda a disponer de recursos bioquímicos adicionales para lidiar con la amenaza.

ESTRÉS, HERENCIA Y MEDIO AMBIENTE

De acuerdo con el doctor Chrousos, la respuesta del estrés varía de persona en persona. Al parecer, tiene cierta influencia de factores hereditarios. Por ejemplo, es probable que en la mayoría de las personas el eje HPA funcione de manera adecuada al permitirles responder adecuadamente a las amenazas y luego desactivarse cuando la amenaza ha pasado. Sin embargo, debido a las diferencias en los genes que controlan el eje HPA, algunas personas no tienen una respuesta lo bastante fuerte ante la amenaza, mientras otras responden de manera excesiva incluso a peligros menores.

Más allá de las diferencias biológicas, el estrés extremo puede alterar de manera permanente el eje HPA en cualquier etapa del ciclo vital: la adultez, la adolescencia, la niñez o incluso dentro del útero.

Si se presentan grandes tensiones durante la niñez temprana, el patrón de realimentación del HPA se hace más y más fuerte con cada nueva experiencia de estrés. Esto produce individuos que en su vida adulta funcionan con un circuito del estrés en extremo sensible. En situaciones donde la vida está en riesgo —como vivir en un área devastada por la guerra— esta respuesta exagerada puede ayudar a un individuo a sobrevivir. Sin embargo, en la sociedad contemporánea, esto suele causar que el individuo tenga reacciones hormonales exageradas ante situaciones comparativamente menores.

EL TRACTO GASTROINTESTINAL Y EL ESTRÉS

Como muchos de nosotros sabemos, el estrés también puede derivar en problemas digestivos. El circuito del estrés afecta el estómago y los intestinos de diversas maneras. En primer lugar, la hormona CRH interfiere de manera directa con la liberación de los ácidos estomacales y el vaciado del estómago. También estimula directamente el colon y acelera el vaciado de sus contenidos. Además de los efectos del CRH en el estómago, el eje HPA —a través del sistema nervioso autónomo— también entorpece la liberación de los ácidos estomacales y el vaciado, además de intensificar el movimiento del colon.

Además, los niveles elevados y continuos de hidrocortisona —como los que se presentan en algunas formas de depresión o durante el estrés psicológico crónico— pueden aumentar el apetito y conducir al aumento de peso. Como sabemos, esto produce obesidad y promueve la formación acelerada de AGE. Las ratas a las cuales se han dado altas dosis de hidrocortisona por largos periodos han mostrado aumento del apetito así como mayores reservas de grasa abdominal. También han comido mucho a pesar de haber permanecido inactivas. Comer en exceso durante la noche es común en personas que están bajo estrés.

EL SISTEMA INMUNOLÓGICO Y EL ESTRÉS

El eje HPA también interactúa con el sistema inmunológico y lo hace más vulnerable a resfriados, gripe, fatiga e infecciones.

En respuesta a una infección o a un desorden inflamatorio como la artritis reumatoide, las células del sistema inmunológico producen tres sustancias que causan inflamación: la interleucina 1, la interleucina 6 y el factor de necrosis tumoral. Tanto de manera individual como en combinación, estas sustancias provocan la liberación de la hormona CRH. La interleucina 6 también promueve la liberación de las hormonas ACTH e hidrocortisona.

Entonces, la hidrocortisona y otros compuestos suprimen la liberación de la interleucina 1, la interleucina 6 y el factor de necrosis tumoral, con lo cual desactivan la respuesta inflamatoria.

En teoría, las hormonas del estrés desactivan las respuestas inmunes una vez que han surtido sus efectos. Sin embargo, cuando el eje HPA opera continuamente con alta intensidad, esa desactivación puede tener un efecto negativo y disminuir la capacidad del cuerpo de liberar las interleucinas y combatir las infecciones.

Además, los altos niveles de hidrocortisona derivados del estrés prolongado pueden hacer que el cuerpo se vuelva más susceptible a las enfermedades al detener los glóbulos blancos que combaten las infecciones. Aunque aún no se realizan los estudios necesarios, el doctor Chrousos considera que es posible que esta misma desactivación de glóbulos blancos también eleve el riesgo de padecer ciertos tipos de cáncer.

Por lo contrario, hay evidencias de que un eje HPA deficiente, que producirá muy pocos corticoesteroides, puede fomentar un sistema inmunológico hiperactivo y el aumento del riesgo de desarrollar enfermedades autoinmunes como el lupus, enfermedades en que el sistema inmunológico ataca las propias células del cuerpo. La activación excesiva de las células B, productoras de anticuerpos, puede agravar los trastornos como el lupus, que resulta del ataque de los anticuerpos a los propios tejidos del cuerpo.

DESÓRDENES RELACIONADOS CON EL ESTRÉS

Uno de los grandes desórdenes característicos de un eje HPA hiperactivo es la depresión clínica. Las investigaciones del doctor Chrousos muestran que las personas con depresión tienen dificultad para adaptarse a los aumentos de hidrocortisona. Su cuerpo activa la respuesta de *pelear o huir*, pero recibe instrucciones de no desactivarla. Esto produce una ansiedad constante y una reacción excesiva a los estímulos, seguidas de una respuesta paradójica llamada *desamparo aprendido*, en que las víctimas parecen perder toda motivación.

Los síntomas típicos de esta forma de depresión son ansiedad, pérdida de apetito, falta de deseo sexual, taquicardia, hipertensión así como altos niveles de colesterol y triglicéridos. Las personas con este problema tienden a producir niveles anormalmente altos de la hormona CRH. Es probable que estos niveles tengan una combinación de causas ambientales y hereditarias.

Sin embargo, en vez de producir cantidades mayores de ACTH en respuesta a las cantidades mayores de CRH, las personas deprimidas producen cantidades menores de ACTH, quizá porque su hipocampo se ha vuelto menos sensible a las cantidades elevadas de CRH. En un aparente intento por detener la producción excesiva de CRH, el organismo de las personas con depresión clínica también produce altos niveles de hidrocortisona. Sin embargo, los productos secundarios de la hidrocortisona, generados en respuesta a los altos niveles de hidrocortisona, también disminuyen la actividad de las neuronas y actúan como sedantes, con lo cual tal vez contribuyen a la depresión.

Otros males asociados a los altos niveles de CRH e hidrocortisona son anorexia nerviosa, desnutrición, trastorno obsesivo-compulsivo, trastorno de ansiedad, alcoholismo, síndrome de abstinencia, diabetes mal controlada, abuso sexual a menores e hipertiroidismo. El alcoholismo, la ingestión de alcohol y la diabetes mal controlada son factores significativos en el desarrollo acelerado de los AGE. Sabemos que la secreción excesiva de hidrocortisona en personas con diabetes tiene relación directa con la presencia y el número de complicaciones diabéticas causadas por los AGE.

Las cantidades excesivas de hidrocortisona que producen las personas con cualquiera de estos padecimientos es responsable de varios síntomas observados. Muchos de estos pacientes comparten síntomas fisiológicos que incluyen alteraciones del sueño, disminución de la libido, pérdida del apetito y una elevación en el riesgo de acumular grasa abdominal y padecer de endurecimiento de las arterias (de nuevo, gracias a la formación de AGE) y otras formas de enfermedades cardiovasculares. Es posible que estos pacientes también experimenten la supresión de las hormonas tiroideas y del sistema inmunológico. Como viven con un riesgo mayor de presentar estos problemas de salud, es probable que su vida se acorte entre 15 y 20 años si no se tratan.

Aunque la hiperactividad del sistema del estrés provoca muchos desórdenes, una actividad baja también lo hace. Por ejemplo, en la enfermedad de Addison, la falta de niveles adecuados de hidrocortisona causa un aumento en el pigmento de la piel y da al paciente una apariencia bronceada. Otros síntomas incluyen fatiga, falta de apetito, pérdida de peso, cansancio, pérdida de vello corporal, náuseas, vómito y un intenso deseo de sal. La falta de la hormona CRH también produce un cansancio extremo, muy común en las personas que sufren del síndrome de fatiga crónica. Además, la falta de CRH desempeña un papel fundamental en el trastorno afectivo estacional, en que el paciente experimenta fatiga y depresión muy intensas durante los meses invernales.

El doctor Chrousos y su equipo mostraron que la interrupción súbita en la producción de CRH también puede provocar depresión posparto. En respuesta a la CRH producida por la placenta, el organismo de la madre deja de producir su propia CRH. Cuando el bebé nace, la pérdida súbita de CRH puede derivar en tristeza o incluso en depresión severa para la madre.

De manera reciente, el doctor Chrousos y sus colaboradores han revelado evidencias de que el insomnio frecuente es algo más que una simple dificultad para conciliar el sueño. Los investigadores descubrieron que, cuando se compara los niveles de ACTH e hidrocortisona de personas sin dificultades para dormir con los de pacientes con insomnio, los últimos mostraron niveles más elevados de ambas hormonas, tanto al anochecer como durante la primera mitad de la noche. Es más, los pacientes con mayores niveles de hidrocortisona presentaban las mayores dificultadas para dormir.

Debido a sus niveles de ACTH e hidrocortisona, las personas con insomnio parecen tener un sistema nervioso hiperactivo —listo y alerta para enfrentar una amenaza— cuando debería estar en relajación. Los investigadores sugieren a los médicos que, en lugar de recetar medicamentos hipnóticos para regular el sistema del sueño, podrían obtener mejores resultados con antidepresivos para ayudar a calmar la hiperactividad de sistema del estrés. También puede resultar útil la terapia conductual para ayudar a los insomnes a relajarse por las noches.

Después de muchos años de investigaciones en torno al funcionamiento del eje del estrés, el doctor Chrousos ha concluido que el estrés crónico no es algo que deba tomarse a la ligera o aceptarse como algo normal en la vida.

"El estrés persistente y constante conduce a toda una variedad de problemas serios de salud", dice el doctor Chrousos. "Cualquiera que sufra de estrés crónico necesita tomar medidas para aliviarlo, ya sea al aprender técnicas sencillas para relajarse o buscar ayuda de terapeutas calificados."

LA ECOTERAPIA

Si se trata de combatir el estrés, es posible que los excéntricos *abrazadores de árboles* de la década de los 60 no estuviesen tan errados.

Según Mind, la principal asociación de beneficencia en salud mental de Inglaterra y Gales, un nuevo estudio de la Universidad de Essex comparó los beneficios de una caminata de 30 minutos en un parque campestre con los de un recorrido dentro de un centro comercial techado en un grupo de 20 miembros de asociaciones Mind regionales.

Después del paseo por el campo, 71 por ciento de los sujetos dijo sentir una reducción en sus niveles de depresión y tensión, mientras que 90 por ciento manifestó un aumento de su autoestima.

Esto contrasta con el escaso 45 por ciento de sujetos que experimentaron alivio de su depresión tras el recorrido por el centro comercial, después del cual 22 por ciento de los sujetos dijeron sentirse aún más deprimidos.

Alrededor de 50 por ciento sintió también una mayor tensión, y 44 por ciento dijo que su autoestima se había desplomado tras pasearse frente a los escaparates del centro comercial.

La universidad realizó un segundo estudio en que preguntó a 198 personas con diversos problemas mentales acerca de sus experiencias con la ecoterapia. Un impresionante 94 por ciento de los sujetos dijo que las actividades de contacto con la naturaleza había beneficiado su salud mental y aliviado su depresión, mientras 90 por ciento declaró que la combinación de naturaleza y ejercicio había surtido el mejor efecto.

Mind dice que la ecoterapia consiste en "salir al exterior y realizar actividades en un entorno verde para impulsar el bienestar mental".

Yo suelo aconsejar a mis pacientes que salgan a respirar aire fresco siempre que puedan: un parque, la playa o incluso una simple calle arbolada pueden funcionar. El aire fresco, a diferencia del aire estancado de los interiores, tiene un efecto benéfico. Lo mismo puede decirse de todo el espectro de la luz solar natural.

La *ecoterapia* o *terapia verde*, como también se le conoce, se recomienda como complemento o alternativa a las terapias con medicamentos o psicológicas tradicionales, pero para nuestros propósitos podemos decir que es un método muy seguro, efectivo y placentero para reducir los efectos funestos del estrés. Una caminata al aire libre proporciona beneficios que una máquina caminadora no ofrece.

Entre las actividades recomendadas de la ecoterapia están las caminatas al aire libre, la jardinería, el trabajo en granjas o cualquier actividad placentera que una el esfuerzo físico con la naturaleza.

AMENAZA 4: EL TABAQUISMO Y LA EXPOSICIÓN AL HUMO DE LOS FUMADORES

Antes de empezar a hablar de cómo el tabaquismo afecta la piel, considere esto:

- Cada año, el uso del tabaco causa la muerte de cinco millones de personas en todo el mundo.
- Las tendencias actuales muestran que el uso del tabaco causará más de 10 millones de muertes cada año para el 2020.

- El tabaquismo es la principal causa prevenible de muerte en Estados Unidos.

- En Estados Unidos, el tabaquismo es responsable de alrededor de una de cada cinco muertes cada año, es decir, de cerca de 438 mil muertes anuales.

- Se estima que 38 mil de esas muertes son resultado de la exposición al *humo de segunda mano*.

- En promedio, los fumadores mueren entre 13 y 14 años antes que los no fumadores.

- Por cada persona que muere de alguna enfermedad derivada del tabaquismo, 20 sufren de al menos una enfermedad grave causada por fumar.

- Fumar cigarrillos prolonga alrededor de dos años el tiempo que una persona podría vivir con una discapacidad.

- En la actualidad, casi 21 por ciento de los adultos en Estados Unidos (45.1 millones de personas) son fumadores.

Ahora considere esto: como se mencionó en los capítulos 6 y 7, el humo del tabaco es una fuente significativa —y bastante prevenible— de AGE exógenos. Los médicos saben que el tabaquismo es uno de los principales factores de riesgo no sólo de padecer enfermedades pulmonares y cáncer, sino también ataques cardiacos, apoplejía e insuficiencia cardiaca. Ya sea que usted fume un sólo cigarrillo al día, que sea un no fumador expuesto constantemente al humo de fumadores o que padezca tabaquismo crónico, todo esto puede llevarlo al endurecimiento de sus arterias, una causa conocida de las enfermedades cardiacas en que los AGE tienen una implicación directa. Esto, a su vez, incrementa la resistencia en los vasos sanguíneos, y por ende, aumenta el esfuerzo que el músculo debe realizar. Lo bueno es que, tan pronto deje de fumar, sus arterias podrán recuperar la flexibilidad que tenían antes de que usted se iniciara en el tabaquismo. Una vez que abandone el cigarrillo, sus pulmones y arterias comenzarán a responder de inmediato con cambios positivos. En sólo 10 años, sus arterias habrán recuperado el nivel de elasticidad de las de los no fumadores.

Como dermatólogo, puedo dar fe de que fumar conduce a la aparición de arrugas profundas y de piel con apariencia coriácea. Si usted fuma, la edad madura le llegará poco después de los 30 años, cuando empiecen a aparecer arrugas alrededor de su boca y ojos. Pero tan pronto deje de fumar, su circulación empezará a mejorar de inmediato, y a medida que recupere el libre fluir de su sangre, la gris palidez de fumador empezará a desaparecer de su cutis.

El Instituto Nacional del Cáncer ofrece programas para ayudar a las personas a dejar de fumar. En ellos, usted también puede aprender acerca de los beneficios que acumulará cuando abandone dicho hábito, los cuales son inmediatos y sustanciales. Entre ellos están los siguientes:

- Casi de inmediato, la circulación de la persona empieza a mejorar, y el nivel de monóxido de carbono en la sangre empieza a disminuir. (El monóxido de carbono, un gas incoloro e inodoro que está presente en el humo de cigarrillo, reduce la capacidad de la sangre de transportar oxígeno.) El pulso y la presión arterial, que pueden ser anormalmente altos cuando se fuma, empiezan a normalizarse. A los pocos días de haber dejado de fumar, la persona recupera los sentidos del gusto y el olfato, y le resulta cada vez más fácil respirar.

- Las personas que dejan de fumar viven más que las que no lo hacen. Después de 10 a 15 años de no fumar, el riesgo de muerte prematura un ex fumador se acerca al de las personas que nunca han fumado. Tras 10 sin fumar, el riesgo de un ex fumador de morir de cáncer pulmonar es entre 30 y 50 por ciento menor que el que enfrentan los fumadores activos. Las mujeres que dejan de fumar antes embarazarse, o quienes lo hacen durante los primeros tres meses del embarazo, pueden revertir el riesgo de que su bebé nazca con bajo peso, así como otros riesgos del embarazo. Dejar de fumar también disminuye el riesgo de padecer otras enfermedades relacionadas con el tabaco, incluidas las cardiacas y las pulmonares crónicas.

- Las personas enfermas o las que ya han desarrollado cáncer también obtendrán muchos beneficios si dejan de fumar. El abandono del tabaco reduce el riesgo de desarrollar infecciones como la neumonía, que suele causar la muerte en pacientes que ya sufren de otras enfermedades.

- Dejar de fumar reduce el riesgo de desarrollar cáncer —tanto de pulmón como de otros tipos— y este beneficio aumenta entre más tiempo dure sin fumar la persona. El riesgo de muerte prematura y la posibilidad de desarrollar cáncer por tabaquismo depende de la edad a la cual se empezó a fumar, del número de años en que se fumó, de la cantidad de cigarrillos fumados al día y de la presencia o ausencia de enfermedades al momento de parar. En las personas con cáncer, el abandono del tabaco reduce el riesgo de desarrollar otro cáncer primario.

- Suspender este hábito beneficia a hombres y mujeres de cualquier edad. Quizá algunos adultos mayores no lleguen a percibir los beneficios de esta decisión; sin embargo, quienes dejan de fumar antes de los 50 años tienen la mitad de riesgo de morir en los siguientes 16 años en comparación con quienes siguen fumando. Para cuando cumplen 64 años, si aún se abstienen de fumar, su probabilidad de morir es similar a la de las personas de la misma edad que nunca han fumado.

- Los adultos mayores que dejan de fumar tienen también un riesgo menor de morir por enfermedades coronarias y cáncer de pulmón. Los beneficios adicionales inmediatos (como el mejoramiento de la circulación y el incremento de la energía y de la capacidad respiratoria) son otras buenas razones para que los adultos mayores se mantengan alejados del tabaco.

De acuerdo con un excelente artículo enviado a www.lifestyle.simplyantiaging.com/smoking-and-skin-aging/, el tabaquismo es un problema mundial que afecta nada menos que a 1 100 millones de personas, 50 millones de las cuales viven en Estados Unidos. Los estudios muestran que uno de cada dos fumadores tendrá una muerte prematura por algún padecimiento relacionado con el tabaco, y la mayoría de estos fumadores están muriendo antes de llegar a la vejez.

Fumar acelera de manera considerable la formación de AGE en todos los sistemas de órganos del cuerpo, incluidos los pulmones y el sistema cardiovascular. Además, el humo de cigarrillo daña y envejece notablemente la piel, y sus estragos son visibles de inmediato. Por cada fumada que damos al cigarrillo, se produce más de un billón de radicales libres en nuestros pulmones, los cuales activan los glóbulos blancos que recubren nuestras arterias y detonan una respuesta inflamatoria que circula por todo el cuerpo y que nos predispone a las enfermedades cardiacas. Además, se presenta una tremenda reacción inflamatoria en todos los órganos del cuerpo, entre ellos, la piel. El tabaquismo desprovee la piel de oxígeno y nutrimentos vitales, incluida la vitamina C, indispensable para mantener la piel lozana, humectada y consistente. El tabaco también actúa como vasoconstrictor, es decir, causa la constricción de los vasos sanguíneos, con lo cual reduce la irrigación local de sangre en un área determinada y eleva de manera temporal la presión arterial. Cuando se reduce el flujo de sangre hacia la piel, el cutis adquiere una apariencia grisácea, pálida, deslucida y enfermiza. El hábito de fumar también produce una piel de apariencia reseca y como de cuero, así como profundas líneas prematuras, arrugas y pérdida de brillo.

El monóxido de carbono que contiene el humo de cigarrillo es una toxina letal para todo el cuerpo. El hábito de fumar (y otras formas de consumo de tabaco) aumenta considerablemente nuestro riesgo de padecer cáncer de pulmón, boca o garganta.

¿DESEA UN CIGARRILLO? HAGA ESTO

LA NICOTINA, SU CUERPO Y SU MENTE

- Como fumador, usted está acostumbrado a tener cierto nivel de nicotina en el cuerpo. Usted controla ese nivel mediante la cantidad de cigarrillos que fuma, la profundidad con que inhala el humo y el tipo de tabaco que usa. Cuando deja de fumar, el cuerpo desarrolla deseos de fumar porque quiere más nicotina.
- Cuando usted está expuesto a factores que incitan a fumar o cuando utiliza una pequeña cantidad de nicotina, su estado de ánimo cambia. Sus deseos de fumar pueden elevarse, al igual que su ritmo cardiaco y presión arterial. Los deseos no están "tan sólo en su cabeza".

QUÉ ESPERAR

- Los deseos suelen empezar una o dos horas después de que usted ha dejado de fumar y pueden durar varias semanas.
- Las ansias por fumar vendrán y se irán. Alcanzarán su punto máximo en la primera semana después de haber abandonado el consumo de tabaco. Los deseos suelen durar poco.
- Quizá usted también experimente deseos consecutivos que aparecen uno tras otro en rápida sucesión. Conforme pasan los días, las apetencias se espaciarán cada vez más. Existen evidencias de que los antojos ocasionales pueden presentarse hasta por seis meses.

QUÉ HACER

- Tenga siempre presente que los deseos desaparecerán.
- Como sustituto del tabaco, pruebe comer zanahorias, encurtidos, semillas de girasol, manzanas, apio o chicles y dulces sólidos sin azúcar. Tener algo en la boca puede detener la necesidad psicológica de fumar.

- Pruebe este ejercicio: inhale hondo por la nariz y exhale poco a poco por la boca. Repita 10 veces.
- Evite situaciones o actividades (como beber alcohol) a las que usted suela asociar con la acción de fumar.
- Tome 10 miligramos de vitamina B6 dos veces al día.
- Tome 1 000 miligramos de vitamina C, en conjunción con la vitamina B6, dos veces al día. Estos suplementos ayudan a mitigar el deseo.

NOTAS RELACIONADAS

- Las ansias por la nicotina pueden reducirse mediante el uso de productos de reemplazo administran dosis estables de nicotina en el cuerpo. Los parches, chicles, pastillas, el *spray* nasal y los productos para inhalar parecen tener la misma efectividad.

DÓNDE OBTENER AYUDA

- Si usted o algún conocido suyo quiere ayuda para dejar de fumar, por favor llame a la National Cancer Institute's Smoking Quitline sin costo al 877-44 QUIT (877-448-7848). Los especialistas de la línea pueden dar consejo y apoyo a los fumadores para que abandonen el hábito.
- El sitio de internet www.smokefree.gov, del gobierno federal, le permite elegir el tipo de ayuda que más se adecue a sus necesidades. Puede obtener asistencia inmediata para:
    - Ver en línea una guía por pasos para dejar de fumar.
    - Encontrar los números telefónicos locales de cada estado para comunicarse a esta línea de ayuda para dejar de fumar.
    - Enviar mensajes instantáneos a un experto a través del servicio *LiveHelp* del National Cancer Institute.
    - Descargar, imprimir u ordenar publicaciones sobre cómo dejar de fumar.

Yo aplaudo la intensa campaña de concienciación contra el tabaquismo que se ha realizado durante las últimas tres décadas. Por desgracia, muchas películas muy populares siguen mostrando a gente que fuma, a menudo de manera incesante. Esto tiene un efecto muy negativo en niños y jóvenes. De hecho, todos los días, alrededor de 1 140 personas menores de 18 años se convierten en fumadores regulares que consumen tabaco a diario. Un vistazo a las estadísticas aquí mencionadas debería desalentar a cualquiera de adquirir el hábito de fumar. Si usted fuma, ahora es un buen momento para dejar de hacerlo, pues así podrá revertir positivamente muchos de los efectos nocivos, y los resultados pronto serán visibles en su cutis y en sus niveles de energía.

LAS MUJERES Y EL TABACO

El tabaquismo produce un daño particularmente severo en las mujeres. En 2001, los riesgos especiales del tabaquismo para ellas fueron reconocidos por el secretario de Salud de Estados Unidos en un informe que les advertía sobre los daños del cigarrillo. Los organismos gubernamentales europeos y otras autoridades del mundo hicieron advertencias similares.

Cada año, el tabaquismo mata a cerca de 178 mil mujeres en Estados Unidos. Las tres causas principales de decesos femeninos relacionados con el tabaco son cáncer pulmonar (45 mil), enfermedades cardiacas (40 mil) y enfermedades pulmonares crónicas (42 mil).

He aquí algunos hechos sobre las mujeres y el tabaquismo:

- La nicotina de los cigarrillos es más adictiva para las mujeres que para los hombres, y a ellas les cuesta mucho más trabajo dejar de fumar que a ellos.

- Las mujeres que fuman tienen el doble de riesgo de sufrir ataque cardiaco, apoplejía y cáncer pulmonar que los hombres que fuman.

- El cáncer pulmonar mata a más del doble de mujeres estadounidenses que el cáncer de mama, alrededor de 70 mil al año.

- El tabaquismo está relacionado con la menopausia prematura.

- El envejecimiento de la piel por fumar es peor para las mujeres, pues son más susceptibles que los hombres de desarrollar la llamada *cara de fumador*.

- Noventa por ciento de todas las muertes por cáncer de pulmón en mujeres fumadoras son atribuibles al tabaquismo. Desde 1950, las muertes por cáncer pulmonar entre mujeres se han incrementado más de 600 por ciento. Para 1987, el cáncer de pulmón había superado al cáncer de mama como la causa principal de muerte por cáncer en mujeres.

- Las mujeres que fuman tienen un mayor riesgo de padecer otros tipos de cáncer, como los de cavidad oral, faringe, laringe, esófago, páncreas, riñón, vejiga y el cervicouterino.

- Las mujeres que fuman duplican su riesgo de desarrollar enfermedades coronarias, y multiplican en más de 10 veces sus probabilidades de morir de enfermedad pulmonar crónica obstructiva.

- Fumar aumenta el riesgo de sufrir esterilidad, parto prematuro, parto de feto muerto, bajo peso en recién nacidos y síndrome de muerte infantil súbita.

- Las fumadoras posmenopáusicas tienen una densidad ósea menor que las que nunca han fumado. Las mujeres que fuman también tienen mayor riesgo de sufrir fractura de cadera que las que nunca han fumado.

LA CARA DE FUMADOR Y OTROS HORRORES

Los efectos del tabaquismo en el envejecimiento de la piel se conocen desde hace mucho tiempo. Un estudio realizado en 1965 identificó por primera vez lo que llegó a conocerse como la *cara de fumador*: una piel grisácea, pálida y arrugada. En años recientes, muchas investigaciones se han enfocado en esta área, y hoy se acepta de manera generalizada que fumar daña la piel y hace que los fumadores luzcan más viejos que los no fumadores de la misma edad. La adicción al tabaco también produce en los dientes unas desagradables manchas de color pardo amarillento, y también puede llegar a manchar las manos y uñas.

Hace poco, el ministro de Salud del Reino Unido resaltó el vínculo entre el tabaquismo y los daños en la piel, pues dijo que fumar hace lucir a una persona entre 10 y 20 años mayor de lo que es. Pero, ¿cómo el tabaquismo acelera el daño a la piel?

Todo empieza con los radicales libres que se forman en el cuerpo por la exposición al humo del tabaco. Como sabemos, los radicales libres son moléculas altamente inestables y poderosas que causan inflamación, y ésta deriva en enfermedades y daño al ADN celular. Las células del cuerpo empiezan a comportarse de manera errática, lo cual produce una gama de respuestas que hacen que su piel envejezca más rápido. El daño más serio a la piel es causado por:

- la restricción de la irrigación sanguínea a través de los capilares (diminutas venas ubicadas cerca de la superficie de la piel), lo cual impide que el oxígeno y los nutrimentos lleguen a la piel;

- el aumento en la producción de una enzima que desintegra la provisión de colágeno —vital para la elasticidad— de la estructura de la piel. El colágeno disminuye con la edad, pero el tabaquismo acelera este proceso;

- la reducción de la reserva corporal de vitamina A, que protege contra el daño de la piel;

- la disminución de la capacidad de absorber vitamina C, un antioxidante fundamental para la protección y la salud de la piel;

- el humo en el aire, que produce un efecto de resequedad general en la superficie de la piel (la resequedad es lo contrario a la lozanía); y,

- el fruncimiento continuo causado por sorber el cigarrillo y el entornado de la vista en reacción al humo, lo cual crea una piel profundamente arrugada alrededor de los ojos y boca, señales clásicas de la cara de fumador.

Si esto no es suficiente para hacer que usted deje de fumar, escuche las palabras de un dermatólogo experto, el profesor Antony Young de la Guys School of Medicine en Londres, quien en 2001 dirigió al equipo que demostró cómo la pérdida de colágeno se aceleraba como producto del tabaquismo: "Fumar ejerce un efecto tan notorio en la piel que a menudo es posible detectar si una persona fuma o no con tan sólo mirar su rostro. Los fumadores tienen más arrugas, y su piel suele tener una palidez grisácea que no se observa en los no fumadores".

Como colega dermatólogo, yo concuerdo por completo con las palabras del profesor Young. Así como usted puede identificar a una persona que come grandes cantidades de carbohidratos muy glucémicos por su apariencia *pastosa* y su falta de contornos faciales, los fumadores son identificables de inmediato por su palidez mórbida, sus arrugas, su flacidez y su piel de apariencia gruesa y coriácea.

NO SÓLO LA CARA

El doctor Thomas Stuttaford, columnista médico del diario *Times* de Londres, informó de manera reciente sobre el terrible daño que el tabaquismo produce en el tejido conjuntivo del cuerpo. "Un efecto secundario de fumar al cual no se ha puesto tanta atención como debería y que podría proporcionar una poderosa arma de disuasión son sus efectos en el tejido conjuntivo", dice el doctor Stuttaford. "Poca gente se da cuenta de que si fuma, su cara se arrugará hasta lucir 10 años mayor, y es posible que llegue al final de su edad madura con una cara tan arrugada como una nuez o un perro sabueso."

El doctor Stuttaford, como muchos otros médicos, no es de los que minimiza las cosas, sobre todo en lo que respecta a los efectos de fumar, que no son sólo internos sino visibles en el exterior. Si usted quiere poner *rostro* a los estragos de los AGE, tan sólo observe a un fumador. Recuerde este hecho fundamental: fumar produce aldehídos, y éstos forman los AGE. Los AGE no sólo se forman por la unión del azúcar a las proteínas. Como hemos visto en éste y otros capítulos, comer azúcares y carbohidratos, beber alcohol, fumar tabaco y comer alimentos dorados o demasiado cocinados son las causas principales de los AGE.

DIEZ AÑOS DESPUÉS

Cuando observe su piel, recuerde que algunos daños no aparecen sino hasta 10 o 20 años después de que usted ha empezado a fumar. Por eso, si usted no ha fumado durante tanto tiempo y aún no ve demasiados daños, no crea que no van ocurrir.

Lo importante para su piel y su apariencia es que deje de infligirse un daño continuo. Si deja de fumar ahora, evitará que su piel envejezca más rápido de lo normal. Y con el cuidado de la piel y la nutrición adecuados para evitar el envejecimiento, podrá restituir la belleza y la cualidad radiante de una piel saludable.

HUMO DE SEGUNDA MANO

Aún cuando usted no fume, debe estar alerta sobre los peligros del humo de segunda mano, los cuales son considerables.

- El humo de segunda mano, también conocido como humo ambiental de tabaco, es una compleja mezcla de gases y partículas que incluye el humo de cigarrillo, puro o punta de pipa (humo lateral) encendidos y el humo principal exhalado.

- El humo de segunda mano contiene al menos 250 sustancias químicas tóxicas, incluidas más de 50 que pueden causar cáncer.

- La exposición al humo de segunda mano provoca enfermedades del corazón y cáncer de pulmón en adultos no fumadores.

- Los no fumadores que están expuestos al humo de segunda mano en el hogar o el trabajo incrementan su riesgo de sufrir enfermedades cardiacas de 25 a 30 por ciento, y cáncer pulmonar de 20 a 30 por ciento.

- Respirar humo de segunda mano tiene efectos nocivos inmediatos en el sistema cardiovascular, los cuales pueden incrementar el riesgo de sufrir ataques cardiacos. Las personas que ya padecen una enfermedad del corazón enfrentan un riesgo especialmente alto.

- La exposición al humo de segunda mano causa síntomas respiratorios en niños y retarda el crecimiento de sus pulmones.

- El humo de segunda mano incrementa el síndrome de muerte infantil súbita, las infecciones respiratorias agudas, los problemas de los oídos y los ataques de asma más frecuentes y severos en niños.

- Toda exposición al humo de segunda mano conlleva un riesgo. Incluso las exposiciones breves pueden ser peligrosas.

Pero hay un último y escalofriante comentario sobre los efectos dañinos del tabaquismo en la piel. Un estudio realizado en 2002 mostró que, aunque las arrugas en la cara aún no sean visibles, pueden detectarse bajo el microscopio en jóvenes fumadores de tan sólo 20 años de edad.

LA HISTORIA DE CELESTE

Conocí a Celeste en París, durante el lanzamiento de la línea NV Perricone en el Sephora de Francia. Celeste es una de las editoras principales de la versión francesa de una conocida revista internacional de moda y belleza. Aunque mi viaje fue un ajetreado recorrido por Francia, Italia y el Reino Unido, había reservado un tiempo considerable para la prensa, y estaba complacido de conocer a Celeste.

Cuando Celeste terminó de entrevistarme, me preguntó: "Doctor Perricone, ¿le importaría si le hago una pregunta personal y sin relación con la revista?" Le aseguré que estaba feliz de responder a su pregunta, siempre y cuando no fuese demasiado personal. "No, no", exclamó con su encantador acento. "A los franceses no nos gusta el Botox", confesó. "Estamos orgullosos de nuestras líneas de expresión en el rostro. Pero después de oírlo hablar sobre los emocionantes descubrimientos para ayudar a rejuvenecer la piel sin inyecciones ni cosas similares, me pregunto, ¿usted cree que el extracto de células madre derivado de la piel podría funcionarme?" Celeste también reveló que acababa de involucrarse en una nueva relación y esperaba se convirtiera en un compromiso serio y duradero. Esto añadía ímpetu a su deseo de lucir lo mejor posible.

Celeste tenía la belleza, el glamour y el estilo tan característicos de las francesas, sobre todo de las parisinas. Sin embargo, aunque sólo tenía 40 años, lucía débil y cansada. Era muy delgada, lo cual no sorprendía dada su trayectoria profesional. Casi todas las mujeres y hombres en el mundo de la moda se obsesionan con su peso, sin importar que estén frente a una cámara, detrás de ella o tras un teclado de computadora. La restricción calórica de la cual hablamos en el capítulo 7 es un estilo de vida que ha adoptado la industria de la moda. Por desgracia, las capacidades que este tipo de dieta tiene para expandir la vida quedan muy limitadas debido a malas elecciones de alimentos, la carencia de grasas saludables y una inclinación por el tabaquismo, algo exagerado en esta industria.

Al igual que muchos europeos, Celeste fumaba, y esto había creado unas profundas líneas sobre su labio superior. La nicotina del tabaco es un vasoconstrictor, o sea que hace que los vasos sanguíneos se estrechen, lo cual reduce la irrigación sanguínea hacia la piel. Esto había dado a la tez de Celeste una tonalidad amarillenta, aunque brillantemente disimulada por una perfecta aplicación del maquillaje.

Para ayudar a Celeste a recobrar al menos un aire de su belleza original, tuvimos que atender dos áreas clave:

1. Su dieta. Celeste tenía deficiencias de proteínas. Sin proteínas, sus células no podían repararse. Esta continua deficiencia proteínica era muy evidente en su cara.

2. Los cigarrillos son una fuente muy abundante de AGE exógenos, con lo cual aceleran las señales del envejecimiento en el rostro y el cuerpo. Cada inhalación que damos al humo de cigarrillo produce más de un billón de radicales libres en nuestros pulmones, los cuales desencadenan una reacción inflamatoria que circula por todo nuestro cuerpo.

Los 40 años son una edad decisiva. Las elecciones que hagamos determinarán si permanecemos sanos, activos y vitales durante nuestras siguientes cuatro décadas, o más, de vida. Si Celeste continuaba con el mismo estilo vida, su cutis y cuerpo iban a empezar a deteriorarse rápido con cada año que pasara. Sin embargo, si empezaba a cambiar ahora podríamos reparar mucho del daño en el nivel celular, es decir, de adentro hacia fuera. Yo contaba además con un poderoso arsenal de antiinflamatorios locales y otros productos tópicos para aumentar la irrigación de sangre hacia la piel y disminuir la inflamación mientras lográbamos que la piel volviera a responder al mismo nivel de señales moleculares activas que se encuentran en la piel joven.

"Celeste", le dije, "en verdad podemos mejorar mucho su piel y aumentar su vitalidad general, pero si va a tomarse esto en serio, necesita modificar su dieta y dejar de fumar."

Celeste tenía copias de varios de mis libros, los cuales contenían todo lo que ella necesitaba saber sobre las elecciones correctas de alimentos y sobre los productos cuyo consumo debía reducir o abandonar por completo. Yo sentí que ella sería una excelente candidata para el tratamiento con células madre, pero sólo si dejaba de fumar. Le dije que yo estaba en la mejor disposición de iniciarla en los programas alimentario y tópico si ella accedía.

"Lo haré", dijo Celeste con algarabía y convicción. Aún cuando la adicción a la nicotina ha sido comparada con la peligrosa adicción a las drogas, yo le creí. Supe que ella haría el esfuerzo y que era muy probable que triunfara. Uno no llega a la cima en una profesión tan competitiva como la de ella sin empuje y determinación. Celeste confirmó mi fe en ella cuando me dijo que su energía e ímpetu casi legendarios habían decaído, lo cual le causaba serias aflicciones tanto en su vida personal como en la profesional. Creo que, más que el deseo de lucir más joven, ésta era su verdadera preocupación. Sin embargo, al igual que muchas personalidades tipo A, ella detestaba admitir cualquier debilidad o fragilidad, sobre todo por vivir rodeada de tantas ambiciosas, despiadadas y muy jóvenes *aspirantes a convertirse en Celeste*, las cuales le mordían los talones.

Para Celeste, éstas eran muy buenas noticias. Los cambios alimentarios tan sencillos, en conjunción con el abandono del tabaquismo, beneficiarían drásticamente su piel y su nivel de energía. También experimentaría los beneficios adicionales de una mayor claridad mental, lo cual tiene una importancia particular en su mundo de fechas límite y competencia feroz.

Además de iniciar a Celeste en un programa de suplementos nutrimentales, le indiqué que añadiera a su régimen una combinación de mCar (la nueva versión de la carnosina), ácidos grasos esenciales omega-3, ProCoQ-10, ácido hialurónico, la nueva versión modificada del glutatión y astaxantina. Estos suplementos reducirían el arrugamiento de la piel, sobre todo si se les combinaba con los medicamentos de aplicación local que le prescribí.

Luego de ver los milagros que el extracto de células madre derivadas de la piel —sobre el cual leerá en el capítulo 9— puede lograr en casos mucho peores que el de Celeste, yo tenía una enorme confianza en su poder para rejuvenecer su rostro y cuello, de modo que le elaboré una rutina sencilla. Por las mañanas, después de ducharse, ella debía aplicarse en la piel una preparación de suero rica en neuropéptidos. Después de secarse, se aplicaría la crema que contenía el extracto de células madre junto con los reforzadores de penetración adecuados en toda la cara, incluida el área de los ojos, el cuello y la línea de la mandíbula. Como el extracto de células madre derivadas de la piel está contenida en una base muy emoliente y penetrante, no se requeriría de humectantes adicionales.

Por las tardes, después de limpiarse la cara de manera profunda pero suave con un limpiador antioxidante y no desecante, Celeste aplicaría una avanzada fórmula de ácido alfa linoico en su cara y cuello, así como una fórmula del mismo ácido especial para los ojos, de modo que ambas sustancias surtieran efecto durante la noche. Así podría incrementar la irrigación sanguínea hacia la piel; reducir las decoloraciones de la piel, las ojeras y la hinchazón de la cara y el área de los ojos; aumentar el brillo; y disminuir las líneas y arrugas finas. Los efectos antiinflamatorios del ácido alfa linoico combinados con los efectos reafirmantes del etanol dimetilamino en la piel serían más efectivos gracias a la capacidad de los mensajeros de las células madre de aumentar la asimilación de los ingredientes clave tanto del ácido alfa linoico como del etanol dimetilamino en la piel, con lo cual reforzaría en gran manera sus ya poderosos resultados.

En lugar de su croissant y café con leche matutinos, Celeste desayunaría dos huevos con alto contenido de omega-3, una rebanada de melón, bayas y una taza de té verde con limón fresco. Su almuerzo consistiría en *Ensalada griega de salmón* o una *Ensalada asiática crujiente con filete de pavo a la parrilla* (en el capítulo 11 encontrará éstas y muchas otras deliciosas recetas), una pieza de fruta fresca y un vaso de agua de manantial. Las recomendaciones para cenar incluían salmón u otro marisco escalfado, verduras frescas y fruta fresca como postre. Estos alimentos no harían engordar a Celeste e incrementarían su energía y su destreza mental, además de ayudar a rejuvenecer su rostro y cuerpo. Dejar de consumir café le haría estar menos tensa y reduciría sus niveles de hidrocortisona, hormona conocida por llegar incluso a encoger el cerebro y adelgazar la piel.

Celeste y yo nos despedimos con la promesa de volver a vernos cuatro meses después en Nueva York durante la "Semana de la moda".

La mañana de septiembre en que inició la "Semana de la moda" llegó brillante y fresca, lo cual era un agradable cambio en comparación con la opresión del calor y la humedad del verano. Mientras conducía rumbo a Manhattan, revisé mi ocupado horario. Además de ir a entregar sus paquetitos de supervivencia anuales a las modelos (pequeñas latas de salmón, botellas de agua de manantial y piezas de fruta fresca) para ayudarles a sobrellevar sus tremendos horarios, tenía programado un almuerzo con Celeste. Yo esperaba con ansia esa cita y quería agradecerle personalmente por el fabuloso artículo que había escrito sobre mi trabajo en su revista.

El parque Bryant estaba plagado de puestos, lo cual me recordaba los campos de batalla de la Edad Media. Mientras pensaba en cómo todos aquellos modistas tan competitivos y feroces luchaban por ganar la atención del público, me di cuenta de que la analogía era muy precisa: era un campo de batalla, y como tal, no estaba exento de incidentes.

La mañana había transcurrido sin novedades, y al mediodía me dirigí al elegante Bryant Park Grill, donde me encontraría con Celeste. Revisé mi reloj mientras observaba con impaciencia a los elegantes comensales. Celeste no aparecía en ninguna parte. Mientras el camarero me llevaba a mi mesa en la planta alta, yo disfrutaba de la hermosa vista del parque que tenía al fondo. Como de costumbre, no había mesas vacías gracias al glorioso clima. Yo empezaba a creer que había confundido el día o la hora cuando el camarero me condujo hasta una mesa ocupada por una bella y refinada joven que parecía no tener más de 35 años.

"Doctor Perricone", dijo ella, "es un placer volver a verlo". Aunque no reconocí la cara, reconocí la voz. "¡Celeste!", exclamé. Me quedé sin palabras. "¿Ve alguna mejoría?" preguntó. Tras unas vacaciones de verano, el pelo castaño claro de Celeste había adquirido muchos mechones dorados, los cuales, en conjunción con los cambios en su cara la hacían lucir casi irreconocible. El ácido alfa linoico había eliminado la hinchazón en el área de los ojos y las ojeras, y sus efectos antiinflamatorios habían reducido el enrojecimiento y el tono desigual de la piel. Mientras discutíamos los diversos cambios positivos que ella había experimentado desde la última vez que nos vimos, me dijo que a la primera semana de haber dejado de fumar, cambiado su dieta y usado los productos tópicos y los suplementos, su piel había empezado a recuperar un brillo saludable. Esto no era una ilusión ni una sugestión de su parte. La capacidad del ácido alfa linoico de regular la producción de óxido nítrico, que controla la irrigación sanguínea a la piel, ayudó a que su cutis pasara de ser opaco, pastoso y pálido a luminoso y brillante. Y como había renunciado a los cigarrillos, sus vasos sanguíneos ya no estaban constreñidos, lo cual era otro beneficio más.

Muchas de las líneas y arrugas finas en el área de los ojos y la boca habían disminuido mucho, y supe entonces que estaba observando los efectos del ProCo-Q10, los ácidos grasos esenciales y los suplementos de astaxantina en conjunción con las notables habilidades de rejuvenecimiento del extracto de células madre derivadas de la piel.

Los cambios generales en Celeste eran una prueba que el todo era mayor que la suma de sus partes. En verdad parecía otra persona. Lejos estaba ya aquella apariencia facial cansada y un tanto demacrada. En su lugar, había una persona efervescente y vibrante que irradiaba salud y vitalidad. El abandono de sus malos hábitos alimentarios para empezar a consumir productos ricos en nutrimentos y grasas saludables también había contribuido en gran medida a su cambio. Celeste lucía clara de pensamiento y concentrada, y había perdido ese aire maniaco tan común en los altos ejecutivos.

Celeste era ahora un ejemplo perfecto de que la verdadera belleza es una salud radiante. Con la sinergia adecuada entre la nutrición, los suplementos nutrimentales y novedosos tratamientos tópicos, pueden ocurrir y ocurren milagros, y Celeste era una prueba viviente de ello.

AMENAZA 5: EL ALCOHOL

Por lo general, la gente cree que el alcohol es malo para la piel sólo porque deshidrata el cuerpo. Suponen, de manera equivocada, que aumentar su consumo de agua va a contrarrestar el problema. Por desgracia, el alcohol provoca inflamación en todo el cuerpo, incluida la piel, lo cual produce efectos mucho más duraderos que la deshidratación. Los metabolitos del alcohol son unas moléculas conocidas como aldehídos. Los aldehídos dañan la membrana del plasma celular y partes del interior de la célula. Y al igual que la glucosa, los aldehídos promueven la formación de AGE.

El alcohol hace que los pequeños vasos sanguíneos de la piel se ensanchen, con lo cual permiten que fluya más sangre cerca de la superficie de la piel. Esto produce un tono ruborizado en la piel y una sensación de calor, lo cual puede conducir a la ruptura de capilares en la cara. La deshidratación por alcohol también hace que la piel sea más propensa a las líneas y arrugas finas.

La opacidad, el agrandamiento de los poros, la decoloración, la flacidez y la falta de elasticidad son algunos de los efectos a corto y largo plazo del alcohol en la piel. Como altera la irrigación sanguínea en la piel, causa una apariencia enfermiza que puede durar varios días. Por varias razones, un vaso ocasional de vino tinto puede brindar algunos beneficios para la salud. Pero, como en todo, desde la comida hasta el ejercicio, la clave está en la moderación. El exceso de alcohol es muy destructivo y promueve los AGE en todos los sistemas de órganos, con un efecto particularmente devastador en el cerebro, a corto y a largo plazo. Los National Institutes of Health han recopilado extensas investigaciones sobre sus efectos negativos. Como dermatólogo, puedo afirmar que el alcohol es en extremo destructivo para la piel.

EFECTOS NOCIVOS DEL ALCOHOL EN EL CEREBRO

Dificultades en el andar, visión borrosa, habla poco clara, retardo en los tiempos de reacción: es obvio que el alcohol afecta el cerebro. Algunos de estos deterioros son detectables después de tan sólo uno o dos tragos, y se solucionan tan pronto se para de beber. Por otro lado, una persona que ha bebido mucho y durante un largo periodo puede tener deficiencias cerebrales que persisten mucho después de haber recobrado la sobriedad. Las maneras exactas en que el alcohol afecta el cerebro y las probabilidades de revertir el impacto del alcoholismo en dicho órgano aún son temas de investigación.

Sabemos que el alcoholismo puede tener efectos extensos y de largo alcance en el cerebro, desde simples fallas de memoria hasta afecciones permanentes y debilitadoras que requieren de cuidado y custodia perennes. Incluso la ingestión moderada de alcohol puede conducir a deterioros de corto plazo, como lo muestran las extensas investigaciones sobre el impacto del alcohol en el volante. También sabemos que el alcohol promueve una formación significativa de AGE debido a los aldehídos que produce. Si consideramos que los AGE provocan Alzheimer, demencia y toda una serie de problemas mentales, no es sorpresa que el alcohol induzca fallas mentales.

Son varios los factores que influyen en la manera y el grado en que el alcohol afecta el cerebro. Entre ellos están:

- la edad a la que una persona empieza a beber y durante cuánto tiempo lo ha hecho;
- cuánto y con qué frecuencia bebe;
- su edad, nivel educativo, sexo, predisposición genética e historia familiar;
- si tiene riesgo de padecer alcoholismo como resultado de la exposición prenatal al alcohol;

- su estado general de salud.

LAS MUJERES Y EL ALCOHOL

Al igual que el tabaco, el alcohol afecta con particular fuerza a las mujeres, lo cual explica que se les recomiende beber menor cantidad de alcohol que a los hombres. El sexo femenino tiene mayor riesgo que el masculino de desarrollar problemas relacionados con el alcohol. Por desgracia, una mujer que fume y beba está creando una auténtica fábrica de AGE en su interior. Si usted aún no se siente motivada para dejar de beber, considere este simple hecho. El momento en que usted pare de fumar y beber será el momento en que su piel y órganos internos empezarán a recuperar cualidades juveniles. Si usted sigue los consejos para evitar los AGE que aparecen en este libro e incrementa su consumo de los alimentos y suplementos recomendados —que incluyen los llamados alimentos verdes así como algunos poderosos tratamientos tópicos antiglicantes—, su recuperación se acelerará en forma considerable y su recompensa será fácilmente visible cuando se mire en el espejo.

CÓMO DESINTOXICARSE DEL ALCOHOL

En el capítulo 3 hablé sobre el Green Magma y otros alimentos verdes conocidos por sus diversos beneficios para la salud. Los alimentos verdes también son poderosos agentes desintoxicantes y pueden contrarrestar los efectos negativos del alcohol. Investigaciones recientes sugieren que el acetaldehído —el producto de la oxidación del alcohol— podría ser responsable del cáncer y otros problemas de salud relacionados con el consumo de alcohol. El acetaldehído es tóxico para los tejidos, capaz incluso de producir mutaciones genéticas al dañar el ADN.

Por lo regular, el alcohol se metaboliza en el hígado para convertirse en acetato mediante varios pasos enzimáticos. Después, unos tejidos en el exterior del hígado procesan el acetato por vía del ciclo del ácido cítrico, para así convertir el acetato en dióxido de carbono y agua. Sin embargo, a algunas personas les falta el gen responsable de la producción de la enzima aldehído deshidrogenasa, que convierte el acetaldehído en acetato. Para quienes carecen de esta enzima, beber alcohol no sólo puede resultar desagradable sino también tener consecuencias en su salud a corto y largo plazo. Aparte de las personas que carecen del gen productor de la aldehído deshidrogenasa, los bebedores crónicos y las personas que a veces beben en exceso también pueden acumular un nivel de acetaldehído suficiente para causar náuseas y daño en los tejidos.

En relación con esto, el investigador Mikko Salaspuro, médico y profesor de medicina en abuso de sustancias de la Universidad de Helsinki, encontró que el acetaldehído se acumula en los intestinos cuando las personas beben alcohol y que esto tal vez tenga efectos tóxicos en todos los tejidos del tracto digestivo. Es bien sabido que el cáncer de esófago está relacionado con el consumo excesivo de alcohol, y hoy se cree que el acetaldehído es un factor que contribuye a esta enfermedad.

Como el acetaldehído se acumula en los intestinos cuando se consume alcohol, quizá sea posible descomponer el acetaldehído mediante el consumo de ciertas bebidas o alimentos. La formación del acetaldehído se interrumpe con la presencia de un bioflavonoide muy especial llamado glicosilisovitexina, que se encuentra en concentraciones relativamente altas en el jugo de hierba de cebada.

Esta acción de la glicosilisovitexina tiene una importancia particular a la luz de ciertos estudios realizados por investigadores finlandeses, los cuales muestran que la toxicidad del acetaldehído por consumo de alcohol puede ser un factor causal de cáncer en el esófago y en otros tejidos gastrointestinales. También puede influir en el desarrollo de otros tipos de cáncer. Durante la última década, el profesor Takayuki Shibamoto del Departamento de Toxicología Ambiental de la Universidad de California, campus Davis, ha publicado diversos artículos reseñados por colegas, los cuales muestran que la glicosilisovitexina contenida en el jugo de hierba de cebada es muy efectiva para evitar la formación de dos tipos de aldehídos, el acetaldehído y el malonaldehído, los cuales se producen durante la oxidación de los lípidos o del alcohol en el cuerpo. En 1998, el doctor Shibamoto y sus colegas publicaron un artículo en que demostraban la potencia de la glicosilisovitexina para impedir la formación de acetaldehído en cerveza almacenada con temperaturas elevadas por más de siete semanas. Tan sólo un microgramo de glicosilisovitexina bastó para inhibir la formación de acetaldehído en más de 60 por ciento, mientras la misma cantidad del conservador químico BHT lo redujo en sólo 15 por ciento.

Como el acetaldehído es tan tóxico para el cuerpo, tal vez sea prudente beber jugo de cebada de alta calidad, como Green Magma —que contiene glicosilisovitexina—, antes, durante y después de su próxima ingestión de alcohol. El Green Magma puede tomarse en forma de suplemento. Además, está empaquetado en raciones individuales para facilitar su uso.

El alcohol pasa por el tracto digestivo y se dispersa en el agua del cuerpo. Entre más agua haya disponible, más se diluirá el alcohol. Como regla, los hombres pesan más que las mujeres y, kilo por kilo, las mujeres tienen menos agua en el cuerpo que los hombres. Por lo tanto, el cerebro y otros órganos en las mujeres están más expuestos al alcohol y a los productos secundarios tóxicos que se producen cuando el cuerpo lo desintegra y elimina.

Las mujeres alcohólicas desarrollan cirrosis (una enfermedad crónica del hígado que se caracteriza por la sustitución de tejido normal por tejido fibroso así como por la pérdida de células hepáticas funcionales); daño al músculo cardiaco inducido por el alcohol (como en la cardiomiopatía); y daño nervioso (como en la neuropatía periférica) bastante más pronto que los hombres alcohólicos. Sin embargo, los estudios que comparan la sensibilidad de hombres y mujeres al daño cerebral inducido por el alcohol no han sido tan concluyentes.

Por medio de tomografías computarizadas, dos estudios compararon el encogimiento del cerebro, un indicador común de daño cerebral, en hombres y mujeres alcohólicos. Según los resultados, los alcohólicos de ambos sexos mostraron un encogimiento cerebral significativamente mayor que los sujetos de control. Los estudios también mostraron que hombres y mujeres tienen los mismos problemas de aprendizaje y memoria como resultado de la embriaguez. La diferencia es que las dipsómanas dijeron haber bebido en exceso por sólo la mitad del tiempo que los dipsómanos en estos estudios. Esto indica que el cerebro y otros órganos de las mujeres son más vulnerables que los de los hombres al daño inducido por el alcohol.

Hasta ahora, otros estudios no han mostrado hallazgos tan definitivos. De hecho, dos informes aparecidos uno junto al otro en la gaceta *American Journal of Psychiatry* se contradecían entre sí al hablar de la vulnerabilidad de cada sexo al encogimiento cerebral en el alcoholismo. Es claro que se necesitan más investigaciones en este tema, sobre todo porque las mujeres han recibido menos atención de los investigadores que los hombres, no obstante las abundantes evidencias de que las mujeres podrían ser más vulnerables que aquéllos a los efectos del alcohol en muchos sistemas de órganos vitales.

LA EDAD Y EL ALCOHOL

El envejecimiento parece reducir la capacidad del cuerpo de procesar el alcohol. Los adultos mayores conservan niveles mayores de alcohol en la sangre, incluso cuando lo beben en la misma cantidad que personas más jóvenes. Esto se debe a que la cantidad de agua en el cuerpo se reduce con la edad, y por ende, el alcohol se concentra más. Pero aún con el mismo nivel de alcohol en la sangre, es probable que los adultos mayores sientan algunos de los efectos del alcohol con mayor intensidad que las personas más jóvenes.

AMENAZA 6: SUEÑO INSUFICIENTE

La interacción y la sinergia que la alimentación y el estilo de vida tienen con la salud, el bienestar y la longevidad guardan la clave de qué tan bien o mal envejeceremos. Nuestras elecciones de alimentación y estilo de vida influyen en todas las áreas de nuestra salud física y mental. Hoy existen nuevas evidencias genéticas de que las salidas fisiológicas del reloj biológico, como el sueño y el apetito, están interconectadas en los niveles molecular y conductual. Acciones como desvelarse, comer entre comidas y omitir comidas alteran los genes que controlan los ritmos diarios en el cerebro y en todo el cuerpo.

Cuando nos privamos de algo tan necesario como el sueño, interrumpimos de manera activa el metabolismo de la glucosa y alteramos nuestro sistema neuroendocrino.

La falta crónica de sueño es endémica en la sociedad moderna. Los estudios científicos han demostrado la importancia de seguir un ritmo circadiano, es decir, una alternancia regular de sueño y vigilia en ciclos de 24 horas. Aunque desde hace mucho tiempo los científicos han conocido la interacción entre dormir y comer, no fue sino hasta hace muy poco que lograron documentar el impacto potencial de la reducción crónica de sueño en el riesgo de padecer diabetes y obesidad.

Estudios de laboratorio en adultos jóvenes sanos sometidos a la falta de sueño revelaron marcadas alteraciones en el metabolismo de la glucosa, incluida la disminución de la tolerancia a la glucosa y de la sensibilidad a la insulina. El sistema neuroendocrino, regulador del apetito, también resultó afectado, lo cual generó en los sujetos el deseo de alimentos ricos en grasas y carbohidratos, y con ello, el aumento de peso. Esto da un nuevo significado a la frase "dormir para ser bello", pues es bien sabido que nuestras células se reparan durante el sueño, lo cual nos da una piel más suave y radiante. Cuando nos falta el sueño, nuestra piel toma una apariencia pastosa, hinchada y arrugada, y nuestra esbelta figura empieza a recordar a la del famoso soldadito *doughboy* de tanta fama dentro de la repostería.

Cada vez hay más evidencias epidemiológicas que sugieren un nexo entre la falta de sueño y el riesgo de padecer obesidad y diabetes; en verdad, la pérdida crónica de sueño, sea por costumbre o derivada de algún trastorno del sueño, puede representar un factor de riesgo para el aumento de peso, la resistencia a la insulina y la diabetes del tipo 2. No dormir lo suficiente genera niveles elevados de hidrocortisona, la hormona del estrés, lo cual conduce a un metabolismo ineficiente de la glucosa, alienta el aumento de peso y acelera el envejecimiento y la formación de AGE.

EL SUEÑO INTERRUMPIDO Y LAS ENFERMEDADES CARDIACAS

Las proteínas glicadas, o AGE, también han sido vinculadas a los peligrosos coágulos de sangre. Según un nuevo estudio publicado en la gaceta médica *Chest* y comentado en el canal Reuter's Health, las personas sanas que experimentan interrupciones del sueño por la noche parecen estar más expuestos a los factores relacionados con el desarrollo de coágulos, también llamados trombos.

"Hay mucha literatura que demuestra que el sueño interrumpido está asociado con el riesgo de padecer enfermedades coronarias, pero el mecanismo que posibilita esa asociación aún no es claro", dijo para Reuter's Health el autor principal del estudio, el doctor Joel E. Dimsdale de la Universidad de California, campus San Diego.

"En trabajos anteriores, encontramos que la interrupción del sueño está relacionada con la actividad procoagulante tanto en pacientes con apnea obstructiva del sueño como en otros que enfrentan un estrés serio en su vida", continuó. "El presente estudio muestra hallazgos similares incluso en una población relativamente sana."

Dimsdale y sus colegas trataron de averiguar si las interrupciones del sueño —verificadas con polisomnografía— estaban relacionadas con niveles elevados de factores protrombóticos que antes habían predicho el riesgo de padecer enfermedades coronarias. Una polisomnografía, realizada en un laboratorio del sueño, incluye la medición de las ondas cerebrales para registrar ciclos y etapas del sueño, además de la supervisión de actividad muscular, movimiento de los ojos, ritmo respiratorio, presión arterial, niveles de oxígeno en la sangre y ritmo cardiaco. También se observa al paciente de manera directa durante el sueño.

La polisomnografía se realizó durante toda la noche a un total de 135 sujetos no medicados con una edad promedio de 37 años y sin historial de desórdenes del sueño. Se registraron los niveles sanguíneos de factores asociados a la coagulación de la sangre y a la saturación del oxígeno. Se tomaron en cuenta los efectos de la edad, el sexo, la raza, el índice de masa corporal, la presión sanguínea y los antecedentes de tabaquismo.

"Nuestros hallazgos sugieren que las interrupciones del sueño, incluso en una población relativamente sana, están asociadas a un estado protrombótico que podría influir en el desarrollo de enfermedades coronarias", concluyeron los autores.

Estos hallazgos demuestran que muchos de los sistemas de órganos del cuerpo, si no es que todos, experimentan efectos negativos por causa de la falta o de las interrupciones del sueño. Dormir suele ser una elección consciente. Podemos cerrar ese libro o apagar el televisor una hora antes y complacernos con ocho lujosas horas de sueño.

Aquí tenemos seis buenas razones para seguir este consejo, por cortesía del Harvard Women's Health Watch:

1. *Aprendizaje y memoria*: Dormir ayuda a que el cerebro entregue nueva información a la memoria mediante un proceso llamado consolidación de la memoria. En unos estudios, las personas que habían dormido después de aprender una tarea se desempeñaron mejor en pruebas posteriores.

2. *Metabolismo y peso*: La falta de sueño crónica es capaz de causar aumento de peso al afectar la manera en que nuestro cuerpo procesa y almacena los carbohidratos, así como al alterar los niveles de hormonas que influyen en nuestro apetito.

3. *Seguridad*: La pérdida de sueño aumenta la tendencia a quedarse dormido durante el día. Estos lapsos pueden provocar

caídas y fallas tales como errores médicos, percances de tráfico aéreo y accidentes automovilísticos.

4. *Estado de ánimo*: La falta de sueño puede provocar irritabilidad, impaciencia, incapacidad para concentrarse y volubilidad. Dormir de manera insuficiente también puede hacer que usted se sienta demasiado cansado como para realizar las cosas que le gustan.

5. *Salud cardiovascular*: Los desórdenes serios del sueño han sido relacionados con la hipertensión, el aumento en los niveles de la hormona del estrés y la irregularidad en los latidos del corazón.

6. *Enfermedades*: La privación del sueño altera la función inmunológica, incluida la actividad de las células encargadas de matar a los organismos invasores. Los buenos hábitos de sueño también pueden ayudar a combatir el cáncer.

NOVEDOSO PÉPTIDO REDUCE EL ESTRÉS Y PROMUEVE UN SUEÑO SALUDABLE

Si el estrés le impide dormir, podría encontrar ayuda en la forma de un especial y nutritivo producto patentado que representa un descubrimiento importante en el campo de la nutrición.

Hace más de 12 años, una compañía llamada Ingredia, en sociedad con cierta universidad francesa, descubrió un péptido con propiedades relajantes en una proteína hidrolizada de la leche (una proteína hidrolizada es una mezcla de aminoácidos preparada mediante la desintegración de una proteína). Al observar la calma de un bebé después de beber leche, los investigadores trataron de identificar una relación entre el consumo de leche y la calma. Por medio del uso de una enzima digestiva bien conocida, desarrollaron Lactium®, un ingrediente funcional que regula síntomas del estrés tales como variaciones de peso, problemas para dormir, desórdenes cardiovasculares, problemas digestivos, falta de motivación, irritabilidad, problemas cutáneos y falta de concentración.

El Lactium puede usarse para lidiar con el estrés de la vida diaria. Puede ingerirse cada vez que se le necesite para enfrentar una situación tensa específica, por ejemplo, antes de un examen o junta importante. En estas situaciones, debe tomarse al menos una hora antes del evento. El efecto empezará a decrecer alrededor de seis horas después de la ingestión.

Como suplemento nutrimental, la dosis recomendada suele ser de 167 miligramos al día. El Lactium empieza a surtir efecto alrededor de una hora después del consumo. Sin embargo, la verdadera sensación de bienestar aparece después de unos cuantos días de tratamiento. Esta dosis puede incrementarse si la persona tiene sobrepeso o experimenta una situación que le provoca un nivel extraordinario de estrés.

El mejor momento para tomar Lactium es antes de irse a dormir. Esta recomendación se basa en el hecho de que la falta de sueño, a menudo provocada por el estrés de ese mismo día, incrementa los niveles de estrés de la persona. El Lactium ayuda a las personas a relajarse y a dormir mejor por las noches, de modo que puedan enfrentar mejor las exigencias del día siguiente. Por lo tanto, puede ayudar a romper el círculo vicioso del mal sueño y el estrés.

Los estudios clínicos no han encontrado efectos secundarios derivados del uso del Lactium. Este producto mejora la percepción del estrés y ayuda a la gente a optimizar sus habilidades así como a tener una mejor capacidad de reacción. Aún en dosis altas, no produce efectos sedantes. Las personas que lo toman se sienten más relajadas y, por lo regular, les resulta más fácil conciliar el sueño y/o duermen mejor.

Los principales compuestos alergénicos de la leche son las proteínas, pero el Lactium es un hidrolizado; los hidrolizados son conocidos por ser menos alergénicos que las proteínas enteras. Es más, el Lactium no contiene lactosa (su contenido es menor a 0.5 por ciento), de modo que su consumo no debe representar un problema para las personas con intolerancia a la lactosa.

Un buen sueño nocturno sin duda le hará despertar fresco y lucir radiante y jovial. El sueño adecuado es fundamental para evitar la hinchazón en el área de los ojos y conservar la piel radiante. Si observamos los parámetros hormonales cuando una persona duerme, encontraremos que el sueño reduce los efectos negativos de la hidrocortisona y los neurotransmisores *malos* como la epinefrina y la norepinefrina, los cuales pueden presentarse en momentos de tensión. Además, la hormona del crecimiento, liberada durante el sueño, es la hormona de la juventud. Otra hormona que se libera es la melatonina, que tiene un efecto positivo en el sistema inmunológico y la piel. Es también durante el sueño que reconstruimos nuestras reservas de energía y regeneramos el cuerpo a medida que las células pasan por un proceso de reparación. Asimismo, los estudios muestran que un sueño inadecuado conduce a un aumento de peso indeseable al inducir el deseo de alimentos repletos de grasas y carbohidratos.

Las irregularidades en el ciclo de sueño y un sueño inadecuado provocan la elevación de la hidrocortisona. A su vez, esto produce un aumento de la glucosa en la sangre que desemboca en la formación de AGE.

LOS PRINCIPIOS DEL SUEÑO

Dormir es tan esencial para el bienestar como la comida y el agua. Hasta la década de 1950, la mayoría de las personas consideraba el sueño como una parte pasiva y latente de nuestra vida diaria. Hoy sabemos que nuestro cerebro está muy activo durante el sueño. Es más, el sueño influye en nuestro funcionamiento diario y en nuestra salud física y mental de varias maneras que apenas comenzamos a entender.

Unas sustancias que comunican señales nerviosas, los neurotransmisores controlan cuándo dormimos y cuándo estamos despiertos al actuar en diferentes grupos de células nerviosas, las neuronas, en el cerebro. Las neuronas en el tronco del cerebro, que conectan el cerebro con la médula espinal, producen neurotransmisores como la serotonina y la norepinefrina que mantienen algunas partes del cerebro activas mientras estamos despiertos.

Otras neuronas en la base del cerebro empiezan a emitir señales cuando quedamos dormidos y parecen desconectar las señales que nos mantienen despiertos. Las investigaciones también sugieren que una sustancia llamada adenosina se acumula en nuestra sangre mientras estamos despiertos y produce somnolencia. Dicha sustancia se degrada poco a poco mientras dormimos.

Como el sueño y la vigilia están regulados por señales de neurotransmisores distintos en el cerebro, los alimentos y medicinas que cambian el equilibrio de estas señales afectan nuestra sensación de estar alertas o somnolientos, y de qué tan bien dormimos. Las bebidas con cafeína, como el café, y los medicamentos como las píldoras para adelgazar y los descongestionantes, estimulan algunas partes del cerebro que pueden producir insomnio o incapacidad para dormir. Muchos antidepresivos suprimen la fase de sueño rápido o paradójico (REM). Las personas que fuman mucho suelen tener un sueño muy ligero así como fases muy reducidas de sueño rápido. Cuando dejan de fumar, también suelen despertar tras sólo dos o tres horas de sueño por falta de nicotina. Muchas personas que sufren de insomnio tratan de resolver el problema bebiendo alcohol. Aunque el alcohol ayuda a conciliar un sueño ligero, también elimina la fase de sueño rápido así como las fases más profundas y reparadoras del sueño. Mantiene a las personas en las fases más ligeras de las cuales se les puede despertar con facilidad.

Algunas personas pierden durante el sueño rápido parte de su capacidad para regular la temperatura corporal, de modo que las temperaturas anormalmente cálidas o frías del ambiente pueden interrumpir esta etapa del sueño. Si nuestro sueño rápido es alterado una noche, nuestro cuerpo no sigue la progresión normal del ciclo del sueño la siguiente vez que nos quedamos dormidos. En lugar de esto, suele pasar directamente al sueño rápido y pasar por periodos extendidos de sueño rápido hasta que alcanza esta etapa del sueño.

A menudo se dice que la gente anestesiada o comatosa está dormida. Sin embargo, a las personas en estas condiciones no se les puede despertar y no producen los patrones complejos y activos de ondas cerebrales que se observa en el sueño normal. En cambio, sus ondas cerebrales son muy lentas y débiles, a veces del todo indetectables.

¿Por cuánto tiempo necesitamos dormir?

La cantidad de sueño que necesita cada persona depende de muchos factores, incluida la edad. Los bebés suelen necesitar alrededor de 16 horas de sueño al día, mientras los adolescentes requieren de cerca de nueve horas como promedio. Para la mayoría de los adultos, el tiempo ideal de sueño parece ser entre siete y ocho horas por noche, aunque algunas personas no requieren de más de cinco y otras necesitan de hasta 10. Las mujeres en los primeros tres meses de embarazo suelen requerir de muchas más horas de sueño que las acostumbradas. El tiempo de sueño de una persona también aumenta si no ha dormido lo suficiente en los días anteriores. Dormir demasiado poco genera una *deuda de sueño*, lo cual es casi como tener una deuda bancaria excesiva. Al final, el cuerpo exigirá que la deuda se salde. Es imposible adaptarse a dormir menos de lo que necesitamos; aunque quizá nos acostumbremos a tener un horario con poco tiempo para dormir, nuestro juicio, tiempo de reacción y otras funciones serán deficientes.

Las personas tienden a dormir de manera más ligera y por lapsos más breves a medida que envejecen, aunque por lo general necesitan de más o menos la misma cantidad de horas de sueño que al inicio de su adultez. Cerca de la mitad de las personas de más de 65 años tiene problemas frecuentes de sueño, como el insomnio, y las etapas de sueño profundo en muchas personas mayores suelen volverse muy cortas o desaparecer por completo. Quizá este cambio sea una parte normal del envejecimiento, o tal vez sea el resultado tanto de los problemas de salud comunes en las personas mayores como de los medicamentos y otros tratamientos para esos problemas.

Dicen los expertos que si usted siente sueño durante el día, incluso cuando realiza labores aburridas, entonces no ha dormido lo suficiente. Si suele quedar dormido tras cinco minutos de haberse acostado, es probable que tenga una severa falta de sueño, quizá incluso un desorden del sueño. Los *microsueños* o los episodios muy breves de sueño en una persona regularmente despierta son otros indicios de privación del sueño. En muchos casos, las personas no son conscientes de que experimentan microsueños. La práctica de intentar abarcar demasiadas cosas, tan extendida en las sociedades industrializadas occidentales, ha promovido tal falta de sueño que hoy es casi normal sufrir de una somnolencia realmente anormal.

Muchos estudios indican con claridad que la falta de sueño es peligrosa. Las personas con falta de sueño a quienes se ha puesto a prueba mediante un simulador de manejo o mediante la realización de tareas que exigen la coordinación de las manos con la vista se desempeñan tan mal o peor que las personas intoxicadas. Además, la pérdida de sueño magnifica los efectos del alcohol en el cuerpo de modo que, si una persona fatigada bebe, se volverá mucho más torpe que alguien que ha descansado bien. Según la National Highway Traffic Safety Administration, la fatiga en conductores es responsable de un estimado de 100 mil accidentes automovilísticos y 1 500 muertes cada año en Estados Unidos. Como la somnolencia es el último paso que da el cerebro antes de quedar dormido, manejar con somnolencia puede, y suele, acabar en desastre. La cafeína y otros estimulantes no pueden arreglar los efectos de una privación severa del sueño. De acuerdo con la National Sleep Foundation, si a usted le cuesta trabajo mantener los ojos enfocados, no puede dejar de bostezar o no recuerda haber conducido las últimas millas, entonces es probable que tenga demasiado sueño como para conducir seguro.

POR QUÉ NECESITAMOS DORMIR

Aunque los científicos aún tratan de determinar con exactitud por qué la gente necesita dormir, estudios en animales muestran que el sueño es necesario para la supervivencia. Por ejemplo, mientras las ratas suelen vivir entre dos y tres años, aquellas a las que se priva del sueño rápido sobreviven sólo cinco semanas en promedio, y las ratas privadas de todas las etapas del sueño no viven más que tres semanas. Además, los roedores despojados del sueño desarrollan una temperatura corporal anormalmente baja así como llagas en la cola y las patas. Las llagas pueden deberse a que su sistema inmunológico ha sido afectado. Algunos estudios sugieren que la falta de sueño daña el sistema inmunológico.

Al parecer, dormir también es necesario para que nuestro sistema nervioso funcione de manera apropiada. Si dormimos muy poco, nos sentiremos somnolientos e incapaces de concentrarnos al día siguiente. Esto también conduce a fallas de memoria y del desempeño físico, así como a una disminución en la capacidad de realizar cálculos matemáticos. Si la falta de sueño continúa, pueden aparecer alucinaciones y cambios de estado de ánimo. Algunos expertos creen que el sueño da a las neuronas que usamos en vigilia una oportunidad para apagarse y repararse. Si no dormimos, las neuronas pueden quedar tan vacías de energía, o tan contaminadas por productos secundarios de las actividades celulares normales, que empiezan a fallar. El sueño también da al cerebro una oportunidad de ejercitar importantes conexiones neuronales que, de otro modo, se deteriorarían por la falta de actividad.

El sueño profundo coincide con la liberación de la hormona del crecimiento en los niños y en los adultos jóvenes. Muchas de las células del cuerpo muestran también un incremento en la producción y un decremento en la descomposición de las proteínas durante el sueño profundo. Como las proteínas son la materia prima que el cuerpo requiere para el crecimiento celular y la reparación del daño causado por factores como el estrés y los rayos ultravioleta, el sueño profundo bien podría ser el *sueño de la belleza.* La actividad en las partes del cerebro que controlan las emociones, los procesos para tomar decisiones y las interacciones sociales se reduce drásticamente durante el sueño profundo, lo cual sugiere que este tipo de sueño podría ayudar a las personas a mantener un funcionamiento emocional y social óptimo cuando están despiertas. Un estudio en ratas también mostró que ciertos patrones de emisión de señales nerviosas generados durante el día se repetían durante el sueño profundo. Este patrón de repetición puede ayudar a codificar recuerdos y mejorar el aprendizaje.

EL SUEÑO Y LAS ENFERMEDADES

El sueño y los problemas relacionados con él influyen en un gran número de padecimientos humanos que abarcan casi todos los campos de la medicina. Por ejemplo, problemas como la apoplejía y los ataques de asma tienden a ocurrir de manera más frecuente durante la noche y la madrugada, quizá debido a cambios en las hormonas, el ritmo cardiaco y otros aspectos asociados al sueño. El sueño también tiene una compleja relación con algunos tipos de epilepsia. Mientras el sueño rápido parece evitar que los ataques que empiezan en una parte del cerebro se expandan a otras regiones del mismo, es probable que el sueño profundo promueva la expansión de dichos ataques. La falta de sueño también desencadena ataques en personas con algunos tipos de epilepsia.

Las neuronas que controlan el sueño interactúan de manera muy cercana con el sistema inmunológico. Como sabe cualquiera que haya tenido gripe, las enfermedades infecciosas nos hacen sentir somnolientos. Esto tal vez se debe a que las citosinas, sustancias producidas por nuestro sistema inmunológico cuando combate las infecciones, son poderosas inductoras del sueño. Dormir puede ayudar al cuerpo a conservar la energía y otros recursos que el sistema inmunológico necesita para preparar un ataque.

AMENAZA 7: FALTA DE EJERCICIO

El ejercicio es vital para su salud. Es una actividad insuperable para reducir el azúcar en la sangre, estrategia clave para evitar la formación de AGE. Existe una gran cantidad de estudios que demuestran que el ejercicio puede reducir el peso, disminuir la incidencia de enfermedades cardiacas, bajar la presión arterial, mejorar el estado de ánimo, solucionar problemas de sueño e incluso disminuir los riesgos de padecer ciertos tipos de cáncer. El deporte también le garantiza una piel hermosa. Estudios han indicado que el ejercicio mejora la calidad de la piel tanto como la de los huesos y músculos. Sin una actividad regular, los huesos se vuelven frágiles y los músculos se atrofian. Cuando se observa al microscopio la piel de personas que se ejercitan con regularidad, el impacto de su óptima condición física es evidente. La piel es más gruesa y contiene un colágeno —las fibras que dan a la piel su fuerza y flexibilidad— mejor y más saludable. El ejercicio también aumenta la circulación y da a la piel un brillo saludable y radiante. Siempre y cuando lo hagamos con moderación y sin exagerar, casi cualquier forma de actividad deportiva tiene un efecto poderoso, positivo y antiinflamatorio en todas nuestras células.

El exceso de ejercicio puede conducir a un incremento en los niveles de cortisona. Como vimos en este capítulo, el aumento en la cortisona es altamente destructivo y puede provocar la elevación del azúcar en la sangre y la formación de AGE. Entre 30 y 40 minutos al día es todo lo que usted necesita.

En el capítulo 9 aprenderá a contrarrestar los daños causados en la piel y en los órganos internos por las amenazas que acabamos de tratar.

9. Tratamientos tópicos para revertir los AGE en la piel

La mayoría de la gente piensa que el envejecimiento de la piel es resultado de la edad cronológica, o sea que entre más viejos seamos, más arrugas tendremos. Esto es verdad hasta cierto punto; las personas de 50 años tienen más arrugas que las de 20. Sin embargo, la verdad no es tan simple. Existen muchos factores del estilo de vida que contribuyen a un envejecimiento acelerado de la piel, tales como los siete descritos en el capítulo 8. Estos factores aceleran de manera significativa el envejecimiento de la piel mediante diversos mecanismos, entre ellos, la formación acelerada de AGE, que nos hace lucir y sentir muchos años mayores de lo que en realidad somos (y, como vimos en el capítulo 2, la investigación realizada por el doctor Vlassara y sus colaboradores encontró altos niveles de AGE en adultos jóvenes sanos, un fenómeno del todo inesperado e indeseado).

Por desgracia, a medida que envejecemos, los AGE se acumulan cada vez más y son en parte responsables de que la piel pierda las cualidades que la hacen hermosa. Los cirujanos plásticos y dermatólogos trabajamos duro para devolverle una apariencia de juventud y salud, y aunque se han logrado grandes avances en ambas disciplinas, los últimos hallazgos son bastante deprimentes. El daño por la edad y los AGE acumulados es sumamente visible en la piel. No importa a cuántos procedimientos nos sometamos, si no hacemos algunos cambios significativos de alimentación y estilo de vida, será muy difícil rejuvenecer nuestro cuerpo. Yo sé, como médico y científico, que la verdadera belleza debe ir de adentro hacia fuera. Como veremos en este capítulo, hoy contamos con un arma nueva, alentadora e increíblemente poderosa que puede ayudarnos en el proceso. Y no se trata de un relleno para arrugas o un paralizador muscular. Va mucho más allá que cualquier herramienta que hayamos tenido hasta ahora. Se trata de lo último en tecnología de células madre vista bajo una nueva luz: segura, no tóxica, no agresiva e incuestionable. Abundaremos en esto más adelante en el capítulo. Primero, observemos los efectos que la glicación y la formación de AGE tienen en la piel.

Si usted ve a una persona con líneas, arrugas y surcos profundos en el rostro, una apariencia cetrina y coriácea en la piel y una falta general de tono y firmeza, lo que ve son los daños de los AGE. Es muy probable que los órganos internos y los vasos sanguíneos también estén dañados. El denominador común de todo este daño es, como siempre, una inflamación crónica y subclínica. Recuerde que, cuando el azúcar se junta con las proteínas para crear los productos finales de glicación avanzada (AGE), se convierte en una auténtica fábrica de sustancias inflamatorias.

Por fortuna, las siete amenazas para una piel sana y de apariencia joven que tratamos en el capítulo 8 están todas bajo su control; todo lo que tiene que hacer es entender cómo y por qué cada uno de estos "siete pecados capitales" causa sus estragos, y aprender la estrategia terapéutica adecuada para contrarrestar el daño.

CÓMO DAÑAN LA PIEL LOS AGE

Como hemos aprendido, cualquiera de las siete amenazas para la piel puede acelerar el envejecimiento y la formación de AGE, y no sólo en la piel sino en todo el cuerpo. Sin embargo, para los propósitos de este libro, nos concentraremos en la piel.

En el capítulo 1 vimos cómo la glucosa —el azúcar de la sangre— puede tener dos formas distintas: de línea recta, como una cuerda sobre una mesa, o de círculo. Entre más azúcar y almidones refinados se consuma, más presencia de ambas formas (lineal y circular) habrá circulando en nuestra sangre. En un pH corporal normal (condiciones fisiológicas normales), la mayor parte de nuestra glucosa tiene forma circular, la formación más estable. Sin embargo, el resto de la glucosa posee forma recta o lineal. A ésta se le conoce como glucosa *reactiva*. Y es la glucosa lineal (o mala) en la sangre la que reacciona con nuestras proteínas, lo cual resulta en la formación de AGE.

LOS ANTIOXIDANTES CORRECTOS EN EL MOMENTO CORRECTO

En un estudio reciente, los científicos pusieron fibroblastos de piel humana (células a partir de las cuales se produce el colágeno y la elastina) en una caja petri y se les expuso a los AGE. Después de sólo 72 horas de exposición, las células mostraron daños. También se descubrió que los AGE incrementaban drásticamente el daño causado por los radicales libres y la inflamación, lo cual ilustra la manera tan cercana en que se interrelacionan todos estos procesos nocivos.

Por fortuna, los descubrimientos no fueron del todo negativos. Cuando los investigadores expusieron las células dañadas por los AGE a ciertos potentes antioxidantes, incluida la carnosina, mucho del daño se revirtió. Este estudio valida la utilidad de dar a la piel los antioxidantes correctos (que usted conocerá en este capítulo) en el momento correcto.

En otro estudio, los científicos volvieron a colocar fibroblastos en una caja petri. Entonces, expusieron las células a un tipo de AGE conocido como N-épsilon-(carboximetilo)lisina o colágeno-CML, uno de los principales productos que resultan de la modificación oxidativa de las proteínas glicadas (AGE). La lisina es uno de los aminoácidos que componen el colágeno; cuando se dañan, las moléculas de lisina alteran el colágeno y lo convierten en colágeno-CML. Los científicos han identificado el colágeno-CML como un indicador general del estrés oxidativo y del daño proteínico a largo plazo en el envejecimiento, la aterosclerosis y la diabetes.

Cuando los fibroblastos de piel fueron expuestos al colágeno-CML, se produjo apoptosis (muerte de las células).

Como sabemos, existen evidencias sólidas de que los AGE se acumulan en la dermis, la densa capa interior de la piel que está debajo de la epidermis. La dermis se compone de tejido conjuntivo, vasos sanguíneos y linfáticos, glándulas sudoríparas, folículos pilosos y una elaborada red de nervios sensoriales. Sin embargo, ése no es el único efecto negativo en la piel derivado de la acumulación de AGE. Los científicos también han descubierto que existe un receptor para los AGE que abunda en las células de piel (los receptores son estructuras o sitios moleculares en la superficie o en el interior de las células que se unen a sustancias como hormonas, antígenos, medicamentos o neurotransmisores). A este receptor se le conoce como RAGE —mencionado en el capítulo 3 —, y complica seriamente el problema de la piel dañada por los AGE. No sólo la piel resulta entrecruzada y endurecida por los AGE, sino que el receptor (RAGE) lleva este mensaje nocivo a las porciones internas de las células.

LOS AGE Y EL COLÁGENO

Cuando somos niños y tenemos una presión arterial perfecta y una energía ilimitada, podemos jugar al aire libre todo el día gracias a que tenemos un corazón y unas arterias muy flexibles. Esto se debe a que nuestro colágeno aún no se hace rígido y tieso.

El colágeno consiste en una fibra proteínica insoluble y es uno de los constituyentes principales del tejido conjuntivo (piel y tendones) y los huesos. Esta fibra proteínica también se encuentra como patrón de soporte en las arterias. Las hebras de colágeno saludable suelen deslizarse una sobre otra, lo cual conserva la piel elástica. Por ejemplo, si una persona joven sonríe o frunce el ceño y se le forman líneas en el rostro, la piel retrocede y vuelve a ser lisa tan pronto como la persona deja de sonreír o fruncir el entrecejo. Lo mismo ocurre con nuestros órganos internos.

Sin embargo, a medida que envejecemos, nuestro colágeno se entrecruza debido a la exposición prolongada a los destructivos azúcares lineales. Esto empieza cuando el colágeno queda unido a uno de los azúcares malos. Entonces, se afianza a otra molécula de colágeno (o a otra proteína) y luego a otra más, y así sucesivamente, en un patrón de intrusión interminable.

A medida que se forman más AGE y se acumulan con el tiempo, actúan como pegamento o cemento, y el resultado es la pérdida de flexibilidad en nuestras articulaciones. También perdemos flexibilidad en nuestras arterias y desarrollamos hipertensión (presión arterial alta). La hipertensión puede provocar toda una serie de padecimientos peligrosos, incluidos los cambios en los vasos sanguíneos en la parte posterior del ojo (la retina), el engrosamiento anormal del músculo cardiaco, la insuficiencia renal y daños cerebrales. Cuando se forman AGE en el cerebro, pueden causar demencia o enfermedad de Alzheimer. Cuando la glicación ocurre en la piel, las moléculas de azúcar se juntan con las fibras de colágeno, donde desencadenan una serie de reacciones químicas espontáneas. Estas reacciones culminan con la formación y acumulación graduales de entrecruzamientos irreversibles entre moléculas de colágeno adyacentes. Este extenso entrecruzamiento de colágeno provoca la pérdida de elasticidad de la piel, lo cual acaba por arrugarla y aflojarla.

Por ejemplo, los niños sanos tienen una extraordinaria capacidad de aprendizaje y una memoria fabulosa. Nunca se muestran tiesos o cojos ni tienen dificultades para levantarse, y tampoco sienten dolor o rigidez en su cuerpo. Por su parte, los adultos experimentan todos estos síntomas en diversos grados, según su edad y según la atención que hayan prestado al estilo de vida antiinflamatorio sobre el cual me he dedicado escribir durante la última década. Si usted siente cualquiera de estos síntomas, es un buen momento para reevaluar sus elecciones de comida y estilo de vida antes de que sea demasiado tarde para contrarrestar los daños.

Por fortuna, es posible revertir estos efectos. Si usted sigue las recomendaciones de este libro, pronto empezará a ver y sentir la diferencia. Entre más tiempo siga los consejos sobre cómo reducir la formación de AGE y deshacer los efectos de los AGE ya existentes, mejor lucirá y se sentirá. Al igual que la formación de AGE, los resultados son acumulativos; sin embargo, en este caso, el tiempo los hace mejorar y no empeorar.

Los AGE influyen de manera profunda en los problemas de salud que tendremos en la vejez. Por ello, los científicos tratamos de encontrar maneras de reducir los azúcares reactivos que causan el problema. También buscamos estrategias terapéuticas que en verdad *rompan* esos lazos antes de que se formen.

SOLUCIONES TÓPICAS

Ahora que conocemos las siete amenazas principales para la piel de las personas mayores y cómo los AGE dañan la piel (ver el capítulo 8). Es hora de conocer las soluciones para neutralizar estos peligros. Hoy sabemos que los AGE cobran una tremenda cuota a nuestra piel, y lo sabemos porque lo vemos cada vez que nos miramos en el espejo. Su actividad destructiva hace que nuestra piel pierda elasticidad, flexibilidad y firmeza.

Es importante hacer notar que nuestro cuerpo contiene 100 billones de células que se comunican entre sí. Estas células se encuentran en constante comunicación por medio de "teléfonos celulares" con los que se dicen unas a otras qué hacer, dónde hacerlo y qué ocurre en todo el cuerpo.

Los "teléfonos celulares" a los que me refiero son las moléculas mensajeras: péptidos, proteínas y lípidos (ciertas grasas).

LAS MOLÉCULAS MENSAJERAS EN ACCIÓN

El papel de las moléculas mensajeras es entregar mensajes particulares a los sitios receptores. El tipo de mensaje entregado depende del neuropéptido, neurotransmisor u hormona que lo envía.

Cuando somos jóvenes, tenemos abundantes moléculas mensajeras. Éstas se comunican con todas las células de nuestro cuerpo, incluidas las de la piel, para mantenerlas funcionando a niveles óptimos. Sin embargo, la cantidad de moléculas mensajeras disminuye con la edad, y lo mismo ocurre con el número de sitios receptores. Desde hace mucho tiempo, los científicos han reconocido la importancia de mantener estas moléculas mensajeras y sitios receptores funcionando de manera adecuada, pues el mal funcionamiento de este sistema es responsable de las fallas celulares en todos los sistemas de órganos.

Armados con este conocimiento y esta clara comprensión del papel de las moléculas mensajeras, los científicos empezaron a buscar formas de mantenerlas en funcionamiento con los mismos niveles vigorosos y robustos de las personas jóvenes.

El lugar más obvio para buscar eran las células madre, las cuales secretan las moléculas mensajeras más importantes y necesarias para el funcionamiento del cuerpo. Como dermatólogo, siento un interés natural por la ciencia de las células madre de la piel y las posibilidades de restaurar, reparar y rejuvenecer la piel envejecida. Cuando consideramos que la definición de *rejuvenecer* es "volver a ser joven; recuperar el vigor y la apariencia juveniles", nos damos cuenta de que se trata de una tarea bastante peliaguda. Sin embargo, hoy se hacen avances revolucionarios en el laboratorio.

PARA LIBERAR AL GENIO

Un objetivo de los bioquímicos ha sido saber no sólo cómo reparar la piel, sino cómo rejuvenecerla de verdad. Para hacerlo, han adoptado un enfoque biotecnológico del problema.

El primer paso fue cosechar células madre de la piel de adultos jóvenes. Primero, se toman muestras de piel de la parte posterior de las orejas de sujetos jóvenes sanos, y luego, se obtienen las células madre a partir de esas muestras de piel (un proceso no relacionado con la polémica tecnología que emplea células madre embrionarias).

Lo que resulta fascinante de este adelanto tecnológico es que las propias células madre de piel son lo que se usa para fabricar las moléculas mensajeras. Una vez en el laboratorio, las células madre de piel joven se cultivan de tal manera que secreten todos los *mensajeros juveniles* necesarios para rejuvenecer la piel.

Entonces, los científicos recolectan estos mensajeros, los purifican, los filtran y los procesan de modo que sólo se usan los péptidos, las proteínas y los lípidos, y *no* las propias células madre de piel. Trabajar de cerca con estos bioquímicos tan revolucionarios me ha permitido incorporar esta emocionante tecnología a un revolucionario sistema de distribución y usarlo como tratamiento tópico para la piel envejecida.

En esencia, nos hemos adueñado del *lenguaje* de las células madre jóvenes. Para mí, esto no es distinto de tener a un genio atrapado en una botella que sólo espera ser liberado para practicar su inimitable magia.

LA DISTRIBUCIÓN DE LOS MENSAJEROS

Todos tenemos células madre de piel en todas las partes de nuestra piel. Según la parte del cuerpo que se estudie, los científicos han calculado que la proporción de células madre de piel y las células comunes de piel es de entre 1:400 y 1:100 mil.

En otras palabras, una sola célula madre apoya a entre 400 y 100 mil células comunes de piel. A medida que envejecemos, que nuestras células de piel dejan de segregar los mensajeros y que los sitios receptores no funcionan con la eficiencia de antes, perdemos esos importantes mensajeros que crean y mantienen la piel saludable y lozana; sólo 50 por ciento o menos de nuestras células de piel reciben los mensajes importantes.

Si usted no es mayor de 20 años y ve arrugas, piel flácida y pérdida de brillo, tono y textura cuando se mira en el espejo, lo que observa es la triste consecuencia de que su piel reciba tan sólo la mitad de mensajeros rejuvenecedores de células madre de piel de los que solía recibir.

En el laboratorio, se induce a las células madre de piel a segregar una cantidad de mensajeros igual a la de las personas jóvenes. Estos mensajeros se recolectan en un medio estéril y luego se infunden en una fórmula patentada, creada para distribuir los mensajeros con óptima eficacia. Si lo aplica en la cara y el cuerpo, incluido el cuello, la línea de la mandíbula, los brazos y las piernas —y cualquier otra parte que desee revitalizar—, pronto empezará a ver los resultados. Este extracto derivado de la piel, conocido como Stimucell®, está listo y preparado para reemplazar el nivel perdido de mensajeros que sus células más viejas ya no pueden secretar.

Una vez que parte de sus células de piel empi
de estos mensajeros, otras empezarán a hacer lo
ven diferencias entre los mensajeros creados en el
mensajeros de las células madre de piel segregad
por lo tanto, responden y rejuvenecen con todc
mensajeros jóvenes. Así de sencillo.

Los científicos y matemáticos empleamos el término *elegante* para describir un experimento, invención, descubrimiento o concepto que combine la sencillez, el poder y cierta gracia inefable en el diseño. El extracto de células madre derivadas de la piel concuerda del todo con esta descripción. Es sencillo, elegante e increíblemente eficaz. Sus implicaciones son muy extensas y profundas no sólo para el rejuvenecimiento de la piel y los sistemas de órganos internos, sino que también son reavivantes y motivadores. Las posibilidades para el rejuvenecimiento de la mente y el cuerpo al fin son viables gracias a investigaciones innovadoras como ésta.

La siguiente preocupación que surge con cualquier sustancia que muestre una actividad tan increíble son los riesgos de su uso. Por ello, se ha realizado extensos estudios sobre la sustancia de los mensajeros, siempre bajo los más rigurosos procedimientos de laboratorio. Éstos incluyen la adición de células madre derivadas de la piel a otras células en concentraciones mil veces mayores que las usadas en las preparaciones tópicas. Me complazco en informar los siguientes resultados: además de no registrarse daños, propiedades carcinogénicas (cancerígenas) ni efecto adverso alguno en las células puestas a prueba, se descubrió que las células que recibían megadosis del extracto vivían más tiempo que las células no tratadas.

LA HISTORIA DE GRACE

Conocí a Grace en la fiesta de aniversario de la tienda general de productos Perricone de Madison Avenue. Grace es una actriz muy popular y atractiva, famosa por su emblemático papel como protagonista principal de una larga y exitosa telenovela. También se le conoce por su hermosa piel.

Grace declaró que los productos Perricone eran los tratamientos preferidos de ella y de los actores con quienes trabajaba, varios de los cuales habían asistido la fiesta. Aunque Manhattan es una de las ciudades más extensas e importantes del mundo, también es, de varias maneras, una de las más pequeñas. Resultó muy gratificante ver tales muestras de apoyo y buena voluntad de tantas personas del mundo del arte, la moda, la belleza, los libros, el esparcimiento, el turismo, los medios y el entretenimiento que estuvieron presentes.

Como suele ocurrir, la conversación se volcó hacia los últimos descubrimientos en el rejuvenecimiento de la piel y la tecnología para la vejez saludable. Grace explicó que era una gran partidaria de la microdermoabrasión y los *peels* (exfoliaciones) ácidos, pues creía que eran lo mejor para ayudarle a revertir el daño solar que había acumulado por recostarse al sol en playas tropicales durante los recesos de la filmación. Aunque ella a rectificado sus hábitos, el primer daño ya estaba hecho.

De hecho, ella me dijo que solía someterse a un *peel* cada tres o cuatro meses, y que justo esa semana tenía cita con su médico para aplicar el procedimiento. La exfoliación realizada con ácido glicólico, también llamada *peel* químico, puede tener una fuerza de 30 a 70 por ciento, según lo que el dermatólogo considere más adecuado. Grace requería de 70 por ciento y aceptaba que, aunque estaba encantada con los resultados finales, las semanas inmediatas posteriores a la exfoliación eran difíciles, pues experimentaba mucho enrojecimiento, inflamación y dolor. Esto también significaba que debía programar los *peels* en los periodos en que no estaba filmando para tener tiempo de recuperarse y recobrar su color natural claro y brillante.

Como los *peels* extraían las capas exteriores dañadas de la piel, además de mejorar y suavizar la textura de la piel, Grace estaba dispuesta a soportar los inconvenientes.

Mi experiencia al trabajar con el extracto de células madre derivadas de la piel me alentó a sugerir a Grace que aplicara la loción en su piel después del *peel* para ver si promovía alguna curación. Yo ya había observado las poderosas cualidades antiinflamatorias de la tecnología de células madre, así como su capacidad única para reavivar las células de piel inactivas con un nivel de actividad igual al de personas más jóvenes.

Expliqué a Grace que el tratamiento tópico con extracto de células madre al que me refería no contenía verdaderas células madre (como ya lo expliqué en este capítulo). Éste es un punto muy importante de diferenciación en relación con la verdadera terapia de células madre, que constituye un campo por completo distinto.

Indiqué a Grace que se aplicara la loción con extracto de células madre después del *peel* y que la usara a diario. Le pedí que se comunicara conmigo para comentarme cómo le había ido.

Alrededor de una semana después, recibí una llamada. "Doctor Perricone", exclamó Grace, "usted no va a creerlo, pero tan pronto como regresé a casa tras hacerme el *peel* ácido me apliqué el extracto de células madre y noté una reducción casi inmediata del enrojecimiento y la irritación. Incluso el dolor disminuyó considerablemente. En 24 horas, todas las molestias habían desaparecido. Aún no puedo creerlo; por lo regular, pasan entre 10 y 15 días antes de que desaparezcan todo el enrojecimiento y la irritación".

Grace añadió que, mientras estaba en el consultorio, su dermatólogo le había extraído del antebrazo un pequeño y extraño lunar, tras lo cual, le puso unas cuantas suturas. Cuando ella regresó a casa, también se aplicó la loción en las suturas. Cinco días después, regresó al consultorio para que le retiraran los puntos. Su dermatólogo quedó en extremo sorprendido al ver que no había ninguna línea de cierre por la extracción del lunar: la loción de extracto de células madre había curado la piel y la había dejado tan lisa y perfecta como piel que nunca ha sido cosida. También quedó encantado de ver que el enrojecimiento, la inflamación y la irritación que Grace solía experimentar después de las exfoliaciones estaban por completo resueltas.

Una vez que Grace se aplicó la loción, los mensajeros de las células madre empezaron a enviar instrucciones para curar la piel como si lo hicieran en un niño pequeño, con lo cual pronto redujeron la inflamación. Todo el proceso de curación se aceleró gracias al aumento en el número de mensajeros que contactaban a los receptores en la piel. La producción de colágeno y elastina también se aceleró, lo cual dio a la piel una apariencia aún más lisa, firme y elástica. Además, varios testimonios indican que Stimulcell® ha tenido resultados fabulosos en el tratamiento de cicatrices; sin embargo, aún no contamos con datos clínicos que demuestren esto.

PROPIEDADES CURATIVAS DEL EXTRACTO DE CÉLULAS MADRE DERIVADAS DE LA PIEL

He visto y escuchado varios casos relacionados con las cualidades casi milagrosas del extracto de células madre para curar procedimientos posoperatorios. Estas historias confirman experiencias anteriores y no son del todo inesperadas, aunque han excedido incluso mis mayores expectativas. El extracto de células madre activa las células de la piel al enviar sus mensajeros con gran rapidez, como lo harían en una persona joven y sana. A medida que envejecemos, la cantidad e intensidad de estos mensajeros disminuye, lo cual hace que la curación y la reparación celular se realicen con un ritmo mucho más lento e ineficiente. Además, la reparación celular ya no es tan completa o extensa como lo es en la piel joven, lo cual causa muchas de las señales de la piel envejecida.

Las terapias adyuvantes, como la loción con extracto de células madre, son muy prometedoras para acelerar la curación que sigue a los procedimientos quirúrgicos, los tratamientos con rayos láser y las exfoliaciones químicas, además de tener una amplia gama de aplicaciones para contrarrestar las señales del envejecimiento en la piel. Una vez que se aplica el extracto, empieza inmediatamente a revitalizar y reavivar las células inactivas, y las incita a replicar la energía de las células jóvenes. ¿El resultado? Una piel más hermosa, menos líneas y arrugas, mayor elasticidad, tono, firmeza y contorno, además de la recuperación del brillo radiante de la piel joven.

También he notado que, como el extracto de células madre revigoriza las células de la piel, los productos antioxidantes y antiinflamatorios intensivos como el ácido alfa lipoico, el etanol dimetilamino (DMAE por sus siglas en inglés), el éster de vitamina

C, la carnosina y los neuropéptidos pueden ofrecer beneficios acelerados para la piel. Esto ocurre incluso en áreas difíciles que muestren pérdida temprana de elasticidad, como el dorso de las manos, los codos, el área de la garganta y el cuello, el labio superior y la delicada piel de arriba y abajo de los ojos. Para enterarse de dónde comprar Simulacell, vea la sección *Recursos*.

EL ÁCIDO ALFA LIPOICO: TRATAMIENTO TÓPICO ANTI-AGE

Además del milagro que hacen los mensajeros de las células madre para rejuvenecer la piel, contamos con diversos tratamientos tópicos antiglicantes altamente efectivos para la este órgano. El ácido alfa lipoico, nutrimento muy poderoso cuando se toma como suplemento, también es importante como tratamiento tópico. Suele recomendarse como suplemento nutrimental (ver el capítulo 5) debido sus poderosos efectos antiglicantes, además de ser un antiinflamatorio de extrema eficacia.

El acido alfa lipoico incrementa la capacidad de la célula para asimilar glucosa para el metabolismo. Esto hace que se elimine azúcar de la sangre y, por lo tanto, ayuda a evitar las reacciones nocivas de la glicación. Y como es soluble tanto en grasa como en agua, puede llegar a todas las porciones de la célula y proporcionar protección completa. Esto ocurre cuando se toma como suplemento o cuando se aplica como ungüento tópico. La solubilidad del ácido alfa lipoico le permite penetrar en la piel, donde ejerce su poder antiinflamatorio con excelentes resultados. Además, protege las células del daño producido por los radicales libres y previene el desencadenamiento de una cascada de inflamación muy dañina para la piel.

El ácido alfa lipoico funciona de manera sinérgica con otros antioxidantes en la piel y ayuda a disminuir los efectos de los rayos ultravioleta, los cuales promueven tanto los AGE como la inflamación. Además, puede regular la producción de óxido nítrico, una importante molécula mensajera. El ácido nítrico actúa en muchos tejidos para regular una amplia variedad de procesos fisiológicos, incluida la irrigación sanguínea a la piel. Cuando se le aplica como medicamento tópico en una piel opaca, amarillenta y pálida, la vuelve saludable y brillante. También reduce la hinchazón en el área de la cara y los ojos, y disminuye las líneas y arrugas finas así como el tamaño de los poros.

Su solubilidad en grasa y agua es lo que da al ácido alfa lipoico el poder para rejuvenecer el cuerpo en el nivel celular, pues algunas partes de la células son solubles en agua y otras en grasa. Como el ácido alfa lipoico tiene ambas propiedades, puede alcanzar y proteger todas las porciones de la célula. En su estado natural, el ácido alfa lipoico es soluble en agua. La primera línea de defensa de la célula es la capa exterior conocida como membrana del plasma celular, que es en realidad una doble capa lípida (de grasa). Esta membrana se compone de fosfolípidos y proteínas empotradas. La membrana del plasma celular se encarga de controlar todo lo que entra y sale de las células, desde los nutrimentos hasta los desechos. Como es soluble en agua, es muy susceptible al daño de los radicales libres. Por fortuna, el ácido alfa lipoico puede defender a esta membrana de tales ataques.

Una vez que el ácido alfa lipoico ha entrado en las células, se convierte en un nutrimento soluble en agua. Entonces puede viajar por las partes acuosas de la célula —como el citosol— y evitar que se dañen.

Las células tienen en su membrana sitios receptores para hormonas como la insulina. Sin los ácidos grasos esenciales, estos sitios no funcionan bien, lo cual impide que la glucosa sea transportada a las células para proveerlas de energía. Estos altos niveles de azúcar en la sangre y de insulina son proinflamatorios y conducen a la formación de AGE. Al igual que los ácidos grasos esenciales, el ácido alfa lipoico también puede incrementar la sensibilidad a la insulina en las células. Esto hará que nuestro cuerpo la procese mejor o que nuestras células se vuelvan más sensibles a ella, lo cual le permitirá asimilar el azúcar antes de que pueda adherirse al colágeno o a otras proteínas. Por lo tanto el ácido alfa lipoico es un agente antiglicante confiable; de hecho, bajo ciertas circunstancias, puede ayudar a desactivar los AGE que ya se han formado.

REJUVENECIMIENTO DE LA PIEL, LOS MÚSCULOS Y LOS HUESOS CON MICROCORRIENTES

Como dermatólogo, busco nuevas maneras de mejorar no sólo la piel, sino también la musculatura y la estructura ósea subyacentes. Los AGE cobran su cuota a los músculos y a los huesos de la misma manera que lo hacen con la piel. Por fortuna, contamos con algunas estrategias terapéuticas adicionales que pueden ayudar a reparar el daño.

En mi libro anterior, *Dr. Perricone's 7 Secrets to Beauty, Health and Longevity*, escribí ampliamente sobre la importancia de los músculos y los huesos en la conservación de los contornos juveniles y de la piel suave, así como de un rostro y un cuello elevados, firmes y con tono.

ENTENDER LAS MICROCORRIENTES

Una microcorriente es una corriente eléctrica que simula la electricidad de nuestro cuerpo. Se trata de tan sólo un millonésimo de ampere y es imperceptible por los sentidos. Los clientes que reciben tratamiento con microcorrientes sienten nada o casi nada, y la única indicación de electricidad que experimenta la mayoría es un sabor metálico en la boca. Además, como su poder es muy suave, las no causan una contracción visible de los músculos.

Las microcorrentes:

- Incrementan los niveles de trifosfato de adenosina hasta en 500 por ciento. Se trata de una reacción química que proporciona energía muscular y corporal.
- Aumentan la actividad fibroblástica hasta 60 por ciento. Los fibroblastos son las células encargadas de producir colágeno en la piel.
- Incrementan la síntesis proteínica hasta 73 por ciento. Con esto, el músculo se "llena" y rejuvenece.

- Elevan la permeabilidad de la célula 30 a 40 por ciento. Cuando el cuerpo envejece, las células se vuelven menos permeables, lo cual reduce el ritmo de diversas funciones en el cuerpo. Elevar la permeabilidad de la célula es muy efectivo para tratar la celulitis. La piel retiene más humedad y se rehidrata mejor. En pocas palabras, esto ayuda a que las células absorban más nutrimentos, agua y sangre oxigenada para poder excretar más toxinas, evitar la retención de fluidos y reoxigenarse.
- Proporcionan nutrición dérmica: la máquina Ultra emplea una corriente galvánica para llevar ciertos productos específicos hasta lo más profundo de la piel, y así reducir al instante las líneas finas por resequedad. Esta corriente también puede usarse con tratamientos para problemas específicos como el acné o la hiperpigmentación. El uso de esta técnica para nutrir la piel proporciona una mayor elasticidad y máxima hidratación, además de ayudar a reducir, o incluso eliminar, ciertas señales visibles del envejecimiento.
- Multiplica el colágeno y la elastina: los daños producidos por el entorno y el proceso natural de envejecimiento hacen que el colágeno y la elastina que dan elasticidad a nuestra piel se descompongan poco a poco. Desafortunadamente, a medida que envejecemos, disminuye la capacidad de la piel para remplazar estos materiales esenciales y surgen más huecos e irregularidades en la red de colágeno, lo cual puede promover la aparición de arrugas. Los tratamientos con la máquina Ultra han demostrado su capacidad para aumentar la cantidad de colágeno y elastina que produce el propio cuerpo y así borrar de manera efectiva las líneas profundas y arrugas someras.
- Aumentan la circulación de la sangre y la linfa: los tratamientos con la máquina Ultra fomentan la circulación de la sangre y la linfa, elementos de extrema importancia para la condición, el color y la salud general de la piel. Una vez que se logra el aumento de la irrigación sanguínea y linfática, las células empiezan a recibir los nutrimentos vitales y el oxígeno con mayor prontitud y el metabolismo celular se acelera, lo cual produce una piel más sana y firme.

Con tal fin, he estado trabajando con una máquina de microcorrientes conocida como Ultra, distribuida por Ageless Aesthetics y desarrollada por CACI International, líder mundial en tecnología estética avanzada.

La máquina Ultra emplea una corriente eléctrica subsensorial para reeducar los músculos faciales, a la vez que mejora el tono y la textura de la piel. El proceso disminuye la aparición de líneas y arrugas, además de producir un levantamiento natural del rostro sin necesidad de cirugía o de otros métodos agresivos.

Cuando se le combina con productos tópicos antiinflamatorios poderosos y otras sustancias que ayudan a revertir el daño de los AGE, la Ultra proporciona un enfoque holístico y natural para eliminar muchas de las señales del envejecimiento.

Esta máquina puede utilizarse en la cara y el cuerpo, y sus resultados son visibles desde el primer tratamiento. Sin embargo, los resultados más drásticos ocurren después de una serie completa de tratamientos. La cantidad de tratamientos requeridos depende de las condiciones de la piel y de los músculos, así como de los resultados deseados. La mayoría de la gente se somete a una serie inicial de entre seis y 10 tratamientos, y luego continúa con sesiones de mantenimiento que incluyen uno o dos tratamientos al mes.

Estos tratamientos faciales son muy relajantes y producen sensaciones mínimas o nulas. Los tratamientos para el cuerpo se ajustan a las necesidades específicas y el nivel de resistencia física de cada persona para asegurar que sean cómodos y efectivos. Al final del tratamiento, usted puede volver de inmediato a sus actividades normales y sentirse fresco y vigorizado, con una apariencia nueva y rejuvenecida que alcanza niveles mucho más profundos que el proporcionado por los cosméticos.

La Ultra en acción

La máquina Ultra es una combinación de tres tecnologías diferentes y no agresivas para el cuidado de la piel, creadas para proporcionar un tratamiento completo contra las señales prematuras del envejecimiento. La Ultra logra sus drásticos resultados al atender tanto el tejido de la piel como los músculos y huesos subyacentes para mejorar la textura de la piel y reeducar a los músculos de la cara en lo que ha llegado a llamarse una *cirugía plástica sin cirugía.*

En primer lugar, la Ultra utiliza microcorrientes para tratar los músculos de la cara. A medida que envejecemos, éstos cambian en respuesta a factores como los procesos naturales del envejecimiento, la exposición al entorno, la alimentación y el estilo de vida. Los músculos pierden de manera natural el ATP, la energía química de los músculos que los mantiene firmes. Tanto la estimulación excesiva como la insuficiente de los músculos faciales producen líneas profundas o una apariencia flácida. La estimulación excesiva ocurre cuando mantenemos los músculos contraídos (por ejemplo, al entornar los ojos frente a la computadora) y los músculos se acortan, lo cual forma una línea o arruga. La estimulación insuficiente ocurre en los músculos grandes de la cara, y hace que se alarguen y tomen una apariencia caída, como en las mejillas. Éste es el resultado de las pocas contracciones producidas por los músculos envejecidos.

Esta cirugía plástica sin cirugía atiende estos problemas al acortar manualmente los músculos que se han alargado y alargar los que se han acortado. Esto se realiza mediante la manipulación con sondas de punta de algodón. Los músculos alargados se regresan a su posición y los acortados se alargan por medio de un masaje de estiramiento.

En segundo lugar, se aplica una estimulación por microcorrientes subsensoriales que carga el músculo de energía ATP. Esto permite a los músculos mantener sus nuevas posiciones después de concluido el tratamiento. El proceso entero recibe el nombre de *reeducación muscular* y regresa al músculo a su posición natural de juventud. El tratamiento es relajante y, como se trabaja con la disposición natural de los músculos, el resultado siempre parece natural, no forzado o estirado.

La tecnología de microcorrientes para levantar la piel y el cuerpo se originó en los *spas* europeos donde se volvió enormemente popular, lo cual despertó gran interés en Estados Unidos.

Esto me motivó a instalar la máquina Ultra en nuestra tienda principal de Madison Avenue.

LA ULTRA Y EL ULTRASONIDO

En tercer lugar, mientras las microcorrientes trabajan con los músculos de la cara, la máquina Ultra utiliza un estimulador ultrasónico para tratar problemas en las capas externas de la piel. Este estimulador ultrasónico funciona con las cinco características del ultrasonido mientras se encarga de mejorar la piel:

1. *Acción mecánica*: Las microvibraciones del estimulador ultrasónico se utilizan para exfoliar las células muertas de las capas superiores de la piel sin necesidad de ácidos ni cristales abrasivos. Este tipo de exfoliación es muy benéfica para la piel y puede usarse en pacientes con piel delgada y acné activo, problemas donde la microdermoabrasión o los *peels* químicos no serían lo más adecuado.

2. *Acción térmica*: La fricción molecular inducida por el estimulador ultrasónico crea un ligero calor en la piel, que dilata los capilares. Esto favorece la absorción de los nutimientos, el drenaje linfático y la oxigenación de los tejidos.

3. *Efecto metabólico*: El estimulador ultrasónico aumenta la actividad metabólica, lo cual es benéfico cuando se tiene como objetivo reactivar o acelerar la producción de colágeno y elastina (en pieles dañadas y envejecidas).

4. *Efecto forético*: El estimulador ultrasónico aumenta la permeabilidad de la célula, la cual, al combinarse con la sonoforesis, permite la penetración de productos tópicos dirigidos a las capas superficiales de la piel.

5. *Efecto fibrolítico*: Las microvibraciones producen fricción en el nivel dérmico para aumentar el metabolismo y la renovación celulares. Esto reduce la formación de tejido

conjuntivo fibroso, observado con frecuencia en las cicatrices y la piel dañada.

EL PODER CURATIVO DE LA LUZ

La máquina Ultra emplea también una especie de taladro que combina la terapia de luz con las microcorrientes para fomentar la reducción de las líneas profundas y de las arrugas.

La luz se ha utilizado desde hace siglos para curar, y los griegos y romanos fueron de los primeros en reconocer los efectos positivos de la luz solar. Cuando la luz del sol toca la piel, todo nuestro cuerpo siente los beneficios. Incluso nuestro cerebro recibe su influencia. A medida que los científicos conocieron más acerca de la luz y de sus efectos positivos en el cuerpo, desarrollaron técnicas y aparatos para usarla como parte de los procesos curativos. Sin embargo, no tome esto como una exhortación para adorar al sol. Necesitamos el sol, pero debemos exponernos a él con moderación. Para disfrutar de sus beneficios y minimizar sus riesgos, siga las instrucciones del capítulo 8.

La que utiliza la máquina Ultra es luz comprimida de una longitud de onda proveniente de la parte roja y fría del espectro de radiación electromagnética. Difiere de la luz natural en que consta de un solo color preciso; es coherente (viaja en línea recta), monocromática (es una sola longitud de onda) y polarizada (concentra su rayo en una locación o punto definido). Estas propiedades le permiten penetrar en la superficie de la piel sin calentarla, sin dañarla y sin producir efectos secundarios conocidos. Ultra dirige energía lumínica bioestimulante a las células del cuerpo, las cuales la convierten en energía química para promover la curación natural y el alivio del dolor.

En medicina se utilizan rayos láser especiales de alto poder para cortar la piel. En cambio, la terapia de luz se usa para estimular la reparación de los tejidos mediante un proceso de bioestimulación.

Cierta terapia de luz (la aplicación de luz roja e infrarroja en heridas o lesiones) también ha sido usada por los médicos para mejorar la curación del tejido suave y aliviar el dolor agudo o crónico. La terapia de bajo nivel utiliza energía lumínica fría (subtérmica) para dirigir energía lumínica bioestimulante a las células del cuerpo sin dañarlas en forma alguna. En medicina estética, la terapia de luz se ha utilizado para promover la curación de la rosácea, del daño solar y de las manchas cutáneas por la edad, así como para estimular los puntos de digitopuntura en el rostro.

CÓMO FUNCIONA LA TERAPIA DE LUZ

La terapia provee energía al cuerpo en forma de fotones de luz no térmicos. La luz se trasmite a través de las capas de la piel (la dermis, la epidermis y el tejido subcutáneo o graso que está bajo la piel) en todas las longitudes de onda del espectro visible, pero las ondas lumínicas de los rangos infrarrojos penetran más profundo que todas estas longitudes de onda.

Cuando, en la terapia de luz, las ondas lumínicas de bajo nivel penetran en lo más profundo de la piel, optimizan las respuestas inmunes de nuestra sangre. Esto tiene efectos antiinflamatorios e inmunosupresores. Está demostrado que la luz transmitida a la sangre de esta manera tiene efectos positivos en todo el cuerpo, pues provee de oxígeno y de la energía vital a cada célula.

La dermatología encabeza la lista de disciplinas médicas interesadas en la terapia de luz, pues es capaz de estimular la regeneración celular del propio cuerpo. Unas células especializadas (macrófagos) convierten la energía lumínica en energía química, con lo cual aumentan los mecanismos de curación naturales de la piel. La estimulación generada por la terapia de luz produce una aumento en la dilatación de los capilares y en la presión intercapilar, lo cual mejora la circulación linfática, estimula el metabolismo celular y aumenta la síntesis de las proteínas. La acción antiinflamatoria de esta terapia está bien documentada, y todo indica que es particularmente benéfica para el tratamiento del acné.

BENEFICIOS DE LA TERAPIA DE LUZ

- Exfoliación no abrasiva.

- Reeducación de los músculos faciales.
- Disminución de las líneas finas.
- Levantamiento de la papada y de las mejillas caídas.
- Mejoramiento en la definición de la línea de la mandíbula.
- Atenuación de las líneas profundas.

Para conocer más sobre la máquina Ultra, consulte la sección *Recursos*.

EL FUTURO DE LA PIEL HERMOSA

Gracias a diversas tecnologías emergentes, el futuro del rejuvenecimiento de la piel parece muy positivo. No creo que el futuro esté en la proliferación de tratamientos agresivos, rellenos o neurotoxinas inyectables ni cirugías radicales. Hoy se han hecho grandes descubrimientos que introducen metodologías seguras y en verdad transformadoras, las cuales no sólo ayudan a devolver una flexibilidad juvenil a la piel dañada y envejecida, sino que también revigorizan el cuerpo entero.

Como siempre, debemos recordar la naturaleza holística del cuerpo: cada una de nuestras acciones influye en nuestra piel y en nuestros sistemas de órganos, para bien y para mal. Necesitamos ser conscientes de nuestras elecciones de alimentos y de estilo de vida. Sólo entonces podremos reducir drásticamente el proceso de envejecimiento y sus consecuencias desagradables.

Mi objetivo no es borrar los atributos positivos que pueden alcanzarse con la edad, como una mayor sabiduría, conciencia, tolerancia y espiritualidad. Mi meta es conservar a la gente sana y activa por tantas décadas como sea posible, de modo que pueda seguir contribuyendo al bienestar del mundo. Esto resulta imposible si estamos deshabilitados por enfermedades, fallas de órganos, pérdida de movilidad y capacidades cognitivas reducidas.

En el capítulo 11 encontrará una amplia selección de recetas y consejos para convertir la cocina y la preparación de alimentos en el sitio ideal para generar salud, belleza y longevidad para usted y para sus seres queridos.

Uno de los instrumentos más importantes que tenemos para evitar y curar enfermedades son los alimentos que comemos.

PARTE CINCO

El estilo de vida anti-age

10. El ejercicio: estrategia contra los AGE

Todos conocemos la importancia de la actividad física. De hecho, casi todos seguimos algún programa de ejercicios, por lo regular para cuidar nuestro peso. Sin embargo, el ejercicio puede brindarnos otro importantísimo beneficio: es indispensable para evitar la formación de AGE, pues mejora la asimilación de la glucosa, aumenta la sensibilidad a la insulina e incrementa la masa muscular magra, lo cual eleva nuestro consumo general de energía. El incremento de la masa corporal magra y la reducción de la grasa son importantes debido a que el exceso de grasa corporal interfiere con la capacidad de los músculos de usar la insulina, lo cual conduce tanto a la resistencia a la insulina como a la diabetes tipo 2, padecimientos en que prolifera la formación de AGE.

Como el ejercicio reduce el azúcar en la sangre, es una estrategia importante para refrenar la formación de AGE en personas de todas las edades, incluidos los niños. En verdad, el ejercicio es una estrategia terapéutica de lo más benéfica en nuestra búsqueda por evitar y reducir la formación de AGE.

La mayoría deseamos tener una buena condición física, aún cuando no tengamos una clara comprensión de lo que esto significa. No tenemos que ser atletas de alto rendimiento para tener una buena condición física. Tan sólo necesitamos adoptar un programa regular de ejercicio y apegarnos a él. El propósito de este capítulo es hacer hincapié en los principios básicos: lo que usted necesita saber para lucir y sentirse lo mejor posible.

De acuerdo con los Centers for Disease Control (CDC), la buena condición física se define como "una serie de atributos que las personas tienen o logran, y que se relaciona con la capacidad de desempeñar actividades físicas" (USDHHS, 1996). En otras palabras, se trata de algo más que ser capaz de correr grandes distancias o de levantar mucho peso en el gimnasio. Tener buena condición física es algo que se define no sólo por el tipo de actividad que realiza, el tiempo que la realiza o por el nivel de intensidad. Aunque estos son indicadores importantes, sólo señalan áreas individuales. La buena condición física consta de cinco elementos principales:

- *Resistencia cardiorrespiratoria*: La resistencia cardiorrespiratoria (piense en los aerobics) es la capacidad de los sistemas circulatorio y respiratorio de proveer combustible durante la actividad física sostenida (USDHHS, 1996, a partir de la adaptación de Corbin & Lindsay, 1994). Para mejorar su resistencia cardiorrespiratoria, haga actividades que mantengan elevado su ritmo cardiaco a un nivel seguro durante un tiempo sostenido (por ejemplo, caminar, nadar o andar en bicicleta). La actividad que elija no tiene que ser extenuante para mejorar su resistencia cardiorrespiratoria. Comience lento con una actividad que disfrute, y aumente poco a poco hasta alcanzar un ritmo más intenso.

- *Fuerza muscular*: La fuerza muscular es la capacidad de los músculos de ejercer fuerza durante una actividad (USDHHS, 1996, a partir de la adaptación de Wilmore & Costill, 1994). La clave para mantener sus músculos fuertes es ejercitarlos contra alguna resistencia, ya sea proporcionada por pesas o por la gravedad. Si usted quiere ganar fuerza muscular, pruebe ejercicios tales como levantamiento de pesas, entrenamiento de fuerza o ascenso rápido de escaleras.

- *Resistencia muscular*: La resistencia muscular es la capacidad de los músculos de desempeñarse sin fatiga durante la actividad física sostenida (USDHHS, 1996, a partir de la adaptación de Wilmore & Costill, 1994). Para mejorar su resistencia muscular, pruebe actividades cardiorrespiratorias como caminar, trotar, andar en bicicleta o bailar.

- *Composición corporal*: El concepto de composición corporal abarca la cantidad relativa de músculos, grasa, huesos y otras partes importantes del cuerpo (USDHHS, 1996, a partir de la adaptación de Corbin & Lindsay, 1994). Es posible que el peso corporal total de una persona (el que usted ve en la báscula de su baño) no cambie con el tiempo. Sin embargo, la báscula del baño no evalúa qué tanto del peso corporal corresponde a la grasa y cuánto a la masa magra (músculos, huesos, tendones y ligamentos). La composición corporal es importante para su salud y el control de su peso.

- *Flexibilidad*: La flexibilidad es el rango de movimiento alrededor de una articulación (USDHHS, 1996, a partir de la adaptación de Wilmore & Costill, 1994). La flexibilidad de las articulaciones puede ayudar a evitar lesiones en todas las etapas de la vida. Si usted desea mejorar su flexibilidad, realice actividades que alarguen los músculos, como la natación o un programa básico de estiramientos. El yoga y los Pilates también son fabulosos para aumentar la flexibilidad.

Para evaluar su nivel de condición física, considere los cinco componentes juntos.

EJERCÍTESE POR SU SALUD

Si consideramos el enorme interés actual por la condición física y el ejercicio, surgido hace ya algunas décadas con la *fiebre de los aerobics*, uno pensaría que la buena condición física se ha convertido en un estilo de vida en Estados Unidos. Por desgracia, hoy tenemos peor condición física que nunca a pesar de contar con un gimnasio en casi cada esquina. Los CDC informan que la actividad física regular reduce de manera sustancial el riesgo de morir por enfermedades coronarias, la principal causa de muerte en la nación, además de reducir el riesgo de padecer apoplejía, cáncer de colon, diabetes e hipertensión. También ayuda a controlar el peso: contribuye a que tengamos músculos, huesos y articulaciones sanas; reduce el riesgo de sufrir caídas en adultos mayores; ayuda a aliviar el dolor de la artritis; aminora los síntomas de la ansiedad y la depresión; y se le asocia con un descenso en el número de hospitalizaciones, visitas al médico y medicaciones. El ejercicio reduce el azúcar en la sangre, lo cual la convierte en una estrategia anti-AGE clave para diabéticos y no diabéticos. Recuerde, siempre que vea algún tipo de estrategia terapéutica que mencione la diabetes, aprenda todo lo que pueda e incorpórelo a su estilo de vida. De este modo, aprenderá métodos nuevos y efectivos para reducir los AGE y mitigar sus efectos negativos.

La actividad física no tiene que ser extenuante para rendir frutos; gente de todas las edades se beneficia por participar en actividades físicas regulares de intensidad moderada, tales como caminatas vigorosas de 30 minutos cinco o más veces por semana.

Entonces, ¿por qué no lo hacemos? A pesar de los beneficios comprobados de la actividad física, más de 50 por ciento de los adultos estadounidenses no realiza suficiente actividad física como para obtener beneficios en su salud. Veinticinco por ciento de los adultos estadounidenses no realizan actividad alguna en sus ratos de ocio. La actividad decrece con la edad, es menos común entre las mujeres que entre los hombres y es más escasa en las personas con ingresos y nivel educativo bajos.

La actividad física regular puede mejorar la salud y reducir el riesgo de muerte prematura. Este libro se enfoca en los AGE. Como verá en la siguiente lista de beneficios, los AGE están en el origen mismo de cada uno de los padecimientos mencionados en este libro. Sabemos que tanto las enfermedades del corazón como la apoplejía son causadas principalmente por la aterosclerosis, que se exacerba por la formación de AGE. Los AGE también desintegran los músculos y conducen a la diabetes, la obesidad, el aumento de peso y muchos otros problemas.

El ejercicio:

- reduce el riesgo de desarrollar enfermedades coronarias y de morir por su causa;
- reduce el riesgo de sufrir apoplejía;
- disminuye el riesgo de sufrir un segundo ataque cardiaco en personas que ya han tenido uno;
- disminuye el colesterol y los triglicéridos en la sangre, y aumenta las lipoproteínas de alta densidad (el colesterol LAD o *bueno*);
- minimiza el riesgo de desarrollar hipertensión;
- ayuda a reducir la presión arterial en personas con hipertensión (presión arterial alta);
- disminuye el riesgo de presentar diabetes no dependiente de la insulina (tipo 2);
- reduce las probabilidades de sufrir cáncer de colon;
- ayuda a alcanzar y mantener un peso corporal saludable;
- atenúa los sentimientos de depresión y ansiedad;
- promueve el bienestar psicológico y minimiza los sentimientos de estrés;
- fomenta la construcción y conservación de huesos, músculos y articulaciones saludables; y,

- ayuda a los adultos mayores a fortalecerse y a andar sin caerse ni sentirse demasiado fatigados.

Por otro lado, la falta de actividad física puede perjudicar la salud. Entre más de cerca vemos los riesgos asociados a tal carencia, más convincente es el hecho de que los estadounidenses que aún no mantienen una actividad física regular deberían empezar a hacerlo. Por desgracia, los niños hoy son tan inactivos como los adultos. Más de una tercera parte de los chicos de noveno a duodécimo grado no participan regularmente en actividades físicas vigorosas. La participación diaria en las clases de educación física de bachillerato descendió de 42 por ciento en 1991 a 33 por ciento en 2005. En 2005, 10 por ciento de los estudiantes de bachillerato no participaron en *ninguna* actividad física moderada o vigorosa. El Departamento de Salud y Servicios Humanos de Estados Unidos informa que la actividad física regular puede mejorar la vida de las personas jóvenes más allá de sus efectos en la salud física. Aunque las investigaciones aún no demuestran en forma concluyente un vínculo directo entre la actividad física y el mejoramiento del desempeño académico, es muy probable que tal vínculo exista.

La participación en actividades físicas y deportes puede promover el bienestar social y la buena salud física y mental entre personas de todas las edades, incluidos los niños y adolescentes. Las investigaciones han mostrado que los estudiantes que participan en deportes interescolares son menos susceptibles de convertirse en consumidores regulares de tabaco o drogas, y que tienen más probabilidades de permanecer en la escuela así como de mantener una buena conducta y obtener altos logros académicos. Como sabemos, fumar es un gran acelerador de los AGE, al igual que la comida chatarra que muchos niños y adolescentes consumen en grandes cantidades. El interés en los deportes y la actividad física puede hacer que los jóvenes inicien el camino hacia una vida larga y saludable, y que evite la serie de enfermedades generadas por los AGE, tan comunes en la actualidad.

MOLDEE SU BANCO DE MEMORIA

El ejercicio también nos permite hacer un depósito muy importante en nuestro banco de memoria al reducir los desórdenes mentales, la pérdida de memoria y la demencia que se derivan de los AGE. Sabemos que los AGE están directamente relacionados con todas las formas de demencia, incluida la más conocida: la enfermedad de Alzheimer. Estos desórdenes mentales constituyen una pesada carga al sistema de salud pública de Estados Unidos, y son causas principales de hospitalización y discapacidad. Los desórdenes mentales cuestan alrededor de 148 mil millones de dólares al año en Estados Unidos. Es posible que, si los estadounidenses incrementaran sus niveles de actividad física, se reducirían de manera sustancial los gastos médicos por padecimientos mentales. Asimismo, podríamos convertir a nuestros adultos mayores en personas brillantes, activas y mentalmente ocupadas que hicieran contribuciones positivas a la sociedad, aún en edades bastante avanzadas. Por desgracia, hoy tenemos lo contrario, una población de ancianos devastados por enfermedades físicas y mentales que avanzan a un ritmo cada vez más acelerado, lo cual apresura la caída del sistema de salud pública.

LA GRAN DEPRESIÓN

En las personas que sufren de enfermedades mentales, la actividad física parece mejorar la capacidad para desempeñar actividades de supervivencia diaria. La actividad física también tiene un efecto benéfico en adultos con desórdenes afectivos (un grupo de desórdenes caracterizados por alteraciones del estado de ánimo, tales como la depresión o la elación). Una investigación en animales sugiere que el ejercicio puede estimular el crecimiento de nuevas células cerebrales que fortalecen la memoria y el aprendizaje, dos funciones afectadas por la depresión. Estudios clínicos han demostrado la viabilidad y eficacia del ejercicio como tratamiento contra la depresión en hombres y mujeres de edad avanzada. En la actualidad, investigadores del National Institute of Mental Health (NIMH) realizan investigaciones que comparan la efectividad del ejercicio aeróbico casero supervisado con la de los antidepresivos para aliviar la depresión en estos grupos, así como para reducir el índice de recaídas. Otros investigadores del NIMH estudian si acaso a mayores niveles de ejercicio corresponde una mayor mejoría de los síntomas. Aunque todo en esta investigación es loable, considere lo que ya sabemos. Los niveles crónicos y elevados de azúcar e insulina circulantes en la sangre conduce a la formación de AGE. El ejercicio permite que las células utilicen esta azúcar en la sangre para producir energía, lo cual convierte la actividad física en una manera segura de inactivar los AGE a la vez que incrementa nuestra sensación de bienestar físico y mental.

No hay ningún efecto negativo por iniciar un programa regular de ejercicios y apegarse a él para siempre, y el resultado será una vida más larga y feliz.

CAMINAR PARA COMBATIR LOS AGE

La Weight Control Information Network, un servicio del National Institute of Diabetes, Digestive, and Kidney Disorders (NIDDKD), es un asobresaliente fuente de información sobre el ejercicio. Sus expertos han recopilado excelente información sobre muchas formas de ejercicio diferentes, incluida la caminata, una de mis favoritas.

Aunque comprar equipo para ejercitarse o inscribirse en un gimnasio o club deportivo son opciones viables, no son necesarias. Caminar es una de las mejores maneras de reducir el azúcar en la sangre —uno de los principales responsables de la formación de AGE— y todo lo que usted necesita para ello es un cómodo par de zapatos deportivos con un robusto soporte en los tobillos, y una vereda campestre o una acera citadina. De hecho, estudios han mostrado que la caminata reduce la rigidez vascular en personas sanas de edad madura. Los AGE participan de manera directa en la aterosclerosis (el endurecimiento de las arterias). Mantener nuestras arterias y venas flexibles para que puedan transportar sangre y otros fluidos a todos los sistemas de órganos es vital para la salud. El solo acto de dar una caminata diaria puede hacer que logremos esto al inhibir la formación de los AGE que endurecen y atiesan nuestras venas y arterias.

Caminar es una de las maneras más fáciles de realizar actividad física. Usted puede hacerlo casi en cualquier lugar y momento. Además, no le costará casi nada. La caminata:

- le dará más energía;
- le hará sentirse bien;
- le ayudará a relajarse;
- reducirá su estrés;
- le ayudará a dormir mejor;
- dará tono a sus músculos;
- le ayudará a controlar el apetito; y,
- aumentará el número de calorías que su cuerpo quema.

Otro beneficio de caminar es que todos sabemos hacerlo; no necesitamos tomar lecciones. Al planear su programa de caminata, los expertos recomiendan tener en cuenta los siguientes puntos:

- Aparte un tiempo en su ocupado horario para seguir un programa de caminata que le funcione. Elija un lugar seguro para caminar. Busque una pareja o un grupo de personas que caminen con usted. Su acompañante o acompañantes deben ser capaces de ejercitarse con usted el mismo día, a la misma hora, y al mismo ritmo.
- Use calzado deportivo con suelas gruesas y flexibles que acolchonen sus pies y amortigüen los golpes.

- Utilice ropa que lo mantenga seco y cómodo. Busque telas naturales que permitan a su piel respirar.

- Para tener protección adicional contra el frío en invierno, utilice un gorro tejido. Para mantenerse fresco en verano, use una visera o gorra deportiva.

- Haga estiramientos ligeros antes y después de la caminata. No rebote al estirarse. Hágalo con movimientos lentos y sólo hasta donde se sienta cómodo.

- Trate de caminar todos los días por un tiempo mínimo de entre 30 y 45 minutos. Si no puede todos los días, trate de hacerlo al menos tres veces por semana. Añada entre dos y tres minutos cada semana a su caminata. Si camina menos de tres veces a la semana, aumente la velocidad.

- Para evitar la rigidez o el dolor de los músculos y articulaciones, empiece gradualmente. Por varias semanas, empiece a caminar más rápido, a llegar más lejos y a caminar por periodos más largos.

- Entre más camine, mejor se sentirá. También quemará más calorías.

GANE FUERZA

Pregunte a cualquier persona de más de 35 o 40 años, y le dirá que su metabolismo y energía han decaído de manera significativa en comparación con su adolescencia y juventud. Es una verdad de la vida que ambos seguirán disminuyendo con cada década que pase. Sin embargo, hay un antídoto: el ejercicio, ya sea aeróbico (como las caminatas vigorosas) o el entrenamiento de fuerza o de resistencia.

El verdadero problema que contribuye a estos deterioros es la pérdida de masa muscular vital. En general, los estadounidenses perdemos 2.3 kilogramos de músculo y ganamos 4.5 de grasa con cada década. Revertir esta tendencia es de vital importancia si queremos evitar las procesos degenerativos asociados al envejecimiento y a los AGE. El ejercicio aeróbico reduce la glucosa en la sangre, con lo cual neutraliza los AGE y previene el decremento de la masa muscular. El ejercicio aeróbico, como la caminata descrita en páginas anteriores, incrementará su energía y vigor, además de reducir el aumento de peso y el riesgo de desarrollar enfermedades cardiacas y diabetes.

Si de construir masa muscular se trata, el entrenamiento de fuerza o de resistencia es insuperable. Tanto el ejercicio aeróbico como el entrenamiento de fuerza mejoran el metabolismo de la glucosa y ayuda a mantener niveles sanos de azúcar en la sangre. Pero el entrenamiento de fuerza tiene un beneficio adicional: un incremento de la densidad de los huesos que ayudará a evitar la osteoporosis.

Los Centers for Disease Control son un importante recurso para cualquiera que desee iniciar un programa de entrenamiento de fuerza (www.cdc.gov). No sólo posee información sobre el tema, sino que también cuenta con un programa interactivo muy fácil de seguir. Según este organismo, las investigaciones muestran que los ejercicios de fortalecimiento son seguros y efectivos para mujeres y hombres de todas las edades, incluso si no gozan de perfecta salud. En efecto, las personas con problemas de salud —incluidas las enfermedades cardiacas y la artritis— suelen beneficiarse al máximo de los programas de ejercicios que incluyen el levantamiento de pesas unas pocas veces a la semana. Por si fuera poco, nada reafirma el cuerpo mejor que el entrenamiento de fuerza.

EL ENTRENAMIENTO DE FUERZA Y SUS BENEFICIOS PARA EL CUERPO

La práctica regular del entrenamiento de fuerza proporciona numerosos beneficios, en especial a medida que envejecemos. No es de sorprenderse que muchos de ellos estén relacionados con la reducción del daño provocado por los AGE.

- *Alivio de la artritis.* La Universidad de Tufts acaba de concluir un programa de entrenamiento de fuerza con hombres y mujeres de edad avanzada que sufren de osteoartritis en la rodilla, de moderada a grave. Los resultados de este programa de 16 semanas mostró que el entrenamiento de fuerza reducía el dolor en 43 por ciento, aumentaba la fuerza muscular y el desempeño físico general, reducía las señales y los síntomas clínicos de la enfermedad y disminuía la discapacidad. La efectividad del entrenamiento de fuerza para aliviar el dolor de la osteoartritis era tanto o más potente que la de los medicamentos. Se ha observado efectos similares en pacientes con artritis reumatoide, una grave enfermedad en que los AGE se pueden medir en el líquido sinovial (el líquido que lubrica las articulaciones). Aunque el entrenamiento de fuerza no puede revertir el daño a las articulaciones causado por la artritis, *sí* puede fortalecer los ligamentos, músculos y tendones que rodean las articulaciones, lo cual reduce la fricción y el dolor.

- *Recuperación del equilibrio y reducción de las caídas.* A medida que envejecemos, la falta de equilibrio y de flexibilidad nos hacen más propensos a sufrir caídas y fracturas de huesos. Estas fracturas pueden derivar en discapacidades significativas y, en algunos casos, en complicaciones fatales. Cuando los ejercicios de fortalecimiento se realizan correctamente y con todo el rango de movimiento, aumentan la flexibilidad y el equilibrio, lo cual reduce la probabilidad y severidad de las caídas. Un estudio realizado en Nueva Zelanda en mujeres de 80 años y más mostró una reducción de 40 por ciento en las caídas gracias a un sencillo entrenamiento de fuerza y equilibrio.

- *Fortalecimiento de los huesos.* Las mujeres posmenopáusicas corren el riesgo de perder entre uno y dos por ciento de masa ósea cada año. Los resultados de un estudio realizado en la Universidad de Tufts, publicados en la gaceta *Journal of the American Medical Association* en 1994, mostraron que el entrenamiento de fuerza incrementaba la masa ósea y reducía el riesgo de sufrir fracturas entre mujeres de entre 50 y 70 años.

- *Control adeuado del peso*: El entrenamiento de fuerza es crucial para el control del peso, pues los individuos con más masa muscular tienen un ritmo metabólico mayor. Los músculos son tejidos activos que consumen muchas calorías, mientras la grasa almacenada consume muy pocas. El entrenamiento de fuerza puede proporcionar un incremento de hasta 15 por ciento en el ritmo metabólico, lo cual es sumamente útil para la pérdida de peso y el control del mismo a largo plazo. Como sabemos, el exceso de peso corporal y la pérdida de masa muscular propician la formación de AGE.

- *Mejoramiento en el control de la glucosa.* Algunos estudios muestran que ciertos cambios en el estilo de vida —tales como la adopción del entrenamiento de fuerza— ayudan mucho a los diabéticos de edad avanzada a manejar la enfermedad. Las personas con síndrome metabólico, o las que tienden a comer muchos alimentos pro-AGE con alto índice glucémico también pueden obtener importantes beneficios, entre ellos, la prevención de la diabetes. En un estudio reciente con hombres y mujeres de la comunidad hispana, 16 semanas de entrenamiento de fuerza bastaron para producir drásticos mejoramientos en el control de la glucosa, comparables a los que tendrían si hubiesen tomado medicamentos contra la diabetes. Además, los voluntarios del estudio ganaron fuerza y masa muscular, perdieron grasa corporal, se deprimían menos y se sentían más seguros de sí mismos. Como hemos visto, gran parte del daño provocado por la diabetes y por el síndrome metabólico está relacionado con la formación de AGE: mientras menos glucosa tengamos en circulación, habrá menos azúcar que ataque y se adhiera a las proteínas de nuestro cuerpo y, por ende, tendremos menos AGE y sufriremos menor daño a la piel y a otros sistemas del cuerpo.

- *Estado mental saludable.* El entrenamiento de fuerza produce mejorías en los estados depresivos, similares a las que ofrecen los medicamentos antidepresivos. Aún no sabemos si esto se debe a que la gente se siente mejor por ser más fuerte o a que el entrenamiento de fuerza produce un cambio bioquímico positivo en el cerebro. Lo más probable es que se trate de una combinación de ambos. Cuando los adultos de edad avanzada participan en programas de entrenamientos de fuerza, mejora su seguridad, lo cual tiene un fuerte impacto en su calidad general de vida.

- *Mejoramiento del sueño.* Las personas que se ejercitan con regularidad disfrutan de una mejor calidad de sueño. Tardan menos en conciliar el sueño, duermen más profundamente, se despiertan con menos frecuencia y duermen más. Al igual que con la depresión, los beneficios que se obtienen en el dormir como resultado del entrenamiento de fuerza son comparables a los de los tratamientos con medicamentos pero sin los efectos secundarios o el costo.

- *Tejido cardiaco sano.* El entrenamiento de fuerza es importante para la salud del corazón debido a que el riesgo de padecer enfermedades cardiacas disminuye cuando el cuerpo es más esbelto. Un estudio encontró que, cuando los pacientes cardiacos practicaban entrenamiento de fuerza tres veces a la semana como parte de su programa de rehabilitación, obtenían no sólo fuerza y flexibilidad, sino también capacidad aeróbica. Éste y otros estudios han instado a la American Heart Association a recomendar el entrenamiento de fuerza como una manera de reducir el riesgo de sufrir enfermedades del corazón y también como terapia para pacientes en programas de rehabilitación cardiaca. Recuerde que las enfermedades cardiacas comienzan con el endurecimiento de las arterias promovido por los AGE. El ejercicio puede ayudar a mantener los vasos sanguíneos (venas y arterias) libres del endurecimiento y la rigidez, lo cual contribuye a evitar las enfermedades cardiacas y la embolia.

LOS FUNDAMENTOS CIENTÍFICOS DEL ENTRENAMIENTO DE FUERZA

Investigaciones científicas han mostrado que aunque los AGE aceleran el envejecimiento, el ejercicio puede retardar el reloj fisiológico. Conocemos la importancia del ejercicio aeróbico (caminata vigorosa, trote, natación, etcétera) así como sus múltiples y excelentes beneficios en la salud: mantiene en forma el corazón y los pulmones, y mejora la condición física y la resistencia cardiovascular. Estudios han mostrado que levantar pesas durante 30 minutos dos o tres veces por semana incrementa la fuerza al aumentar la masa muscular y la densidad ósea.

Un estudio de 12 meses, realizado a mujeres posmenopáusicas en la Universidad de Tuftus, mostró aumentos de uno por ciento en la densidad ósea de la cadera y de la columna vertebral, de 75 por ciento en fuerza y de 13 por ciento en equilibrio dinámico con un entrenamiento progresivo de fuerza realizado tan sólo dos veces por semana. El grupo de control presentó reducciones en su densidad ósea, fuerza y equilibrio. Los programas de entrenamiento de fuerza también pueden influir de manera importante en la disminución del riesgo de sufrir caídas, las cuales se traducen en menos fracturas.

Si usted desea quemar más calorías, construya músculos, huesos y articulaciones más fuertes, mejore su funcionamiento físico y refrene la formación de AGE. La clave para lograr esto es el entrenamiento de fuerza. Los expertos recomiendan practicarlo de dos a tres veces por semana, con un día entero de descanso entre entrenamientos para permitir que los músculos se recuperen. Si usted nunca ha practicado el entrenamiento de fuerza o actividades físicas en general, considere contratar un entrenador personal certificado que diseñe un programa individualizado que le permita ejercitarse de manera segura y efectiva. Un entrenador personal con un título en fisiología del ejercicio o avalado por un programa nacional de certificación, como el del American College of Sports Medicine o el de la National Strenght and Conditioning Association, le ayudará a alcanzar sus objetivos de actividad física.

Algunos elementos de utilidad para construir músculos y huesos más fuertes mediante el ejercicio son:

- pesas libres y máquinas de pesas;
- bandas de resistencia;
- pelotas medicinales o de estabilidad; y,
- lagartijas y abdominales.

PARA SUPERAR LAS DIFICULTADES DEL EJERCICIO, FÍJESE METAS

Cuando acepte cualquier reto, es buena idea definir sus metas. Los CDC le ofrecen excelentes consejos para definir sus metas en el ejercicio.

Usted debe identificar qué desea lograr y cómo llevará a cabo su plan. Cuando quiere realizar cambios positivos, esto le ayudará a lograrlos. Además, es muy satisfactorio y dará estructura a su programa. Pero lo más importante es que le indicará hacia dónde dirigir sus esfuerzos; es una motivación formidable. Antes de iniciar este programa, fíjese metas a corto y largo plazo. Éstas deben ser:

- Específicas.
- Mensurables.
- Accesibles.

- Significativas.
- Basadas en el tiempo.

Por ejemplo: una meta *específica* a corto plazo puede ser iniciar un entrenamiento de fuerza; una meta a largo plazo debe ser aliviar los síntomas de la artritis, mejorar el equilibrio o controlar su peso. Esta meta es *mensurable*: ¿ha iniciado su programa o no? En verdad, se trata de una meta *accesible*, siempre y cuando lo apruebe su médico; y, en verdad, esta meta es *significativa* en relación con vivir una vida larga y saludable. Su meta también debe *basarse en el tiempo*: usted debe terminar de leer este libro al cabo de cinco días, comprar el equipo que necesite y establecer su horario de ejercicios dentro de los siguientes cinco días. Inicie el programa dentro de los siguientes dos o tres días.

Las metas y el marco temporal dependen por completo de usted. Quizá desee enfocar sus metas a largo plazo en mejorar un problema de salud en específico, como reducir el dolor de la artritis, controlar la diabetes, aumentar la densidad de sus huesos para combatir la osteoporosis o incrementar su masa muscular para mejorar el equilibrio o controlar su peso. O tal vez su meta sea jugar boliche o tenis, o quizá realizar todos sus quehaceres, como limpiar las ventanas o usar la aspiradora. Su éxito dependerá de fijarse metas que sean en verdad importantes para usted, y de poseer un fuerte deseo de lograrlas.

IDENTIFIQUE SUS METAS A CORTO PLAZO

Identifique al menos dos o tres metas a corto plazo y anótelas. Si tiene más, anótelas también. Recuerde que cada una debe ser específica, mensurable, accesible, significativa y basada en el tiempo. Fijarse estas metas a corto plazo le ayudará a motivarse para convertir el programa en una parte regular de su vida.

Ejemplos:

1. Hablaré con mi médico sobre cómo iniciar este programa (si acaso usted tiene algún problema de salud).

2. Compraré el equipo que necesito y me prepararé para empezar a ejercitarme dentro de dos semanas.

3. Cumpliré con mi horario y calendario de ejercicios con dos o tres sesiones de 45 minutos cada semana.

4. Invitaré a mi pareja, amigos o familiares a participar en estos ejercicios.

IDENTIFIQUE SUS METAS A LARGO PLAZO

Identifique al menos dos o tres metas a largo plazo y anótelas. Si tiene más, anótelas también. ¿Hay actividades que usted prefiera hacer en el futuro? ¿Hay cosas que no haya hecho en mucho tiempo y que quisiera volver a hacer? Listar estas metas le ayudará a apegarse al programa, ver sus avances y disfrutar de su éxito. (No olvide las cinco características que deben tener sus metas.)

Ejemplos:

1. Haré cada ejercicio dos o tres veces por semana. Dentro de tres meses, haré cada ejercicio con pesas de cinco libras.

2. Después de 12 semanas en el programa, usaré sólo escaleras en lugar del elevador.

3. Seré capaz de caminar hasta la tienda o la oficina.

4. Limpiaré con la aspiradora yo mismo.

5. Jugaré golf.

6. Reduciré parte del dolor y la rigidez de la artritis.

VÉALO Y CRÉALO

Yo soy un fiel creyente de la conexión entre la mente y el cuerpo en todo lo que hacemos. Creer en usted mismo —creer que puede librar obstáculos y alcanzar sus metas— es su boleto para el éxito. Una de las armas más poderosas para construir la confianza en uno mismo es la visualización. Esta sencilla técnica consiste en imaginar el logro de los cambios o las metas que usted intenta alcanzar. Es un proceso de puro entrenamiento mental. Al visualizar en detalle su éxito en la ejecución de cada paso de una actividad, usted crea, modifica o fortalece vías cerebrales que son importantes en la coordinación de sus músculos para la actividad visualizada. Esto lo prepara para desempeñar la actividad misma. La técnica es muy útil en varias áreas de la vida, desde la prevención de la ansiedad durante una situación tensa hasta en el buen desempeño durante una competencia. Quizá también le resulte un poderoso instrumento en el entrenamiento de fuerza.

He aquí un ejercicio sencillo de visualización.

1. Identifique la meta que quiere visualizar, por ejemplo, jugar un partido entero de golf.

2. Encuentre un sitio cómodo para sentarse y relajarse.

3. Elimine todas las distracciones: apague el teléfono, el televisor, etcétera.

4. Cierre los ojos y concéntrese en sentirse relajado. Vacíe su mente de pensamientos interruptores.

5. Ahora imagine en el campo de golf. En la mente, fórmese una imagen del lugar: el paisaje, los sonidos y los aromas. Imagine un día perfecto, cálido y soleado, con una suave brisa. Imagine que habla y ríe con sus compañeros de golf favoritos. Ahora, visualice cómo se dirige al campo, pasa los carros de golf y se prepara para jugar por todo el campo.

6. Tómese un momento para sentir el placer y la emoción de lograr esta meta.

7. Ahora imagine cómo camina de hoyo en hoyo mientras disfruta del sol, el paisaje, el aire fresco, la buena compañía y el excelente juego.

8. Por último, visualice cómo concluye el juego y cómo se siente de maravilla tanto en lo físico como en lo emocional.

MOTIVACIÓN

Ningún programa de ejercicios puede tener éxito si usted se aburre. Los siguiente factores suelen motivar a la gente a iniciar un programa de ejercicios y a perseverar en él. Identifique qué lo motiva a usted.

- Placer. A la gente en verdad disfruta los ejercicios de entrenamiento de fuerza; a menudo le parecen menos pesados que las rutinas aeróbicas, y le encantan los resultados.

- Beneficios para la salud y la condición física. Los entrenamientos de fuerza incrementan la masa muscular y la densidad ósea. Le hacen sentirse fuerte y vigoroso, alivian el estrés y la depresión, y le hacen dormir mejor. Además, puede evitar la aparición de ciertas enfermedades crónicas o aliviar sus síntomas.

- Mejoras en la apariencia. Levantar pesas da firmeza al cuerpo, reduce la grasa y puede acelerar el metabolismo hasta en 15 por ciento, lo cual le ayudará a controlar su peso.

- Oportunidades sociales. Ejercitarse con sus amigos o familiares le da una oportunidad de disfrutar de su compañía mientras entrenan.

- Emociones. Las personas que empiezan a entrenar tarde en la vida a menudo se interesan en actividades nuevas y emocionantes tales como el paracaídas de arrastre, el *surf* de vela o el *kayak*.

CONSEJOS PARA UN PROGRAMA DE EJERCICIOS SEGURO Y EFECTIVO

- Hágase una revisión médica. Si padece algún problema crónico como obesidad, diabetes, enfermedad del corazón o hipertensión, pregunte a su doctor qué tipo y cantidad de actividad física son adecuadas para usted.

- Comience lento. Incorpore más actividades físicas en su rutina diaria hasta llegar a 30 o 45 minutos al día. No se exceda, pues demasiado ejercicio promueve la inflamación.

- Recompénsese. Celebre cada éxito: ¡se lo ha ganado! Tan sólo no lo celebre con un helado con jarabe y crema.

- Registre sus avances. Lleve un diario de actividades. Anote cuándo se ejercitó, qué tipo de actividad realizó, por cuánto tiempo y cómo se sintió durante la práctica. Además, registre los días en que no se ejercitó y por qué no lo hizo.

- Opte por la variedad. Elija actividades físicas que le ayuden a alcanzar sus objetivos, evitar el aburrimiento y mantener su mente y cuerpo ocupados.

- Siéntase a gusto. Use ropa y calzado cómodos y apropiados para la actividad que va a hacer.

- Escuche a su cuerpo. Pare de ejercitarse y consulte a su médico si experimenta incomodidad o dolor en el pecho, aturdimiento, jaquecas severas u otros síntomas inusuales durante su rutina. Si tiene algún dolor que no cede, consiga ayuda médica de inmediato. Si se siente fatigado o enfermo, tómese un receso de su rutina de ejercicios para descansar. Podrá retomar con confianza su programa cuando empiece a sentirse mejor.

- Consuma alimentos nutritivos con propiedades antiinflamatorias y anti-AGE. Elija una amplia variedad de estos alimentos todos los días. Recuerde que su salud y peso dependen tanto de su plan de alimentación como de su nivel de actividad física. Los alimentos saludables le darán la energía que necesita para estar activo.

- Consiga apoyo. Pida a sus familiares y amigos que lo apoyen y que participen en su actividad. Forme grupos de caminata con sus compañeros de trabajo, juegue con sus niños al aire libre o tome clases de baile con sus amigos.

EQUIPO REQUERIDO

Aunque el entrenamiento de fuerza requiere de poco equipo, hay algunas necesidades básicas:

- *Una silla firme y espacio para ejercitarse.* Consiga una silla fuerte, estable, sin brazos y que no se mueva cuando usted se siente o se levante.

Al sentarse en ella, sus rodillas deberán formar un ángulo de 90 grados y sus pies deberán estar bien apoyados en el piso. Si la silla es demasiado alta, busque otra con patas más cortas; si es demasiado baja, coloque una almohada o una cobija doblada en el asiento para levantarse un poco.

En cuanto a su espacio de ejercicio, busque un área amplia, de preferencia alfombrada, con al menos suficiente espacio para su silla y bastante espacio para caminar alrededor de ella. La alfombra evitará que la silla resbale. Si se ejercita sobre el piso desnudo, ponga su silla contra la pared. Si desea ejercitarse mientras escucha música o ve televisión, planee su espacio de acuerdo con ello.

- *Buenos zapatos.* Son esenciales para cualquier ejercicio al aire libre, a menos que se trate de natación, clavados y similares. Para el entrenamiento de fuerza, consiga calzado deportivo con buen soporte, como el de los tenis para trotar, correr o hacer *cross-training.* La suela debe ser de hule, pero no gruesa, pues las suelas gruesas pueden hacerle tropezar. Si aún no cuenta con calzado de estas características, podrá encontrarlo en tiendas deportivas, de descuento o departamentales.

- *Ropa cómoda.* Use ropa suelta, fresca y cómoda que se ventile bien durante el ejercicio, por ejemplo, una playera de algodón y unos shorts o pants de algodón. Si quiere comprar ropa deportiva nueva, busque materiales que absorban rápido la humedad y *respiren* bien.

- *Mancuernas* y *pesas para los tobillos.* Usted puede completar la primera parte de su programa de ejercicios sin usar pesas pero, a medida que se fortalezca y añada nuevos ejercicios, empezará a necesitar mancuernas y pesas para los tobillos. Es conveniente que las compre antes de iniciar su entrenamiento de fuerza o tan pronto lo empiece, pues así las tendrá a la mano cuando esté listo para añadirlas a su programa. También puede utilizar las llamadas bandas de resistencia, que son una excelente alternativa a las mancuernas y a las máquinas de pesas. Gracias a algunos descubrimientos tecnológicos, es posible emplear las bandas para una amplia gama de ejercicios de fuerza y resistencia. Si desea saber más, visite www.excercisetubes.com.

- Su compra mínima deberá incluir tres pares de mancuernas, uno por cada peso:

MUJERES	HOMBRES
Dos libras	Tres libras
Tres libras	Cinco libras
Cinco libras	Ocho libras

Para los fines de este programa, las mejores pesas para los tobillos son las ajustables. Éstas permiten añadir peso de manera gradual en proporciones de media o una libra hasta llegar a 10 o 20 en cada pierna.

Algunas tiendas y compañías de ventas por correo ofrecen paquetes de pesas de una, tres y cinco libras con descuentos considerables. Ésos son buenos para empezar; después podrá comprar series de mancuernas más pesadas en tiendas deportivas.

- *Caja de almacenaje.* Por razones de seguridad, guarde sus pesas en un armario alto, en una caja de madera o en una bolsa de lona y, de preferencia, en un carrito para transportarlas con facilidad a su área de entrenamiento. Tanto las cajas de almacenaje como los carritos suelen venderse en las tiendas departamentales y de descuentos. Si no quiere usar un carrito, conserve las pesas en su área de entrenamiento para no tener que transportarlas de un sitio a otro. Además, guarde sus pesas lejos del alcance de los niños y en un lugar donde la gente no tropiece con ellas.

CÓMO PROGRAMAR SUS EJERCICIOS

Revise su calendario para ver en qué momento le conviene más ejercitarse, quizá entre semana, por las mañanas y antes del trabajo, o por las tardes, durante su programa favorito de televisión. No hay reglas sobre el mejor momento para ejercitarse. Pero tenga en cuenta que debe programar sus sesiones en tres días no consecutivos de la semana (por ejemplo, lunes, miércoles y viernes, o bien, martes, jueves y sábados) para dar a sus músculos un descanso adecuado. Otra opción es realizar ejercicios para la parte inferior del cuerpo un día y para la superior al siguiente; de esa manera, evitará ejercitar en exceso el mismo grupo de músculos.

Anote en su calendario las sesiones programadas de entrenamiento de fuerza y sígalas estrictamente, como si se tratara de citas con el médico. También podría buscar una pareja de ejercicios que se le una en sus sesiones programadas; ejercitarse con un amigo le ayudará a adherirse a su régimen y a mantenerse motivado. Como afirmó sucintamente Aristóteles: "Somos lo que hacemos con regularidad". El ejercicio regular y programado es un excelente hábito a formarse. Como dicen los anuncios de Nike: "¡Simplemente hágalo!" Este sabio consejo siempre me ha funcionado.

Aquí hay algunas sugerencias para programar sus ejercicios:

- Piense qué días se ajustan mejor a su horario, considerando sus demás compromisos.
- Elija una hora del día en que disfrute más del ejercicio. Algunas personas prefieren ejercitarse al levantarse por las mañanas; otras se sienten más motivadas en las tardes o en las noches.
- Anote en su calendario las primeras sesiones programadas.
- Tras concluir sus primeras dos o tres sesiones, evalúe si los días y las horas que eligió le funcionan bien. Si no es así, reexamine su horario y trate de encontrar un mejor horario.

PARA EMPEZAR

Los CDC han creado un excelente programa de entrenamiento de fuerza conocido como Growing Stronger. Al unirse a este programa, usted habrá dado el primer paso para obtener una mayor fuerza y vitalidad. Growing Stronger fue creado específicamente para las personas que nunca antes han hecho entrenamiento de fuerza. Es un magnífico lugar para empezar y, a medida que aumenten su fuerza y vitalidad —junto con una masa muscular lisa, firme y bien formada—, avanzar a un programa más sofisticado.

Este programa interactivo está creado para ayudarle a incorporar en su vida un programa de ejercicios seguro, sencillo y muy efectivo, basado en los principios del entrenamiento de fuerza. Estudios realizados en laboratorios de todo el mundo han mostrado que el entrenamiento de fuerza beneficia a hombres y mujeres de todas las edades y todos los niveles de condición física. Además, de acuerdo con el informe más reciente del secretario de Salud, los expertos concuerdan en que las actividades aeróbicas deben complementarse con ejercicios de desarrollo de fuerza al menos dos veces por semana.

La *prescripción* de entrenamiento de fuerza que se presenta aquí —los consejos de motivación, las precauciones de seguridad y los ejercicios específicos— fue desarrollada en un laboratorio de investigaciones sobre el ejercicio en la Universidad de Tuftus. Cualquiera que sea su edad, estado de salud o nivel actual de actividad, usted es un perfecto candidato para este suave pero poderoso régimen de ejercicios fortalecedores.

El objetivo de este programa es ayudarle a convertir el entrenamiento de fuerza en un hábito permanente. Al hacerlo, usted dará los primeros pasos hacia una vida fuerte, independiente y vibrante.

CALENTAMIENTO

Para calentar y aflojar sus músculos para el entrenamiento de fuerza, camine de cinco a 10 minutos al aire libre, si el clima lo permite, o bien, dentro de su casa o en una máquina caminadora. Andar le ayudará a dirigir hacia sus músculos el nivel de sangre que requieren y preparará su cuerpo para el ejercicio. Calentar es importante para evitar lesiones así como para obtener el máximo beneficio del ejercicio, pues los músculos flojos y calientes responden mejor al reto de levantar pesas. Si usted cuenta con algún otro aparato de ejercicio aeróbico, como una bicicleta fija, una máquina de remos o una escaladora, también le servirán para realizar un calentamiento adecuado.

ETAPA 1

Los siguientes cuatro ejercicios conforman la etapa 1 del programa Growing Stronger. Cuando los haya practicado durante al menos dos semanas, o si ya goza de buena condición, puede añadir los de la etapa 2. Recuerde hacer siempre los ejercicios de calentamiento y enfriamiento como parte de cada sesión.

Sentadillas: Éste es un gran ejercicio para fortalecer las caderas, los muslos y las nalgas. En poco tiempo, usted sentirá que caminar, trotar y subir escaleras son pan comido.

1. De pie y de espaldas al asiento de una silla firme y sin brazos, separe sus pies un poco más allá de la anchura de sus hombros. Extienda sus brazos de manera que queden paralelos al piso y conserve su torso recto al subir y bajar.

2. Cuidando que sus rodillas *nunca* se adelanten a los dedos de los pies, baje con un movimiento lento y controlado, a la cuenta de cuatro, hasta que casi llegue a sentarse en la silla.

3. Haga una pausa. A la cuenta de dos, suba hasta quedar en posición erguida. Mantenga la rodillas a al nivel de los tobillos y la espalda recta.

4. Repita 10 veces. Descanse de uno a dos minutos. Haga una segunda serie de 10 repeticiones.

Nota: Si este ejercicio le resulta demasiado difícil, use las manos para ayudarse las primeras veces. Si no puede llegar hasta abajo, coloque un par de almohadas en la silla o baje sólo de 10 a 15 centímetros.

ASEGÚRESE DE:

- No sentarse demasiado rápido.
- No inclinar su peso demasiado hacia delante o sobre los dedos de los pies cuando suba.

Lagartijas de pared: Este ejercicio es una versión modificada de las lagartijas que probablemente hizo en sus clases de educación física. Aunque son menos difíciles que las lagartijas clásicas porque no exigen bajar hasta el piso, le ayudarán a fortalecer y dar tono a sus brazos, hombros y pecho.

1. Busque una pared totalmente despejada. Colóquese de pie frente a ella con una separación un poco mayor que la longitud de sus brazos.

2. De frente a la pared, incline su cuerpo hacia delante y coloque sus palmas abiertas contra la pared a la misma altura y anchura de sus hombros. Inhale.

3. A la cuenta de cuatro, flexione sus codos a medida que acerca la parte superior del cuerpo hacia la pared con un movimiento lento y controlado, y conserve los pies bien firmes y apoyados sobre el suelo. Exhale mientras avanza.

4. Haga una pausa. Entonces, a la cuenta de dos, impúlsese hacia atrás hasta que sus brazos queden rectos pero sin trabar los codos. Inhale mientras regresa a la posición inicial.

5. Repita 10 veces. Descanse de uno a dos minutos. Haga una segunda serie de 10 repeticiones.

ASEGÚRESE DE:

- No encorvar o arquear la espalda.

Parada de puntitas: Ésta es una buena manera de fortalecer sus pantorrillas y tobillos, así como de recuperar la estabilidad y el equilibrio.

1. Cerca de un banco o un silla firme, párese con los pies separados al ancho de los hombros. Utilice el banco o el respaldo de la silla para mantener el equilibrio. Inhale.
2. A la cuenta de cuatro, levántese poco a poco hasta donde pueda llegar apoyándose en la parte anterior de los pies. Sosténgase así de dos a cuatro minutos. Esto es un *relevé* de ballet. Exhale a medida que sube.
3. Entonces, a la cuenta de cuatro, baje lento sus talones al piso. Inhale mientras baja.
4. Repita 10 veces. Descanse de uno a dos minutos. Luego haga una segunda serie de 10 repeticiones.

ASEGÚRESE DE:

- No recargarse en el banco o la silla; úselos sólo para guardar el equilibrio.

Marcha de los dedos: En este ejercicio, usted dejará que sus dedos, manos y brazos hagan la caminata. Esto le ayudará a fortalecer la parte superior de su cuerpo y su fuerza de agarre, así como a incrementar la flexibilidad de sus brazos, espalda y hombros.

1. Colóquese de pie o siéntese en una silla sin brazos, con los pies bien apoyados el piso y separados al ancho de los hombros.

2. Movimiento 1: Imagine que hay una pared justo frente a usted. Poco a poco, haga que sus dedos suban caminando por la pared hasta que tenga los brazos arriba de la cabeza. Manténgalos ahí mientras los menea rápidamente por alrededor de 10 segundos, y entonces, hágalos caminar hacia abajo.

3. Movimiento 2: A continuación, trate de unir ambas manos por detrás de la espalda. Si lo logra, trate de alcanzar su codo opuesto con cada mano, o acérquese lo más que pueda. Mantenga la posición por alrededor de 10 segundos y sienta el estiramiento en la espalda, los brazos y el pecho.

4. Movimiento 3: Suéltese los brazos y junte sus manos con los dedos entrelazados frente al torso cuerpo. Levante los brazos para que queden paralelos al piso, con la palmas de frente a la pared imaginaria. Ya sea sentado o de pie y bien erguido, doble sus hombros hacia delante. Deberá sentir el estirón en sus muñecas y en la parte superior de su espalda. Mantenga esta posición durante 10 segundos.

5. Repita este ejercicio tripartito tres veces.

ETAPA 2

Cuando haya practicado los ejercicios de la etapa 1 durante al menos dos semanas, o si goza de buena condición, podrá añadir los de la etapa 2. Cuando haya realizado los ejercicios de las etapas 1 y 2 durante al menos seis semanas, podrá añadir los de la etapa 3. Recuerde practicar siempre los ejercicios de calentamiento y enfriamiento como parte de cada sesión.

***Curl* de bíceps:** Este ejercicio incrementará con rapidez la fuerza de sus brazos y le permitirá levantar objetos pesados sin tensión o incomodidad.

1. Con una mancuerna de 3 o 5 libras en cada mano, colóquese de pie o siéntese en una silla sin brazos con los pies separados al ancho de los hombros, los brazos a los costados y las palmas de frente a los muslos.

2. A la cuenta de dos, levante poco a poco las pesas de modo que sus antebrazos giren y las palmas queden de frente a los hombros, mientras mantiene la parte superior de brazos y codos cerca de los costados, como si sostuviera un periódico bajo cada brazo. Conserve sus muñecas rectas y las mancuernas paralelas al piso. Exhale mientras las levanta.

3. Haga una pausa. A la cuenta de cuatro, baje poco a poco las mancuernas hacia sus muslos, girando los antebrazos para que los brazos vuelvan a quedar a sus costados, con las palmas frente a los muslos. Inhale mientras baja.

4. Repita 10 veces. Descanse de uno a dos minutos y haga una segunda serie de 10 repeticiones.

ASEGÚRESE DE:

- No dejar que sus codos se alejen de los costados de su cuerpo.

- Mantener sus muñecas rectas.

***Step-ups*:** Éste es un gran ejercicio de fortalecimiento que requiere sólo una escalera o un banco para aeróbics. Pero no se deje engañar por esta sencillez. Los *step-ups* mejorarán su equilibrio y aumentarán la fuerza de sus piernas, caderas y nalgas.

1. Colóquese de pie frente a la base de la escalera (o detrás del banco para aeróbics), cerca del barandal. Con los pies bien apoyados en el piso y los dedos de sus pies hacia el frente, suba su pie derecho al primer escalón.

2. Mientras se sostiene del barandal para conservar el equilibrio, a la cuenta de dos, enderece su pierna derecha para elevar su pierna izquierda poco a poco hasta el primer escalón. Mientras sube, cuide que su rodilla derecha permanezca recta y no se adelante a su tobillo. Apoye su pie izquierdo en el primer escalón cerca de su pie derecho.

3. Haga una pausa. Usando su pierna derecha para apoyar su peso, a la cuenta de cuatro, baje lento su pie izquierdo hasta el piso.

4. Repita 10 veces con la pierna derecha y 10 con la izquierda. Descanse de uno a dos minutos. Luego haga una segunda serie de repeticiones con cada pierna.

ASEGÚRESE DE:

- No permitir que la pierna que está atrás haga el trabajo.
- No dejar que el impulso haga el trabajo.
- Que su peso se distribuya equitativamente en todo el pie que está al frente (el pie derecho en los pasos 1 a 4).
- Respirar de manera normal a lo largo de todo este ejercicio.

***Press* sobre la cabeza:** Este útil ejercicio trabaja diversos músculos de los brazos, la espalda alta y los hombros. También puede ayudarle a reafirmar el dorso de la parte superior de los brazos y facilitarle el alcanzar objetos altos.

1. Colóquese de pie o siéntese en una silla sin brazos, con sus pies separados al ancho de los hombros, los brazos a los costados y las palmas hacia el frente. Con una mancuerna en cada mano, levante las manos, con la palmas hacia el frente, hasta que las mancuernas queden a la altura de los hombros y paralelas al piso. Inhale.

2. A la cuenta de dos, impulse las mancuernas hacia arriba, sobre su cabeza, hasta que sus brazos queden totalmente extendidos pero sin trabar los codos. Exhale mientras levanta.

3. Haga una pausa. A la cuenta de cuatro, baje las mancuernas acercando codos a sus costados. Inhale mientras baja.

4. Repita 10 veces. Descanse de uno a dos minutos y haga una segunda serie de 10 repeticiones.

ASEGÚRESE DE:

- Mantener las muñecas rectas.
- No trabar los codos.
- No dejar que las mancuernas se muevan demasiado adelante o atrás de su cuerpo.

Abducción de la cadera: Al trabajar los músculos de caderas, muslos y nalgas, este ejercicio dará una mejor forma a la parte inferior de su cuerpo, además de fortalecer los huesos de la cadera, los cuales son particularmente vulnerables a las fracturas durante la vejez.

1. Colóquese de pie a un lado de su silla con los pies ligeramente separados y los dedos de los pies hacia el frente. Mantenga las piernas rectas pero sin trabar las rodillas. Inhale.

2. A la cuenta de dos, levante poco a poco su pierna derecha de manera lateral. Mantenga la pierna izquierda recta pero, insisto, no trabe la rodilla. Exhale mientras levanta.

3. Haga una pausa. A la cuenta de cuatro, baje poco a poco el pie derecho al piso. Inhale mientras lo hace.

4. Repita 10 veces con la pierna derecha y 10 con la izquierda. Descanse de uno a dos minutos y haga una segunda serie de 10 repeticiones con cada pierna. Para aumentar la dificultad de este ejercicio, puede añadir pesas de tobillos.

ASEGÚRESE DE:

- No trabar la rodilla de la pierna que sostiene.
- Mantener los dedos de los pies hacia el frente durante todo el movimiento.
- No inclinarse hacia un lado cuando eleve la pierna.

ETAPA 3

Cuando haya practicado los ejercicios de las etapas 1 y 2 durante al menos seis semanas, podrá añadir los de la etapa 3. Recuerde realizar siempre los ejercicios de calentamiento y enfriamiento como parte de cada sesión.

Extensión de la rodilla: Al trabajar los músculos cuadríceps de la sección frontal del muslo (los cuales desempeñan un papel fundamental en la flexión y la extensión de la pierna), este ejercicio fortalece las rodillas débiles y reduce los síntomas de la artritis de rodilla. Es importante realizar este ejercicio en conjunto con el siguiente, el *curl* de rodilla, pues los músculos involucrados —los de la parte frontal de los muslos y los de las corvas— trabajan juntos cuando usted camina, se pone de pie o escala.

1. Póngase las pesas para tobillos.

2. En una silla firme y sin brazos, siéntese bien pegado al respaldo, de modo que sus pies apenas toquen el piso; esto le dará mayor movilidad durante el ejercicio. Si su silla es demasiado baja, coloque una toalla enrollada bajo sus rodillas. Sus pies deben estar separados al ancho de los hombros, y los brazos deben reposar a sus lados o sobre los muslos. Inhale.

3. Con los dedos de los pies hacia el frente y los pies flexionados, a la cuenta de dos, levante lentamente su pierna derecha y extiéndala hasta que su rodilla quede recta. Exhale mientras levanta.

4. Haga una pausa. A la cuenta de cuatro, baje poco a poco su pie hasta el piso. Inhale mientras lo hace.

5. Repita 10 veces con la pierna derecha y 10 con la izquierda. Descanse de uno a dos minutos y haga una segunda serie de 10 repeticiones con cada pierna.

ASEGÚRESE DE:

- Mantener flexionado el tobillo durante el movimiento.

***Curl* de rodilla:** Éste es un ejercicio excelente para fortalecer los músculos de la parte posterior y superior de la pierna. Cuando se practica en conjunción con la extensión de la rodilla, facilita las acciones de caminar y escalar.

1. Póngase las pesas para tobillos.
2. Colóquese de pie detrás de su silla, con los pies separados al ancho de los hombros y apuntando hacia el frente.
3. Con el pie flexionado, a la cuenta de dos, doble su pierna derecha de modo que lleve el talón hacia sus nalgas.
4. Haga una pausa. Entonces, a la cuenta de cuatro, baje poco a poco su pie hasta el piso.
5. Repita 10 veces con la pierna derecha y 10 con la izquierda. Descanse de uno a dos minutos. Luego haga una segunda serie de 10 repeticiones con cada pierna.

ASEGÚRESE DE:

- Mantener el muslo de la pierna flexionada alineado con la pierna de apoyo en todo momento.
- Mantener flexionado el tobillo durante el movimiento.
- Respirar de manera normal durante todo el ejercicio.

Inclinación pélvica: Este ejercicio mejora la postura y reafirma los músculos del abdomen y las nalgas. Haga este ejercicio en conjunción con el siguiente, extensión de la espalda sobre el piso, para fortalecer su sección media. (Durante este ejercicio, no deberá tener puestas las pesas para tobillos.)

1. En el piso o en un colchón firme, acuéstese boca arriba con las rodillas flexionadas, los pies bien apoyados sobre el piso

o el colchón, y los brazos a los lados con las palmas hacia el piso. Inhale.

2. A la cuenta de dos, levante lentamente la pelvis de modo que sus caderas y espalda baja se separen del piso mientras su espalda alta y hombros permanecen en su lugar. Exhale mientras levanta.

3. Haga una pausa. Entonces, a la cuenta de cuatro, baje poco a poco su pelvis hasta su posición inicial. Inhale mientras baja.

4. Repita 10 veces. Descanse de uno a dos minutos. Luego haga una segunda serie de 10 repeticiones.

ASEGÚRESE DE:

- No separar del piso la espalda alta o los hombros.

Extensión de la espalda sobre el piso: Si sufre de dolor en la espalda baja, es muy probable que tenga músculos abdominales débiles. Si realiza este ejercicio en conjunción con el de inclinación pélvica, fortalecerá estos músculos y aliviará el dolor de espalda.

1. Acuéstese boca abajo sobre el piso, con una almohada bajo las caderas. Extienda sus brazos sobre la cabeza.

2. A la cuenta de dos, levante lentamente el brazo derecho y la pierna izquierda y manténgalos al mismo nivel. Su pie debe estar estirado y la pierna recta, pero sin trabar la rodilla. Inhale mientras levanta.

3. Haga una pausa. Entonces, a la cuenta de cuatro, baje poco a poco su brazo y su pierna hasta el piso. Exhale mientras baja.

4. Repita 10 veces y luego hágalo otras 10 con el brazo izquierdo y la pierna derecha.

5. Descanse de uno a dos minutos. Después, haga una segunda serie de 10 repeticiones con cada pierna.

ASEGÚRESE DE:

- Mantener cabeza, cuello y espalda en línea recta. No separe la cabeza más de cinco centímetros del piso.

ENFRIAMIENTO

Estiramiento de cuadríceps: Este excelente ejercicico debe ser parte regular de su enfriamiento. Los ejercicios de entrenamiento de fuerza como las sentadillas, los *step-ups* y las extensiones de rodilla se enfocan en fortalecer los músculos cuadríceps. Este estiramiento le ayudará a relajarlos y flexibilizarlos.

1. Colóquese de pie junto a un banco o una silla firme con los pies separados al ancho de los hombros y las rodillas rectas pero no trabadas.

2. Con la mano izquierda, sosténgase de la silla para mantener el equilibrio. Flexione su pierna derecha hacia atrás y sujete su tobillo derecho con la mano derecha hasta que el muslo quede perpendicular al piso. Manténgase erguido; no se incline hacia delante. (Si no puede sujetarse el tobillo con la mano, tan sólo mantenga la pierna tan perpendicular como pueda y sostenga la flexión, o coloque el pie en el asiento de la silla.) Deberá sentir un estiramiento en el frente del muslo.

3. Mantenga el estiramiento mientras cuenta lentamente hasta 30 o 40, y cuide su respiración durante todo este tiempo.

4. Suelte su tobillo derecho y repita el ejercicio con la otra pierna.

ASEGÚRESE DE:

- Cuidar su respiración durante todo el estiramiento mientras se concentra en relajarse.
- Mantenerse erguido y con la vista al frente.
- No trabar su pierna de apoyo.

Estiramiento de corvas y pantorillas: Si le parece imposible tocarse los dedos de los pies con las piernas extendidas, sepa que usted no es el único. Muchas personas sufren de rigidez en los músculos de corvas y pantorrillas, en la parte posterior de las piernas. Este estiramiento dará a estos músculos una mayor flexibilidad y le hará más fácil inclinarse hacia abajo.

1. Siéntese en una silla con las rodillas flexionadas y los pies bien apoyados en el piso.
2. Extienda la pierna derecha hacia el frente y coloque su talón derecho sobre el piso, mientras mantiene el tobillo relajado. No trabe la rodilla. Inhale. Exhale mientras se inclina hacia delante desde las caderas, se flexiona hacia los dedos de su pie derecho y trata de mantener la espalda recta. Estire el pie derecho mientras se estira hacia delante.
3. Sostenga el estiramiento mientras cuenta lentamente hasta 20 o 30 y cuide su respiración durante todo este tiempo.
4. Vuelva a sentarse erguido y flexione su tobillo derecho de modo que los dedos de sus pies apunten hacia el techo. Vuelva a inhalar y luego exhale mientras se inclina hacia

delante desde las caderas y se flexiona hacia los dedos de su pie derecho. Sostenga el estiramiento mientras cuenta lentamente hasta 20 o 30 cuidando su respiración durante todo este tiempo.

5. Deje de estirarse y repita con la pierna izquierda.

Nota: Deberá sentir la primera parte del estiramiento en la sección posterior y superior de su pierna, y la segunda, en la pantorrilla.

ASEGÚRESE DE:

- Mantener la espalda recta y la cabeza levantada mientras se inclina hacia los dedos de sus pies.
- No estirarse demasiado; no debe sentir dolor.

Estiramiento de pecho y brazos: Este sencillo estiramiento mejorará la flexibilidad de sus brazos y pecho, así como del frente de sus hombros.

1. Colóquese de pie con los brazos a los lados y los pies separados al ancho de los hombros. Inhale.
2. Extienda ambos brazos por detrás de su espalda y sujétese las manos, si es posible, mientras encoge los hombros. Exhale.
3. Mantenga el estiramiento mientras cuenta lentamente hasta 20 o 30 y cuide su respiración durante todo este tiempo.
4. Inhale mientras deja de estirarse y repita todo.

ASEGÚRESE DE:

- Cuidar su respiración durante todo el estiramiento.
- Mantenerse erguido y con la vista al frente.

Estiramiento de cuello, espalda alta y hombros: Este fácil estiramiento involucra otro grupo de músculos particularmente vulnerable a la tensión y el estrés: el cuello, la espalda y los hombros. Hágalo con frecuencia, después del entrenamiento de fuerza y durante cualquier actividad que lo haga sentir tieso, como sentarse en un escritorio o frente a una computadora. Se sentirá rejuvenecido.

1. Colóquese de pie con los pies separados al ancho de los hombros, sus rodillas rectas pero sin trabar y las manos entrecruzadas al frente.
2. Gire sus manos de modo que sus palmas apunten al piso; entonces, levante los brazos más o menos a la altura del pecho. Inhale.
3. Con suavidad, presione las palmas en sentido opuesto a su cuerpo. Deberá sentir un estiramiento en el cuello y la espalda alta, así como a lo largo de los hombros. Exhale mientras presiona.
4. Mantenga el estiramiento mientras cuenta lentamente hasta 20 o 30 y cuide su respiración durante todo este tiempo.
5. Inhale mientras deja de estirarse y repita todo.

ASEGÚRESE DE:

- Cuidar su respiración durante todo el estiramiento.

- No encorvar o arquear la espalda.

MÁS EJERCICIOS

Los cinco ejercicios siguientes podrán añadirse a su rutina una vez que se sienta cómodo con los ejercicios de la etapa 3.

***Curl* abdominal:** Los músculos abdominales dan soporte y estabilidad al tronco, sobre todo a la espalda baja. Al fortalecer este grupo de músculos mejorará su postura y evitará el dolor de espalda.

1. Acuéstese boca arriba con las rodillas flexionadas y los pies bien apoyados en el piso.
2. Coloque las manos detrás de su cabeza, con los codos hacia fuera. Inhale.
3. Exhale mientras separa poco a poco del piso los hombros y la espalda alta a la cuenta de dos.
4. Haga una pausa. Inhale mientras baja lentamente los hombros hasta el piso a la cuenta de dos.
5. Repita esto 10 veces. Descanse de uno a dos minutos. Luego haga una segunda serie de 10 repeticiones.

ASEGÚRESE DE:

- No empujar su cabeza o cuello con las manos.
- Mantener la barbilla elevada hacia el techo y los codos hacia fuera durante todo el ejercicio.

***Press* de pecho:** Este ejercicio involucra los músculos del pecho y los hombros.

1. Acuéstese boca arriba con las rodillas flexionadas y los pies bien apoyados en el piso.

2. Sostenga una mancuerna en cada mano a la altura del pecho, con las manos separadas más o menos al ancho de los hombros. Los codos deben estar flexionados y las palmas apuntar hacia las rodillas. Inhale.

3. Exhale mientras endereza poco a poco sus brazos hacia el techo, justo sobre el pecho, a la cuenta de dos.

4. Haga una pausa. Inhale mientras baja lentamente las mancuernas hasta su pecho, a la cuenta de cuatro.

5. Repita esto 10 veces. Descanse de uno a dos minutos. Luego haga una segunda serie de 10 repeticiones.

ASEGÚRESE DE:

- Levantar las mancuernas justo sobre el pecho. No permita que sus brazos se muevan hacia la cabeza o hacia la cintura durante el levantamiento.

Embestida: La embestida fortalece los músculos de la parte superior de las piernas y las caderas.

1. Colóquese de pie a un lado de un banco o de una silla firme, con los pies separados más o menos al ancho de los hombros. Sostenga la silla con la mano derecha para mantener el equilibrio. Inhale.

2. Exhale y de un paso largo hacia delante con el pie derecho.

3. Flexione la rodilla derecha y baje las caderas hacia el piso. Asegúrese de que su rodilla derecha permanezca alineada con el tobillo derecho mientras baja. Conserve la pierna izquierda recta y el pie sobre el piso.

4. Impúlsese con el pie derecho para levantarse y dé un paso hacia atrás para regresar a la posición inicial. Inhale mientras regresa.

5. Repita 10 veces con la pierna derecha.

6. Descanse de uno a dos minutos. Luego repita con la pierna izquierda.

ASEGÚRESE DE:

- No permitir que la rodilla que esté al frente rebase los dedos del pie.

- Mantener su cuerpo recto y erguido durante el ejercicio. No se incline hacia delante ni hacia atrás.

- Bajar las caderas hasta que el muslo que está al frente quede paralelo al piso. Si eso le resulta demasiado difícil, baje tanto como pueda.

Remo de pie: Este ejercicio fortalece los músculos de la parte superior de los brazos y la espalda alta.

1. Con una mancuerna en cada mano, colóquese de pie con los pies separados más o menos al ancho de la cadera.

2. Sostenga las mancuernas frente a sus muslos con las palmas apuntando hacia ellos. Inhale.

3. Exhale mientras flexiona los codos y levanta las mancuernas frente a su cuerpo, a la cuenta de dos, hasta que estén a la altura de los hombros.

4. Haga una pausa. Inhale mientras baja las mancuernas, a la cuenta de cuatro, hasta la posición inicial.

5. Repita esto 10 veces. Descanse de uno a dos minutos. Luego haga una segunda serie de 10 repeticiones.

ASEGÚRESE DE:

- Mantener la espalda recta durante todo el ejercicio.

Para apretar más fuerte: Si sufre de artritis, es probable que tenga problemas para levantar o asir objetos con las manos. Algunos de los ejercicios de este programa le ayudarán a fortalecer los músculos de sus manos. Si le preocupa su fuerza de agarre, puede añadir un ejercicio de asimiento para aumentar la fuerza y disminuir la rigidez en sus manos. El ejercicio es sencillo; puede hacerlo fácilmente mientras lee o ve televisión, y casi toda la gente ya tiene el equipo en casa.

- Equipo: Una pelota de raquetbol, de tenis o contra el estrés.

- Tiempo: Menos de cinco minutos.

- Ejercicio: Sentado o de pie, tome una pelota con una mano. Poco a poco, apriételа tanto como pueda y manténgala apretada de tres a cinco segundos. Suéltela lentamente. Tome un pequeño descanso y luego repita el ejercicio 10 veces. Cambie de mano y haga dos series de 10 asimientos con la otra mano.

- Frecuencia: Puede hacer este ejercicio todos los días o cada tercer día, según cómo sienta sus manos. Si sufre de rigidez o dolor, puede omitir un día.

PREGUNTAS FRECUENTES

1. *Si tengo tiempo, ¿puedo hacer el programa de ejercicios Growing Stronger tres veces a la semana? Cuando estoy muy ocupado, ¿puedo hacerlo sólo una vez a la semana?*

Las nuevas pautas del American College of Sports Medicine sugieren practicar el entrenamiento de fuerza dos o tres veces por semana. Asegúrese de dar a sus músculos al menos un día de reposo entre cada rutina. Se prescriben dos sesiones porque esto brinda ciertos beneficios. Dos sesiones a la semana son bastante manejables desde la perspectiva del tiempo. Sin embargo, si usted tiene tiempo para practicar el programa tres veces por semana, obtendrá además los siguientes beneficios:

- Mayor estimulación de los huesos.
- Actividad física adicional; importante para la buena salud general.
- Fortalecimiento un poco más rápido de los músculos.

Si decide practicar el programa tres veces por semana, asegúrese de que sea en días no consecutivos, por ejemplo, lunes, miércoles y viernes. Si sólo puede practicarlo una vez a la semana cuando su horario está muy ocupado, eso será mejor que nada. Sin embargo, nosotros le recomendamos hacerlo dos días a la semana siempre que sea posible.

2. Cuando hago la extensión de la rodilla hasta estirarla por completo, incluso con un peso mínimo, mis rodillas producen sonidos horribles y también me duelen (de manera bastante aguda). Si no hago la extensión completa, mis rodillas suenan pero no me duelen. ¿Debo perseverar con todo el estiramiento o es mejor que me abstenga de hacerlo?

Primero, usted debe discutir los síntomas con su médico y seguir sus recomendaciones. Mientras tanto, puede hacer los ejercicios con un peso reducido (o sin peso) y con un rango de movimiento reducido; lo que usted requiera para hacer los ejercicios sin dolor. No se preocupe por los sonidos, pero evite el dolor. Después, avance poco a poco, y aumente con precaución el rango de movimiento y la cantidad de peso que levanta. Con el tiempo, deberá ser capaz de fortalecer sus piernas y mejorar su flexibilidad.

3. *¿Por qué no puedo fabricar mis propias pesas para ejercitarme?*

Existen muchas sugerencias para practicar "pesas caseras", desde levantar latas de sopa de medio kilo (inofensivo para usted y para la sopa, pero inútil para construir músculos), hasta levantar cubetas o jarras de un galón llenas de arena. ¡Por favor, no improvise! Las cubetas y las jarras no están hechas para el entrenamiento de fuerza; no están creadas para contener tanto peso, y además, las asideras están hechas para ese fin. Pueden romperse y lesionarlo con facilidad, por no decir que pueden impedirle realizar un ejercicio de la manera correcta y con el rango de movimiento completo.

4. *¿Es verdad que los músculos pesan más que la grasa? Si es así, ¿aumentaré de peso cuando inicie el entrenamiento de fuerza si no me pongo a dieta?*

A menos que usted incremente la cantidad de calorías que come, es muy poco probable que aumente de peso o que engorde. Aquí está la explicación. Un kilo es un kilo, no importa que sea de grasa, músculo, mantequilla o acero. Los músculos son más densos, y por lo tanto, ocupan menor espacio por kilo que la grasa. Algunos científicos estiman que el *espacio* que ocupa un kilo de músculo es alrededor de 22 por ciento menor que el de un kilo de grasa. Si inicia el entrenamiento de fuerza y sigue comiendo la misma cantidad de calorías, es probable que pierda un poco de peso porque quemará calorías adicionales con el ejercicio. Lo importante del entrenamiento de fuerza es el cambio en la composición corporal. Usted ganará músculo, y es muy probable que pierda grasa aún cuando su peso corporal permanezca igual. Según nuestra experiencia, las personas pueden bajar una o dos tallas cuando han practicado el entrenamiento de fuerza por un par de meses, pues la forma de su cuerpo ha cambiado para bien. Si con el entrenamiento de fuerza usted pretende ganar peso, le recomendamos que aumente su consumo de calorías. Trate de añadir una fruta, verdura, producto lácteo bajo en grasa o ración de grano integral adicional a su dieta diaria.

5. ¿Cuál es la manera correcta de respirar durante el entrenamiento de fuerza?

Exhale durante la fase más ardua del movimiento. Por eso suele decirse "exhale en el esfuerzo". Inhale durante la fase menos ardua. También es importante inhalar y exhalar de manera profunda entre cada repetición.

Sin embargo, lo más importante es respirar en forma regular. La mayoría de las personas cree que respiran cuando lo que hace es sostener la respiración. Tómese un momento para concentrarse en su respiración durante su próxima sesión de entrenamiento de fuerza y cuando realice otras actividades vigorosas como subir escaleras. Quizá se sorprenda al descubrir que en realidad sostiene la respiración.

6. Tengo un problema de salud. ¿Aún puedo hacer entrenamiento de fuerza?

Es muy probable que usted pueda participar en el entrenamiento de fuerza; sin embargo, se trata de una decisión que deberá tomar tras consultar a su médico. Discuta con su doctor sus padecimientos y metas de modo que él o ella pueda hacer cualquier recomendación necesaria.

Las investigaciones muestran que los individuos con problemas de salud crónicos pero estables, incluida la osteoporosis, las enfermedades cardiacas, la diabetes, la artritis reumatoide, la osteoartritis y el sida, así como los ancianos débiles, pueden obtener importantes beneficios con el entrenamiento de fuerza.

Es importante empezar moderadamente y avanzar lento. Considere la posibilidad de entrenar con un instructor calificado, al menos por unas pocas sesiones, para cerciorarse de que su forma de ejercicio sea la correcta. Ponga atención a su cuerpo. El entrenamiento de fuerza nunca debe provocar dolor. El bienestar es un indicador de que usted se está ejercitando de manera adecuada.

Para aprender más, regístrese en www.cdc.gov, que es una verdadera mina de oro en todas las formas de ejercicio físico.

En el próximo capítulo, usted aprenderá a preparar deliciosas recetas que no promueven la formación de los AGE, aceleradores del envejecimiento.

11. Recetas sin AGE

Disfrutar de una deliciosa comida es uno de los placeres de la vida. Por fortuna, existen muchos alimentos y métodos de cocina que no aceleran el proceso de envejecimiento, arruinan su piel ni le hacen ganar peso indeseado. Como siempre, entre menor sea el índice glucémico de los alimentos, más seguro es su consumo. Controlar los niveles de azúcar en la sangre y de insulina es fundamental no sólo para refrenar y evitar el aumento de peso, sino también para evitar la formación de AGE.

CONSEJOS IMPORTANTES QUE RECORDAR

- Siempre empiece sus comidas con proteínas. Esto le ayudará a suprimir el apetito y evitar los atracones. Desde la perspectiva de los alimentos que promueven o detienen la inflamación, las proteínas son neutrales. Esto significa que no elevan sus niveles de azúcar en la sangre o de insulina, ni promueven la formación de AGE. Sin embargo, recuerde que si usted come proteínas que han sido empanizadas y fritas, la ecuación cambia.

- Si usted quiere disfrutar pescado o pollo rebozados, utilice nueces o semillas molidas (si acaso no tiene alergias), o bien, harina de avena. Esto funciona muy bien, contiene niveles sanos de grasa y da un magnífico sabor.

- No deje de consumir grasas a menos que quiera tener la piel reseca, el cabello y las uñas quebradizos, depresión, falta de energía y un deterioro de su memoria y poder mental. Las grasas nos proporcionan todos los componentes importantes de las membranas celulares, las hormonas y las prostaglandinas, las cuales actúan como reguladores en todo el cuerpo. Las grasas también funcionan como portadoras de vitaminas solubles en grasa, incluidas las A, D, E y K. Las grasas de los alimentos también son necesarias para convertir el caroteno en vitamina A, así como para muchos otros procesos.

- Si le gusta comer carne roja de vez en cuando, trate de comprar carne de res alimentada con pasto, no con granos. Esta carne tiene un perfil más sano de ácidos grasos y es una buena fuente de ácido linoleico conjugado.

- Tan sólo tres manzanas pequeñas cada día le ayudarán a controlar su peso y estabilizar su azúcar en la sangre. Además, le proveerán de antioxidantes y fibra.

- Las manzanas y el pescado tienen más bondades de las que comúnmente se cree. Un estudio realizado en la Universidad de Utrecht, Holanda, encontró que los hijos de las mujeres que consumían más manzanas durante el embarazo presentaban menos síntomas de asma que los hijos de las que consumían menos. Curiosamente, no se hallaron beneficios comparables en el consumo de jugo ni de otras frutas. Los investigadores descubrieron que los hijos de las mujeres que comían pescado al menos una vez a la semana presentaban menor incidencia de eczema (padecimiento inflamatorio que causa enrojecimiento, comezón y escamas en ciertas áreas de la piel) que los hijos de madres que no lo comían. Los investigadores concluyeron que los flavonoides antioxidantes de las manzanas prevenían el asma y los ácidos grasos esenciales del pescado prevenían el eczema. Salmón, sardina, arenque, trucha y anchoa son las mejores fuentes de ácidos grasos esenciales entre los pescados de agua fría.

- No olvide la fibra: los frijoles y lentejas son magníficas fuentes de fibra. Pruebe añadir una o dos cucharadas de garbanzos a sus ensaladas.

- Los frijoles y lentejas también tienen efectos estabilizadores del azúcar en la sangre que duran varias horas; inclúyalos en el almuerzo y la cena.

- Utilice especias frescas o secas con regularidad —estas picantes y poderosas sustancias son una auténtica fuente de la juventud—, de la canela a la cúrcuma y del orégano al jengibre.

- Beba de seis a ocho vasos diarios de agua pura de manantial, sobre todo a medida que incremente su consumo de fibra.

- Deje el café; además de que puede agravar el estrés, los granos tostados de café pueden ser una fuente de AGE exógenos. Incluso los granos de café descafeinados están tostados, de modo que también pueden ser una fuente de AGE.

- Consuma carne de pollo y pavo de granja para un mejor sabor y para evitar los antibióticos y el procesamiento típicos de la carne de aves que suele venderse en los comercios.

- Elija huevos de gallina criada en libertad y alimentada con productos ricos en ácidos omega-3, como la linaza. Estos huevos ya pueden conseguirse con facilidad, y son una opción mucho más saludable que los huevos convencionales.

- Compre productos orgánicos. Los pesticidas pueden dejar residuos tóxicos en las plantas, los cuales pueden dañar sus sistemas de órganos.

- Las anchoas pueden incrementar la firmeza y el brillo de la piel. Muela una o dos y añádalas a sus aderezos para ensalada. Éste es el secreto del famoso aderezo para la ensalada César.

- Ase los alimentos en una sartén a fuego medio y recuerde no dorarlos, sean proteínas o verduras.

- Disfrute de un *smoothie* de yogur o *kefir* como refrigerio matutino o vespertino. Añádale polvo SuperBerry o jugo de granada Pom Wonderful, o una cucharadita o dos de alimentos verdes como Green Magma Plus o Veggie Magma, de los cuales hablé en el capítulo 3. Esto le proporcionará los ingredientes probióticos, antioxidantes y anti-AGE más importantes en una sola bebida deliciosa.

- Para añadir sabor y nutrimentos a todos sus platillos, aderécelos. Los mejores aderezos incluyen nueces y semillas orgánicas, picadas, crudas y sin sal; hierbas frescas; cebollinos, escalonias, cebollitas verdes y otros sabrosos miembros de la familia de la cebolla; y toda clase de retoños, en especial los brotes de brócoli.

- Para tener proteínas adicionales, agregue a sus ensaladas huevos cocidos (que sean ricos en omega-3).

- Compre frutos cítricos orgánicos. Esto le permitirá usar el sabor de la fruta en muchas recetas, con lo cual añadirá bioflavonoides y un delicioso sabor.

- He aquí más razones para beber té verde o suplementos que lo contienen: un nuevo estudio dirigido por el doctor Michael B. Chancellor, profesor de urología y ginecología en la Escuela de Medicina de la Universidad de Pittsburgh, halló que las catequinas del té verde pueden ser útiles en el tratamiento de varias afecciones de la vejiga causadas por lesiones o inflamación.

Las recetas de este capítulo[1] son cortesía de Wild Oats Markets (www.wildoats.com), un supermercado de alimentos naturales y orgánicos con todos los servicios. Wild Oats es una cadena de supermercados de servicio completo que ofrece una selección muy completa de alimentos naturales y orgánicos de la mejor calidad, suplementos útiles y productos ecológicos para el cuidado del hogar y del cuerpo. Cuenta también con una tienda gourmet llena de deliciosos productos para probar de paso, así como con departamentos de servicio completo en pescadería, carnes, panadería, florería y restaurante. Ésta es una gran alternativa si usted quiere disfrutar de un almuerzo saludable pero tiene poco tiempo. El riguroso criterio de selección de alimentos que utiliza Wild Oats satisface los estándares más elevados de la industria de alimentos naturales. Por esta razón, sus productos no contienen aceites hidrogenados, colores o sabores artificiales ni conservadores.

Para encontrar un supermercado Wild Oats cerca de usted y encontrar increíbles y saludables recetas adicionales, visite www.wildoats.com.

1 Una nota especial sobre estas recetas: El tofu puede sustituirse en cualquier receta que lleve pescado o pollo.

ESCABECHES

Como hemos visto, los alimentos marinados, es decir, los que se remojan en escabeches, ayudan a evitar la formación de AGE durante el proceso de cocinado. Tan sólo recuerde usar fuego bajo. Estos versátiles escabeches pueden usarse en mariscos, carne de aves, otras carnes, tofu y verduras.

ESCABECHE UNIVERSAL

Este delicioso escabeche va bien con prácticamente todo, desde verduras y pescado hasta pollo y bistec. Use carne de res alimentada con pasto.

Tiempo de preparación: 15 minutos.
Tiempo de marinado: toda la noche.
Alcanza para 9 kilogramos de pescado, tofu, aves, verduras, etcétera.

---

1 cebolla roja, rebanada
1 bulbo de ajo, machacado
4 cucharaditas de sal con pimienta blanca
4 cucharaditas de pimienta negra
4 cucharaditas de páprika
3 cucharaditas de albahaca
4 cucharaditas de salsa Worcestershire (inglesa)
1 taza de jugo de limón
300 ml de vinagre de vino tinto
1 litro de aceite de oliva orgánico

Mezcle todos los ingredientes hasta que queden bien incorporados. Vierta sobre el producto y deje marinar toda la noche.

ESCABECHE *FRAMBOISE*

- 3 tazas de frambuesas frescas o congeladas
- ½ taza de vinagre de manzana
- ½ taza de *framboise* (licor de frambuesa)
- ¾ de taza de aceite de oliva
- 2 hojas de laurel
- 1 cucharada de tomillo seco
- Sal y pimienta negra recién molida, al gusto

Combine las frambuesas, el vinagre y el *framboise* en una cacerola. Caliente hasta antes de hervir. Retire del fuego. Agregue el aceite de oliva, las hojas de laurel y el tomillo. Enfríe a temperatura ambiente. Vierta sobre pollo y espolvoree sal y pimienta. Marine durante toda la noche en el refrigerador.

ESCABECHE DE VINO, MOSTAZA, HIERBAS Y AJO

- 2 tazas de vino rosado seco (tipo red zinfandel)
- 2 cucharadas de aceite de oliva extravirgen
- 1 cucharada de mostaza de Dijon orgánica
- 1 bulbo de ajo asado y separado en dientes
- 3 ramitas de romero, sólo las hojas
- 2 ramitas de tomillo, sólo las hojas
- 1 cucharadita de albahaca seca

Ponga el vino, el aceite, la mostaza, los dientes de ajo, el romero, las hojas de tomillo y la albahaca en una licuadora o procesador de alimentos. Licue hasta mezclar bien. Vierta sobre bisteces de res y marine de una y seis horas en el refrigerador.

SALSA DE TOMATE FRESCO

Tiempo de preparación: 20 minutos.
Rinde 3 tazas.

6 tomates pequeños, cortados en cubos
60 gramos de hojas de albahaca fresca desmenuzadas
4 dientes de ajo fresco picados
¼ de taza de aceite de oliva orgánico
1 cucharadita de sal *kosher*
1½ cucharaditas de pimienta negra molida

Lave los tomates y córtelos en cubos. Colóquelos en un tazón y combínelos con la albahaca fresca, el ajo, el aceite, la sal y la pimienta. Agite para mezclar bien. Marine por 15 minutos antes de usar. La mezcla también puede refrigerarse.

SALSA PICOSITA PARA COCTEL

Tiempo de preparación: 5 minutos.
Tiempo de enfriamiento: 1 hora.
Rinde de 4 a 6 raciones.

¾ de taza de salsa *ketchup* (catsup) sin endulzar
1 cucharada de jugo de limón (o vinagre)
1 cucharada de mostaza alemana preparada (*horseradish*)
½ cucharadita de salsa inglesa
4 gotas de salsa de cayena (como la de la marca Texas Champagne®)

Mezcle bien todos los ingredientes y enfríe bien antes de servir.

EL PLATO FUERTE

Estas deliciosas recetas emplean sutiles métodos de cocina que, además de un sabor excepcional, proporcionan beneficios anti-AGE y antioxidantes. Los vegetarianos descubrirán que, en muchas de estas recetas, podrán usar tofu en lugar de pollo o pescado, con magníficos resultados.

PESCADOS Y MARISCOS

MERO DE ALASKA EN SALSA DE FRESAS, MANDARINAS Y ALBAHACA

Mero fresco y tierno combinado con aromáticas fresas, mandarinas y un toque de albahaca fresca. Sírvase con ensalada verde u otras verduras.

Tiempo de preparación: 15 minutos.
Tiempo de cocinado: 15 minutos. Rinde 4 raciones.

1 kilo 360 gramos de filete de mero de Alaska
Sal *kosher* al gusto
Pimienta negra al gusto

PARA LA SALSA:
450 gramos de fresas orgánicas peladas y cortadas en cubos medianos
3 mandarinas frescas peladas, deshuesadas y cortadas en cubos medianos
1 cucharada de albahaca fresca desmenuzada
½ cucharadita de vinagre balsámico
1/8 de cucharadita de pimiento de cayena
¼ de cucharadita de sal *kosher*

Combine las fresas, las mandarinas, la albahaca, la pimienta y la sal en un tazón. Agite para mezclar bien y marine por 30 minutos antes de usar.

Precaliente el horno a 150 °C. Sazone ligeramente el pescado con sal y pimienta y áselo a fuego medio o prepárelo en el horno. Retire el pescado cocinado, dispóngalo en platos individuales o en una fuente y vierta la salsa sobre el pescado.

FILETES DE MERO HORNEADOS CON VERDURAS FRESCAS

Si usted quiere comer algo ligero pero saciador, pruebe esta sencilla receta. Sírvase con unas gotas de limón para realzar el buen sabor natural del mero fresco.

Tiempo de preparación: 15 minutos, más el tiempo de marinado.
Tiempo de cocinado: 15 minutos. Rinde 4 raciones.

- 1 cucharadita de aceite de oliva orgánico
- 1 taza de calabacitas orgánicas cortadas en cubos
- ½ taza de cebolla orgánica picada
- 1 diente de ajo pelado y picado
- 2 tazas de tomates frescos orgánicos, cortados en cubos
- 2 cucharadas de albahaca fresca, picada
- ¼ de cucharadita de sal
- ¼ de cucharadita de pimienta negra molida
- 4 filetes de mero de 170 gramos cada uno
- 1/3 de taza de queso feta (griego) desmoronado

Precaliente el horno a 230 °C. Engrase ligeramente un refractario o rocíelo con aceite vegetal.

En una cacerola, caliente aceite de oliva a fuego medio y agregue las calabacitas, la cebolla y el ajo. Ase ligeramente por cinco minutos o hasta que se ablande la mezcla. Apague la flama e incorpore los tomates, la albahaca, la sal y la pimienta.

Disponga los filetes de mero en el refractario. Cubra cada filete con la misma cantidad de mezcla de calabacitas y espolvoree el queso feta. Hornee por 15 minutos o hasta que los filetes se desmenucen fácilmente con un tenedor.

SALMÓN ASADO CON FRUTOS CÍTRICOS

Delicioso. Puede acompañarse con una crujiente ensalada verde.

Tiempo de preparación: 15 minutos, más el tiempo de marinado.
Rinde 4 raciones.

---

1 taza de jugo de naranja natural
¼ de taza de *tamari* o salsa de soya
2 dientes de ajo picados
1 cucharada de jengibre picado
1 cucharadita de mostaza de Dijon orgánica
½ cucharadita de semillas de mostaza amarilla
sal y pimienta al gusto
4 filetes de salmón de 170 gramos cada uno
3 cucharadas de cebollitas verdes cortadas en cubos
Aceite de canola

Mezcle el jugo de naranja, el *tamari*, el ajo, el jengibre, la mostaza y las semillas de mostaza en un refractario de vidrio. Añada el salmón ya sazonado con sal y pimienta, cúbralo y refrigérelo de una a cuatro horas (voltee el salmón una o dos veces).

Caliente una parrilla o plancha a fuego medio. Unte un poco de aceite de canola en las rejillas o la plancha. Coloque el salmón en la parrilla. Cocine por cinco minutos cada lado: cinco minutos por cada tres centímetros de grosor. Deje reposar el salmón tres minutos antes de servirlo. Acompáñelo con cebollitas verdes.

SALMÓN ENTERO HORNEADO CON TOCINO, LIMÓN Y ENELDO

Tiempo total: 1 hora y 10 minutos.
Rinde 6 raciones.

---

1 salmón entero de 7 kilogramos, limpio
sal y pimienta al gusto
6 tiras de tocino sin nitrato, crudo (Wild Oats, Coleman)
6 ramitas de eneldo
1 limón partido en 8 rebanadas
2 dientes de ajo finamente rebanados
¼ de taza de aceite de oliva

Precaliente el horno a 160 °C. Enjuague el salmón y golpéelo ligeramente hasta que se seque. Rellénelo con el eneldo, el limón y el ajo. Frote la piel del pescado con aceite de oliva y sazónelo con sal y pimienta. Envuélvalo en papel aluminio y colóquelo en una plancha para hornear. Hornee por una hora. Déjelo enfriar por 10 minutos. Retire el papel y quite con cuidado la piel del salmón, el tocino, el eneldo, el limón y el ajo. Retire la mitad superior. Colóquela en una tabla de cortar. Extraiga cuidadosamente los huesos. Coloque la mitad restante en la tabla de cortar. Retire los restos de piel. Corte en filetes.

BACALAO ATLÁNTICO CON GRANOS DE PIMIENTA SZECHUAN

Esta receta nos fue proporcionada por Bonny Doon Vineyards, cortesía de Wild Oats.

Tiempo de preparación: 20 minutos, más el tiempo de marinado.
Rinde 4 raciones.

- 2 cucharadas de sal gruesa
- 1 kilogramo de filete de bacalao atlántico
- 2 cucharadas de granos de pimienta Szechuan
- 3 cucharadas de granos de pimienta rosada
- 2 manojos de espinaca tierna
- ¾ de taza de caldo de pescado
- 4 cucharadas de aceite de oliva extravirgen
- el jugo de medio limón
- 2 cucharadas de mantequilla sin sal

El día anterior, espolvoree sal sobre el filete de bacalao y colóquelo en un estante sobre una plancha de hornear con asideras. Cúbralo y refrigérelo toda la noche.

Enjuague el pescado y córtelo en cuatro porciones. Muela gruesamente los granos de pimienta y espolvoréelos sobre el bacalao.

Vierta el caldo de pescado en una sartén, póngalo a hervir y añada poco a poco 3 cucharadas de aceite de oliva. Sazone con jugo de limón.

Ase el pescado en la sartén con una cucharada de aceite de oliva y mantequilla hasta que quede bien cocinado. Retírelo del sartén y ase las espinacas por alrededor de un minuto (voltéelas cada 10 segundos). Ponga una cuarta parte de las espinacas cocinadas en el centro de cada plato, coloque las piezas de bacalao y rocíe la emulsión de aceite de oliva sobre el pescado. Sirva de inmediato.

CEVICHE

Si ha ido de vacaciones a la península de Yucatán, esta ensalada ligera y refrescante lo transportará de vuelta al paraíso. La manera tradicional de cocinar este plato típico de Perú y alimento favorito de los pueblos costeros de México y Ecuador es con jugo de lima. El ácido del jugo de lima desintegra las proteínas del pescado, lo cual le da una textura firme. Por seguridad y para reducir el tiempo de cocinado, nosotros optamos por una versión escalfada.

Tiempo de preparación: 15 minutos, más el tiempo de enfriamiento.
Tiempo de cocinado: 10 minutos. Rinde 6 raciones.

---

3 tazas de agua o caldo de pollo
½ taza de vino blanco
el jugo de dos limas
1 chile jalapeño o serrano partido por la mitad
3 dientes de ajo machacados
200 gramos de filete de pescado blanco firme (mero)
200 gramos de camarones grandes, pelados y desvenados
2 tomates orgánicos grandes y maduros
½ cebolla blanca orgánica
1 chile jalapeño sin semillas, cortado en cubos
el jugo de dos limas
¼ de taza de cilantro cortado en trozos grandes
salsa picante al gusto
sal marina y pimienta negra gruesamente molida, al gusto

Ponga a cocer el caldo, el vino, el jugo de lima, el chile y el ajo a fuego lento. Agregue el pescado y los camarones. Cueza (sin hervir) hasta que el pescado se opaque y los camarones adquieran un tono rosado: alrededor de dos minutos para los camarones y cinco para el pescado. Retírelos del líquido, colóquelos en un tazón y enfríelos en el refrigerador. Mientras tanto, mezcle los tomates, la cebolla, el chile, el jugo y el cilantro. Sazone al gusto con salsa picante, sal y pimienta.

Cuando el pescado se enfríe, corte los camarones a la mitad y parta el pescado en trozos pequeños. Agregue la mezcla de tomate. Enfríe de una a cuatro horas.

SCAMPI FAVORITO DE CAMARÓN

¿Por qué no organiza una reunión con sus seres queridos para compartir esta legendaria receta? De seguro, ellos no olvidarán los suculentos camarones enlardados con una delicada salsa de ajo, hierbas y limón. Sírvase acompañado de una ensalada ligera.

Tiempo de preparación: 15 minutos. Tiempo de cocción: 8 minutos.
Rinde 4 raciones.

¾ de taza de aceite de oliva orgánico
2 dientes de ajo grandes, cortados en tiras
medio kilo o más de camarones
2 dientes de ajo grandes, machacados
2 cucharadas de jugo de limón fresco
¼ de taza de perejil fresco desmenuzado
1 cucharadita de sal o al gusto
pimienta recién molida al gusto
1 cucharada de jerez seco (opcional)

En una cacerola grande con mango, caliente el aceite de oliva a fuego medio-bajo. Agregue las tiras de ajo y deje que se cocinen. Revuelva de vez en cuando. Incorpore los camarones y espolvoréelos con el ajo machacado. Deje que se asen por uno o dos minutos y voltéelos con suavidad. Añada el jugo de limón, el perejil, la sal, la pimienta y el jerez. Aumente un poco la flama y cocine por alrededor de dos minutos, hasta que los camarones se pongan rosados. Revuelva de vez en cuando. Sírvase de inmediato.

CAMARONES EN SALSA DE VINO BLANCO Y MOSTAZA

Esta receta nos fue proporcionada por Bonny Doon Vineyards. Rinde de 4 a 6 raciones.

Tiempo de preparación: 15 minutos.
Tiempo de cocinado: de 3 a 4 minutos.

- 3 cucharadas de aceite de oliva extravirgen
- 3 cucharadas de mantequilla
- 4 dientes de ajo partidos a la mitad por lo largo
- 1 taza de vino blanco seco tipo Riesling (como el de la casa Pacific Rim)
- 2 cucharadas de mostaza Dijon
- 1 kilo de camarones pelados y desvenados

Caliente aceite y mantequilla hasta que se forme una capa opaca. Añada el ajo y cocínelo ligeramente. Retire el ajo y deséchelo. Agregue el vino y deje que hierva. Disminuya la flama y añada la mostaza. Incorpore los camarones y cocínelos por tres o cuatro minutos, hasta que se pongan rosados.

PAELLA DE QUINOA

La quinoa proviene de Sudamérica, y ha sido una importante fuente alimentaria por más de 6000 años. Aunque no es propiamente un grano, la quinoa se cultiva y cosecha por sus semillas, y se le utiliza de manera similar al trigo a al arroz. Es una magnífica fuente de proteínas, una fuente muy completa de aminoácidos y es muy fácil de cocinar. Sin embargo, necesita enjuagarse por completo antes de cocinarse para eliminar su capa natural de saponinas amargas. Una vez enjuagada y cocinada, la quinoa es ligera y flácida, y tiene un sabor como a nuez que combina de maravilla en *pilafs* o ensaladas, o en el desayuno como cereal caliente cubierto de yogur, frutas frescas y almendras. Además, es fácil de digerir y no contiene gluten. Ideal para preparar arroz, *bulgur* o cuscús, la quinoa es una sustancia versátil que podrá disfrutar en sus recetas favoritas.

Tiempo de preparación: 15 miutos.
Tiempo de cocinado: 60 minutos. Rinde 6 raciones.

---

1 cebolla picada
2 dientes o 1 cucharadita de ajo machacado
¼ de taza de aceite de oliva orgánico
1½ tazas de quinoa orgánica enjuagada
1/8 de cucharadita de azafrán (o más, si quiere más sabor)
2 tazas de pollo cocido, cortado en piezas de entre tres y cinco centímetros
200 gramos de chorizo u otro embutido (opcional)
100 gramos de aceitunas negras
1 taza de guisantes orgánicos
3 tazas de caldo de pollo orgánico
sal y pimienta roja al gusto
2 pimientos rojos dulces, rebanados
6 (o más) camarones grandes crudos
12 almejas limpias, en su concha

Precaliente el horno a 180 °C. En una sartén mediana, cocine la cebolla y el ajo en la mitad del aceite de oliva. Agregue la quinoa y el azafrán, y siga cocinando. Revuelva con frecuencia. En otra sartén, cocine el pollo y el embutido en el aceite restante hasta que la carne adquiera un tono dorado.

En una cacerola grande mezcle el pollo, el embutido, las aceitunas, los guisantes, el caldo de pollo y la mezcla de quinoa. Si lo desea, añada sal y pimentón.

Tape y hornee por 45 minutos o hasta que la quinoa haya absorbido todo el líquido. Agregue el pimiento rojo dulce, los camarones y las almejas. Tape y hornee otros 10 minutos.

OTROS CONSEJOS PARA COCINAR CON QUINOA

Prepare una guarnición sencilla y deliciosa para cualquier platillo agregando cualquiera de estos ingredientes a la quinoa cocinada: cebollas asadas; pimiento verde; hongos; almendras, cacahuates u otras nueces tostadas; pasas o dátiles en trocitos; perejil, cilantro u otras hierbas picadas.

AVES

PECHUGAS DE POLLO MARINADAS CON AJO Y YERBAS

Tiempo de marinado: 2 horas o toda la noche.
Tiempo de cocinado: 15 minutos. Rinde 4 raciones.

- 5 dientes de ajo machacados
- 1 cucharada de albahaca
- 1 cucharada de tomillo
- 1 cucharada de orégano
- 1 cucharada de estragón
- 1 cucharada de sal y pimienta
- la cáscara y el jugo de un limón
- ½ taza de aceite de oliva extravirgen, orgánico
- 1 bolsa resellable de plástico de un galón
- 6 medias pechugas de pollo sin huesos ni piel
- una brocha de parrilla y aceite de cocina

Mezcle los primeros siete ingredientes en la bolsa de plástico. Agregue el pollo y marínelo por 2 horas en el refrigerador. Caliente la parrilla a fuego medio-alto. Unte aceite con la brocha en las rejillas. Coloque el pollo en la parrilla y ase por cinco minutos cada lado o hasta que el fuego llegue a los 70 °C.

PECHUGA DE PAVO ASADA CON GARAM MASALA Y GLASEADO DE ESPECIAS CÍTRICAS

Con el aroma de fragantes especias, el sello de la cocina hindú, este platillo no sólo es delicioso, sino que también provee antioxidantes reductores de los AGE con cada bocado.

Tiempo de preparación: 20 minutos, más 24 horas de marinado.
Tiempo de cocinado: 2 horas. Rinde de 4 a 6 raciones.

EL GARAM MASALA

- cilantro, comino, pimienta negra, pimiento de cayena, hinojo, jengibre y cardamomo molidos (1 cucharada de cada especia)
- 1 cucharadita de diente de ajo molido
- 1 cucharadita de nuez moscada rallada

Mezcle las especias y guárdelas en un recipiente sellado hasta por dos meses.

EL PAVO

- 1 pechuga de pavo, de 2 a 3 kilos, descongelada y enjuagada
- 2 cucharadas de aceite de oliva extravirgen
- de ¼ a ½ taza de garam masala
- 1 bolsa grande de plástico resellable

Frote la pechuga de pavo con aceite de oliva. Frote la mezcla de especias por toda la pechuga, incluso dentro de la cavidad y bajo la piel. Colóquela en una bolsa de plástico resellable y refrigérela toda la noche.

EL GLASEADO DE ESPECIAS CÍTRICAS

1 taza de jugo de naranja orgánico
La cáscara y el jugo de una naranja
La cáscara y el jugo de dos limas
3 cucharadas de miel
1 cucharada de garam masala

Mezcle todos los ingredientes en un pequeño tazón y refrigérelos hasta que los necesite.

CÓMO ASAR LA PECHUGA DE PAVO

Precaliente el horno a 180 °C. Coloque la pechuga de pavo en una cacerola somera para hornear. Cubra el pavo con papel aluminio, sin apretarlo, y colóquelo en el horno. Hornee por dos horas o hasta que la temperatura llegue a 80 °C. Lardee con el glaseado más o menos cada media hora. Retire el papel aluminio para la última media hora de horneado (no tire el papel). Si la cacerola se seca, agréguele tres centímetros de agua o de caldo de pollo. Retire la pechuga del horno. Cúbrala con el papel aluminio. Déjela reposar por 20 minutos antes de trincharla.

PECHUGAS DE POLLO FÁCILES DE ASAR

Esta sencilla pero deliciosa receta utiliza el limón y el aceite de oliva para realzar el buen sabor natural de las pechugas de pollo frescas sin hueso ni piel. Sirva con calabaza al horno, espárragos o una crujiente ensalada mixta.

Tiempo de preparación: 1 hora.
Tiempo de asado: 15 minutos. Rinde 4 raciones.

- 4 pechugas de pollo sin huesos ni piel
- ¼ taza de aceite de oliva
- jugo de 1 limón
- 1 cucharadita de sal
- 1 cucharadita de pimienta

Enjuague bien el pollo con agua fría. Mezcle bien el aceite de oliva, el limón, la sal y la pimienta en un tazón grande. Introduzca el pollo en el escabeche. Entonces, retire las pechugas una por una y ponga cada una en una bolsa resellable separada. Marine por una hora.

Caliente una parrilla o plancha a fuego medio. Saque el pollo de las bolsas y cocine cada lado de seis a ocho minutos. Sírvase de inmediato acompañada de calabaza, espárragos o ensalada.

POLLO ASADO EN LIMA CON SALSA DE GRANADA

Tiempo total: 30 minutos, más 1 a 4 horas para marinar.
Rinde 4 raciones.

el jugo de 3 limas
1 diente de ajo machacado
2 cucharadas de cilantro
¼ de taza de aceite de oliva orgánico
1 bolsa resellable grande de plástico
4 pechugas de pollo sin huesos ni piel
aceite de canola

Mezcle el jugo de lima, el ajo, el cilantro y el aceite en una bolsa de plástico resellable. Agregue el pollo. Asegúrese de que el pollo esté bien cubierto por el escabeche. Refrigere de una a cuatro horas. Caliente una parrilla o plancha a fuego medio. Unte las rejillas ligeramente con aceite de canola. Cocine el pollo por siete minutos cada lado o hasta que la temperatura interna alcance 70 °C. Deje reposar 5 minutos antes de servir. Sírvase cubierta de salsa de granada.

LA SALSA DE GRANADA

Alcanza para alrededor de 1½ tazas

3 cucharadas de cebolla roja cortada en cubos
1 diente de ajo, machacado
1 cucharada de aceite de oliva extravirgen orgánico
las semillas de dos granadas (alrededor de una taza)
¼ de taza de jugo de granada puro
la cáscara de una lima
½ taza de cilantro fresco picado
sal y pimienta al gusto

Ase la cebolla y el ajo en aceite de oliva. Colóquelos en un tazón. Agregue las semillas de granada, el jugo de granada, la cáscara de lima y el cilantro. Sazone al gusto. Enfríe hasta que sea necesario.

ESTOFADO DE PAVO ESTILO MARRUECOS

La delicia de los amantes de las especias.

Tiempo total: 45 minutos.
Rinde 6 raciones.

- 1 cucharada de aceite de canola
- 1 cebolla amarilla picada
- 5 dientes de ajo machacados
- 2 zanahorias peladas y rebanadas
- 2 tazas de camote asado, ñame o calabaza de Castilla
- 1 lata de garbanzos (400 gramos)
- 1 lata de tomates asados a las brasas
- ½ taza de pasas doradas, albaricoques o arándanos secos
- 1 cucharadita de sal
- 1 cucharadita de canela
- 1 cucharadita de polvo de curry
- 1 cucharadita de cúrcuma
- ½ cucharadita de cilantro
- ½ cucharadita de jengibre
- ½ cucharadita de pimienta inglesa
- ¼ de cucharadita de nuez moscada recién rallada
- 2 cucharadas de azúcar morena
- 3 tazas de caldo de pollo
- 1/3 de taza de vino tinto (opcional)
- 2 tazas de pavo sobrante cortado en trozos pequeños
- cuscús cocinado
- ½ taza de almendras cortadas en tiras
- ¼ de taza de menta y perejil picados
- 1 taza de yogur natural

Caliente el aceite en una olla grande. Agregue la cebolla, el ajo y las zanahorias. Cocine por cinco minutos. Añada el camote, los garbanzos, los tomates, las pasas, las especias, el vino y el caldo. Tape y cueza a fuego lento por 20 minutos. Incorpore el pavo y cocine por 10 minutos más. Ajuste la cantidad de líquido y sazone a su gusto

Sírvase caliente sobre cuscús, cubierto con las almendras, la mezcla de menta con perejil y una porción de yogur.

TOFU CON BERENJENA Y PIMIENTOS

Esta receta nos fue proporcionada por Bonny Doon Vineyards, por cortesía de Wild Oats.

Como hemos visto, no sólo el sabor de la carne y los mariscos pueden beneficiarse de un vaso de buen vino. Esta receta vegetariana resulta deliciosa si la acompañamos de vinos con alto contenido de resveratrol.

Una deliciosa combinación de verduras y tofu, este platillo tradicional vietnamita se lleva de maravilla con vinos tintos ásperos, como nuestro Domaine des Blagueurs Syrah Sirrah. El resveratrol, que se da de manera natural en el vino tinto, tiene poderosas cualidades antiglicantes.

Tiempo de preparación: 45 minutos.
Tiempo de cocción: 40 minutos. Rinde 6 raciones.

700 gramos de tofu extra firme, drenado y cortado en cubos de tres centímetros
3 cucharadas de aceite de cacahuate
1 cebolla picada
3 cucharadas de salsa de soya
agua (si es necesaria)
3 tomates grandes pelados y cortados en ocho
3 pimientos rojos grandes picados
1 chile jalapeño u otro chile picante pequeño, picado y sin semillas
1 berenjena grande cortada en cubos de tres centímetros
700 gramos de hongos
2 calabazas amarillas cortadas en cubos de tres centímetros
1 manojo de escalonias gruesamente picadas (las partes blancas y verdes)
1½ cucharadas de pasta de tomate
6 ramitas de cilantro fresco para adornar

Ponga los cubos de tofu en una vaporera y deje que se cuezan de 20 a 30 minutos mientras pica las verduras.

Mientras tanto, ponga al fuego aceite en un *wok* o en una cacerola grande con mango hasta que esté bien caliente. Transfiera el *tofu* al *wok* y áselo hasta que quede dorado de todos los lados. Luego, retírelo de ahí y apártelo.

En el mismo *wok*, ase la cebolla por un minuto. Agregue salsa de soya y una cucharada de agua, si es necesario. Añada los tomates, los pimientos rojos, el chile, la berenjena, los hongos, la calabaza, las escalonias y la pasta de tomate, y reduzca la flama. Cocine a fuego lento por alrededor de 10 minutos o hasta que se ablanden las verduras. Incorpore el *tofu* y continúe hasta que el *tofu* se caliente bien.

Sirva en una fuente adornada con cilantro.

ENSALADAS Y SOPAS SUSTANCIOSAS

Estas sabrosas ensaladas y sopas pueden funcionar como comida completa o un abundante primer plato.

ENSALADA GRIEGA DE SALMÓN

Saboree los exuberantes sabores de las islas griegas con esta sencilla superensalada de salmón. Sus niveles nutrimentales alcanzan proporciones olímpicas, y además, rejuvenecen y revigorizan su cuerpo.

Tiempo de preparación: 15 minutos. Rinde 4 raciones.

- 3 cucharadas de aceite de oliva orgánico
- 2 cucharadas de vinagre de vino tinto o de jugo de limón fresco
- 1 cucharada de mostaza Dijon orgánica
- 2 cucharaditas de orégano
- 1 cucharadita de eneldo
- sal y pimienta recién molida al gusto
- 1 lata (160 gramos) de salmón salvaje, drenada
- 1 taza de pimiento rojo cortado en cubos
- 1/8 de taza de cebolla morada picada
- 1 pepino pelado, sin semillas y cortado en cubos
- 8 aceitunas de Kalamata deshuesadas y picadas
- ¼ de taza de queso feta desmoronado
- 2 tazas de lechuga romana cortada en trozos pequeños

En un tazón grande, mezcle el aceite de oliva, el vinagre —o el jugo de limón—, la mostaza, el orégano, el eneldo, la sal y la pimienta. Con suavidad, incorpore el salmón, los pimientos rojos, la cebolla, el pepino, las aceitunas y el queso feta. Sírvase encima de la lechuga.

ENSALADA DE RAÍZ DE APIO CON SALMÓN AHUMADO Y ADEREZO CREMOSO DE MOSTAZA

MAYONESA CASERA

Rinde 1 taza

- 2 yemas de huevo orgánico, rico en omega-3, de gallina de granja criada en libertad
- 2 cucharadas de jugo de limón recién exprimido
- ¼ de cucharadita de sal marina
- una pizca de pimienta blanca
- 1 taza de aceite de oliva

Vierta las yemas, el jugo de limón, la sal y la pimienta en un tazón. Agregue el aceite, un par de gotas a la vez, para crear una emulsión. Después de haber incorporado alrededor de un tercio del aceite, añada el resto en un chorro estable, mientras revuelve rápidamente. Vierta todo en un frasco de vidrio y refrigérelo hasta que lo necesite.

EL ADEREZO CREMOSO DE MOSTAZA

- 1 taza de mayonesa casera
- 2 cucharaditas de mostaza Dijon orgánica
- 1 cucharada de alcaparras picadas
- 2 pepinillos finamente picados
- el jugo de un limón
- 1 anchoa finamente picada
- 1 cucharadita de de vinagre de vino blanco
- 2 cucharadas de estragón picado (aparte dos cucharaditas para adornar)
- sal marina y pimienta al gusto

Combine la mayonesa con la mostaza, las alcaparras, los pepinillos, el jugo de limón, las anchoas, el vinagre y el estragón. Mezcle bien. Sazone con sal y pimienta.

LA ENSALADA

Rinde 2 porciones

- 1 raíz de apio orgánico, pelada y finamente rebanada
- 60 gramos de salmón ahumado caliente, rebanado

Mezcle la raíz de apio con suficiente aderezo de mostaza para cubrirla por completo. Reparta entre dos platos y aderece con las rebanadas de salmón ahumado. Espolvoree con el estragón fresco.

ENSALADA DE CINCO FRIJOLES

Tiempo total: 20 minutos.
Rinde de 12 a 15 raciones.

2 tazas de frijoles edamame desvainados (frijoles de soya salados y hervidos)
1 bolsa de 450 gramos de judías verdes orgánicas
1 lata de 400 gramos de frijoles orgánicos color rojo oscuro, drenados y enjuagados
1 lata de 400 gramos de garbanzos orgánicos, drenados y enjuagados
1 lata de 400 gramos de frijoles negros orgánicos, drenados y enjuagados
1 taza de cebolla roja orgánica cortada en cubos
1 pimiento rojo, amarillo o anaranjado cortado en cubos
¼ de taza de perejil italiano de hoja plana, picado
8 hojas de albahaca picada
1 frasco de 340 gramos de aderezo de vinagreta balsámica
sal marina y pimienta negra al gusto
1 barra de 100 gramos de queso de cabra Herbes de Provence (o de otra marca), desmoronado

En una olla grande, hierva agua con sal. Agregue los edamame y cocínelos por 2 minutos. Treinta segundos antes de terminar, añada las judías verdes. Escurra y enjuague con agua helada. Coloque el contenido en una ensaladera grande. Incorpore los frijoles rojos, los garbanzos, los frijoles negros, la cebolla, los pimientos, el perejil y la albahaca. Revuelva todo para distribuirlo equitativamente. Añada suficiente aderezo para cubrir bien todo. Salpimiente al gusto. Aderece con el queso de cabra desmoronado. Sírvase fría.

ENSALADA CAPRESSE CON VINAGRETA BALSÁMICA

Tiempo de preparación: 15 minutos.
Rinde 4 raciones.

- 1 cucharada de vinagre balsámico 12-Star (o de otra marca)
- 1 cucharada de aceite de oliva extravirgen
- 2 cucharadas de albahaca fresca picada
- 1 cucharadita de orégano
- 1 diente de ajo machacado o aplastado
- de 4 a 6 tomates *heirloom* (o tomates en racimo) orgánicos grandes
- 220 gramos de queso *mozzarella* fresco
- sal y pimienta recién cascada al gusto
- 2 cucharadas de albahaca fresca picada

Mezcle los primeros cinco ingredientes y apártelos. Rebane los tomates en rebanadas de 1.5 centímetros. Parta el queso en ocho rebanadas. Intercale las rebanadas de tomate con las de *mozzarella*. Rocíe cada ensalada con la vinagreta y sazone con sal y pimienta. Aderece con albahaca fresca.

ENSALADA SOUTHEAST DE QUINOA CON POLLO Y SALSA CREMOSA

Tiempo de preparación: 25 minutos. Rinde 6 raciones.

1 taza de quinoa orgánica
1 cucharadita de sal marina
1 taza mediana de salsa
¼ de taza de yogur natural orgánico
3 cucharadas de cilantro picado
2 cucharaditas de aceite de oliva extravirgen
el jugo y la cáscara de una lima orgánica
sal marina al gusto
2 tazas de pollo rostizado, cortado en trozos pequeños
1 taza de frijoles negros, enjuagados
½ pimiento dulce rojo o anaranjado, cortado en cubos
1 aguacate picado
1 tomate orgánico grande y maduro, picado
1 cabeza grande de lechuga romana orgánica, picada
cuñas de lima picada y cilantro para adornar

Hierva una taza y media de agua fría. Coloque la quinoa en un colador de malla fina y enjuague bien bajo un chorro de agua fría. Ponga la quinoa y la sal en el agua hirviendo. Deje que hiervan. Cúbralas y reduzca la llama a fuego lento. Cocine por alrededor de 15 minutos. Apague la estufa y deje reposar la olla por cinco minutos. Escurra la quinoa en el colador de malla fina y apártela para que se enfríe.

Ponga la salsa, el yogur, el cilantro, el aceite de oliva, el jugo y la cáscara de lima en una licuadora. Licue bien. Sazone con sal. Enfríe en el refrigerador.

Revuelva la quinoa enfriada con el pollo, los frijoles, el pimiento, el aguacate y el tomate. Añada el aderezo suficiente para cubrir bien todo.

Reparta la lechuga en seis platos y cúbralos con el preparado de quinoa. Adorne con cilantro y cuñas de lima fresca.

ENSALADA ASIÁTICA CRUJIENTE CON FILETE DE PAVO A LA PARRILLA

Esta ensalada contiene alimentos de primera. Las almendras son ricas en proteínas, fibra, calcio, magnesio, potasio, vitamina E y otros antioxidantes y fitoquímicos. También son fuente de grasas saludables. El pavo es una maravillosa fuente de proteínas magras, y la col tiene un alto contenido de fibra y de carbohidratos complejos. La col también hace que nuestro genes aumenten su producción de la enzima que desintoxica el cuerpo; esto puede ayudar a acelerar la eliminación de los AGE de origen alimentario.

Tiempo de preparación: 20 minutos. Rinde 1 ración.

Ensalada de pavo

100 gramos de filete de pavo
2 cucharadas de escabeche de ajonjolí
½ cucharadita de aceite de oliva

Aderezo de jengibre estilo asiático

1 ½ cucharadas de aceite de oliva
1 cucharada de vinagre de vino de arroz
1 cucharadita de salsa de soya baja en sodio
1 cucharadita de jengibre orgánico fresco, rallado

Ensalada

2 cucharadas de cebollinos orgánicos, cortados en cubos
½ cucharaditas de semillas de ajonjolí tostadas
½ taza de col china finamente rebanada
1 zanahoria orgánica pequeña, picada
1 cucharada de almendras orgánicas tostadas, cortadas en tiras

---

Marine el pavo en el escabeche asiático por 20 minutos. Caliente la parrilla a fuego medio. Añada media cucharada de aceite. Coloque el pavo en la parrilla. Ase cada lado de cinco a seis minutos, o hasta que la temperatura interna alcance 70 °C. Deje reposar el pavo por cinco minutos antes de rebanarlo.

En un tazón, mezcle los ingredientes del aderezo. Revuelva las verduras de la ensalada con el aderezo y coloque encima el pavo.

TAZÓN DE SALMÓN Y FIDEOS SOBA EN CALDO PICANTE DE MISO Y JENGIBRE

Si extraña el delicioso sabor de los fideos, no se preocupe. Los fideos *soba* están hechos de alforfón, un grano sin gluten ni trigo. Los fideos *soba* son carbohidratos de lenta liberación.

Tiempo total: 30 minutos. Rinde 4 porciones.

- 6 tazas de caldo de pollo o verduras orgánicos
- 200 gramos de fideos *soba*
- 1 cucharada de jengibre desmenuzado
- 2 dientes de ajo desmenuzados
- 1 cucharada de salsa de soya baja en sodio
- 1 cucharada de salsa de pescado
- 1 chile tailandés finamente rebanado
- 4 *bok choys* tiernos, cada uno cortado en cuatro
- ¼ de taza de zanahorias orgánicas, picadas
- 450 gramos de filete de salmón salvaje, cortado en cubos de 3 centímetros
- 1 taza de germen de frijol
- 2 cucharadas de miso amarillo o blanco
- aceite de ajonjolí (sésamo) para aderezar
- 2 cucharaditas de semillas de ajonjolí para aderezar
- 4 cucharadas de cilantro picado para aderezar

Hierva el caldo en una cacerola grande. Añada los fideos y cocínelos por ocho minutos. Retire los fideos con un cucharón de malla y aparte el caldo. Enjuague los fideos con agua fría y apártelos.

Agregue al caldo el jengibre, el ajo, la salsa de soya, la salsa de pescado, el chile, el *bok choy* y las zanahorias. Cueza a fuego lento por 6 minutos, hasta que se ablande el *bok choy*. Incorpore el salmón, el germinado y miso. Cocine de 2 a 3 minutos hasta que el salmón se cueza (no deje que el caldo hierva).

Reparta los fideos en 4 platos hondos y cúbralos con el salmón, los vegetales y el caldo. Aderece con una rociada de aceite y semillas de ajonjolí, y cilantro.

BISQUE DE TOMATE DE 30 MINUTOS

Despídase del frío de invierno disfrutando de un humeante y cremoso *bisque* de tomate, que calentará desde sus papilas gustativas hasta los dedos de sus pies. Preparada con tomates orgánicos preservados en plena madurez, esta sopa lleva un poquito de sol a los grises días de invierno. ¡Y está listo en sólo 30 minutos!

Tiempo de preparación: 10 minutos.
Tiempo de cocinado: 20 minutos. Rinde de 4 a 6 raciones.

- 3 cucharadas de aceite de oliva extravirgen
- ½ cucharadita de hojuelas de pimiento rojo
- 1 cebolla amarilla orgánica mediana, cortada en cubos
- 6 dientes de ajo desmenuzados
- 3 hojas de laurel
- 2 cucharaditas de tomillo
- 1 cucharadita de albahaca
- 1 lata de 800 gramos de tomates picados
- 1 lata de 800 gramos de tomates con albahaca
- 3 cucharadas de puré de tomate
- ½ taza de yogur
- sal marina y pimienta negra al gusto

Caliente aceite en una cacerola grande a fuego medio. Añada las hojuelas de pimiento rojo. Cocine por alrededor de 30 segundos para aromatizar el aceite con la especia. Agregue la cebolla y el ajo. Cocínelos alrededor de 5 minutos o hasta que queden muy suaves. Añada las hojas de romero, el tomillo y la albahaca. Revuelva. Incorpore los tomates y la pasta de tomate. Revuelva. Tape y cueza a fuego lento por 10 minutos. Retire las hojas de laurel. Licue más o menos la mitad de la sopa, o si tiene licuadora de mano, úsela hasta dar a la sopa una consistencia de puré espeso. Vierta el yogur. Sazone con sal y pimienta. Pruébela y ajuste la sazón. Sírvala en platos hondos.

CIOPPINI VERSIÓN 1

Creado por pescadores ítalo-estadounidenses en San Francisco para aprovechar las sobras de su pesca del día, el *cioppino* es un rico estofado a base de tomate repleto de mariscos y sazonado con albahaca, orégano y mejorana. Acompañado con una ensalada crujiente y un vino *merlot* robusto o un Chianti afrutado, es un festín memorable, digno de compartirse con familiares y amigos.

Usted puede hacer el caldo por adelantado y congelarlo hasta que esté listo para preparar el estofado. Sólo descongélelo, hiérvalo e incorpore el pescado como dice la receta. Éste es uno de mis platillos favoritos, y tiene muchas variedades. Aquí he incluido dos de ellas.

Tiempo de preparación: 15 minutos.
Tiempo de cocción: 45 minutos. Rinde de 6 a 8 raciones.

1 cucharada de aceite de oliva extravirgen
hojuelas de pimiento rojo al gusto
6 dientes de ajo machacados
1 bulbo pequeño de hinojo picado (alrededor de ½ taza)
1 cebolla pequeña, en cubos
1 lata de 800 gramos de tomates asados a las brasas, en cubos
1 lata de 400 gramos de puré de tomate orgánico
2 cucharadas de pasta de tomate
1 taza de vino tinto
2 cucharaditas de albahaca
2 cucharaditas de orégano
1 cucharadita de mejorana
2 cucharadas de mantequilla orgánica sin sal o de aceite de oliva extravirgen
3 cucharadas de perejil italiano de hoja plana, picado
sal marina y pimienta al gusto
450 gramos de patas de cangrejo
la carne de una cola de langosta grande, cortada en pedazos de 3 centímetros
450 gramos de robalo cortado en pedazos de 3 centímetros
450 gramos de mejillones desbarbados y sin la tapa de la concha
de 12 a 14 almejas sin la tapa de la concha
220 gramos de camarones gigantes pelados
450 gramos de zamburiñas (peregrinos)
perejil para aderezar

En una olla grande, caliente el aceite de oliva a fuego medio. Añada las hojuelas de pimiento rojo, el ajo, el hinojo y la cebolla. Cocine por alrededor de 10 minutos, hasta que la cebolla quede muy suave.

Agregue los tomates en cubos, puré y pasta. Añada el vino, el hinojo, el orégano y la mejorana. Tape y cueza a fuego lento de 20 a 30 minutos. Agregue la mantequilla (o el aceite) y los condimentos y pruebe. Incorpore el cangrejo, la langosta y el robalo. Deje que hierva. Tape y cocine a fuego lento por ocho minutos.

Agregue los mejillones, las almejas y las zamburiñas. Tape y cocine por 2 minutos. Aderece con el perejil.

Coloque la olla de sopa en la mesa con un cucharón grande y los cubiertos adecuados para los mariscos. ¡Que lo disfrute!

CIOPPINI VERSIÓN 2

Tiempo de preparación: 10 minutos.
Tiempo de cocción: 45 minutos. Rinde de 12 a 14 raciones.

¾ de cucharada de aceite de oliva extravirgen
2 cebollas orgánicas, cortadas en cubos
2 dientes de ajo machacados
1 manojo de perejil fresco picado
2 latas de 400 gramos de tomates guisados
2 latas de 450 mililitros de caldo de pollo
2 hojas de laurel
1 cucharada de albahaca seca
½ cucharadita de tomillo seco
½ cucharadita de orégano seco
1 taza de agua
1½ tazas de vino blanco
700 gramos de camarones grandes, pelados y desvenados
700 gramos de zamburiñas de bahía
18 almejas pequeñas
18 mejillones limpios y desbarbados
1½ tazas de carne de cangrejo
700 gramos de filetes de bacalao, cortados en cubos grandes (opcional)

En una olla grande, caliente el aceite de oliva a fuego medio-lento y luego añada las cebollas, el ajo, y el perejil. Cocine lentamente y revuelva, hasta que las cebollas queden muy suaves.

Agregue los tomates a la olla (pártalos en pedazos mientras los echa). Añada el caldo de pollo, las hojas de laurel, la albahaca, el tomillo, el orégano, el agua y el vino. Mezcle bien. Tape y cueza a fuego lento por 30 minutos.

Incorpore los camarones, las zamburiñas, las almejas, los mejillones y la carne de cangrejo. Añada el pescado, si lo desea. Deje hervir. Disminuya la flama y tape. Cueza a fuego lento de 5 a 7 minutos hasta que se abran las almejas. Sirva la sopa en platos hondos.

CALABAZA DE CASTILLA CON CURRY Y BISQUE DE COCO

Tiempo de preparación: 20 minutos.
Tiempo de cocción: 25 minutos. Rinde 6 raciones.

- ½ taza de coco tostado para aderezar
- 2 cucharadas de mantequilla sin sal
- 1 cebolla amarilla orgánica mediana, cortada en cubos
- 2 dientes de ajo machacados
- 2 cucharadas de polvo de curry
- 1 cucharadita de canela
- ½ cucharadita de pimienta inglesa
- 4 tazas de calabaza de Castilla orgánica, pelada y cortada en cubos grandes
- 2½ tazas de caldo de verduras orgánicas o de pollo
- 1 taza de leche de coco orgánica
- la cáscara de una lima
- sal marina y pimienta
- ½ taza de cilantro picado para aderezar

Caliente una cacerola de mango largo a fuego medio-alto. Añada el coco. Tuéstelo ligeramente. Retírelo de la cacerola y apártelo.

Derrita mantequilla en una cacerola grande a fuego medio. Agregue la cebolla y el ajo. Cocínelos hasta que se ablanden (alrededor de 10 minutos) y revuelva de vez en cuando. Añada el polvo de curry y la pimienta inglesa. Cocine por alrededor de un minuto. Incorpore la calabaza y el caldo de pollo. Deje que hiervan y luego reduzca la flama a fuego medio-bajo. Tape y cueza a fuego lento por 25 minutos o hasta que la calabaza quede tierna. Revuelva.

En partes, licue la sopa hasta que tenga consistencia uniforme.

Vierta de nuevo la sopa en la olla y agregue la leche de coco y la cáscara de lima. Salpimiente al gusto.

Aderece con coco y cilantro.

CURRY DE POLLO DEL SUR DE INDIA

Tiempo de preparación: 15 minutos.
Tiempo de cocinado: 40 minutos. Rinde de 4 a 6 porciones.

2 cucharadas de aceite de canola
1 cebolla amarilla mediana, cortada en cubos
3 cucharadas de jengibre pelado y machacado
2 dientes de ajo machacados
900 gramos de pechuga de pollo sin huesos ni piel
½ pimiento rojo, finamente rebanado
3 tazas de miel de coco
2 tazas de caldo de pollo orgánico
1 taza de garbanzos cocinados
2 hojas de laurel
2 cucharadas de cúrcuma
2 cucharadas de polvo de curry
½ cucharadita de canela
2 cucharadas de jugo de lima
salsa de chile rojo al gusto
½ taza de cilantro picado

En una olla grande, ase ligeramente la cebolla, el jengibre y el ajo en aceite por cuatro minutos. Corte el pollo en pedazos de cinco centímetros. Añada a la olla el pollo y el pimiento. Cocine por dos minutos. Agregue la leche de coco, el caldo, los garbanzos, las hojas de laurel, la cúrcuma, el polvo de curry, la canela, el jugo de lima y la salsa de chile. Cueza a fuego lento por 30 minutos. Añada el cilantro.

BÚFALO FIERO EN CHILE

Este sustancioso plato puede prepararse con carne de búfalo molida o con pavo o pollo de granja molidos. Si quiere hacerlo vegetariano, sólo omita la carne.

Tiempo de preparación: 1 hora y media.
Tiempo de cocinado: 1 hora. Rinde 6 raciones.

- 2 cucharadas de aceite de oliva
- 2 cebollas medianas, cortadas en cubos (alrededor de 2 tazas)
- 1 calabacita mediana cortada en cubos (alrededor de ½ taza)
- 1 calabaza amarilla mediana cortada en cubos (alrededor de ½ taza)
- 2 dientes de ajo machacados
- 900 gramos de carne de búfalo molida
- 2 latas de 800 gramos de tomates cortados en cubos
- 1 lata de 170 gramos de puré de tomate
- 2 latas de 430 gramos de frijoles orgánicos
- 4 cucharadas de chile en polvo
- 1 cucharada de comino
- 1 cucharadita de cayena (opcional)
- 2 cucharaditas de sal marina
- agua o cerveza (si es necesario)
- 1 paquete de 200 gramos de queso Cheddar no pasteurizado, desmenuzado
- 1 taza de 240 mililitros de yogur
- 1 manojo de cilantro fresco, picado

Caliente una olla grande a fuego medio. Añada el aceite, la cebolla, las calabacitas, la calabaza y el ajo. Ase por cinco minutos o hasta que los ingredientes se ablanden. Incorpore la carne. Cocine y revuelva hasta que se dore. Agregue los tomates en cubos, el puré de tomate, los frijoles, el chile en polvo, el comino, la cayena y la sal. Si el chile es demasiado espeso, añada agua o cerveza para darle la consistencia que desea. Cueza a fuego lento por al menos una hora.

Sírvase muy caliente en platos hondos.

Aderece con el queso Cheddar, el yogur y el cilantro picado.

ENSALADA GRIEGA CON SOUVLAKI

Recree los intensos sabores de la cocina griega con este platillo de clase mundial. Como siempre, puede sustituir la carne por *tofu.*

Tiempo de preparación: 25 minutos, más 2 horas para marinar.
Tiempo de cocinado: 10 minutos. Rinde 6 raciones.

EL SOUVLAKI

2 limones exprimidos
1 cucharada de cáscara de limón
½ taza de aceite de oliva
2 cucharaditas de orégano machacado
2 dientes de ajo machacados
sal y pimienta
900 gramos de lomo de cerdo
12 brochetas de madera, remojadas en agua

Mezcle los primeros seis ingredientes en un tazón. Pique el puerco en cubos de 5 centímetros y agréguelos al tazón para marinarlos. Tape y refrigere por 2 horas.

Ensarte la carne en las brochetas. Ase ligeramente las brochetas en una plancha, de 4 a 6 minutos cada lado.

LA VINAGRETA

4 cucharadas de aceite de oliva
4 cucharadas de vinagre de vino tinto
2 cucharaditas de orégano machacado
1 diente de ajo machacado
1 cucharadita de menta machacada
sal y pimienta al gusto

Mezcle todos los ingredientes.

LA ENSALADA

1 cabeza de lechuga romana, enjuagada y desmenuzada en pedazos pequeños
½ cebolla roja finamente rebanada
2 pepinos pelados, partidos por la mitad, despepitados y rebanados
15 tomatillos *grape* partidos por la mitad
15 aceitunas *kalamata* deshuesadas y partidas por la mitad
1 taza de queso feta desmoronado

Mezcle los primeros cinco ingredientes. Añada la vinagreta. Adereце con el queso y coloque encima las brochetas.

ENSALADA CYPRESS

Es importante que compre productos orgánicos, pues ciertos alimentos, como las verduras para ensalada, pueden contener altos niveles de pesticidas. Lave siempre todas sus frutas y verduras antes de consumirlas.

Tiempo de preparación: 15 minutos.
Tiempo de cocinado: 5 minutos. Rinde 4 raciones.

CUBIERTA DE *BRUSCHETTA*

700 gramos de tomates maduros y jugosos
1 diente de ajo machacado
1 a 2 cucharadas de alcaparras enjuagadas
¼ de taza (poco compactada) de orégano o albahaca fresca
sal marina y pimienta recién molida, al gusto

1/3 de taza de aceite de oliva extravirgen
6 tazas de mezcla de verduras de hoja tiernas para ensalada
1 taza de cubierta de *bruschetta*
De 1/3 a ½ taza de aderezo de tomate asado a las brasas (ver receta en la p. 405)
1 pechuga de pollo de 150 gramos, horneada y rebanada
2 rebanadas gruesas de jamón gourmet picado
2 rebanadas gruesas de pavo picado
2 tiras de tocino de pavo sin curar y sin nitrato, cocinado y picado
1 rebanada de queso suizo rebanado y picado
¼ de taza de queso feta desmoronado
glaseado balsámico de tomate (ver receta en la p. 406)

Hierva media cacerola de agua. Corte los tomates por la mitad y póngalos en el agua hirviendo. Cocine de uno a dos minutos hasta que la piel de los tomates empiece a partirse. Transfiera los tomates a un tazón de agua helada. Pélelos, despepítelos y píquelos en trozos grandes. Colóquelos en una coladora sobre el tazón de 20 a 30 minutos. Ponga en el tazón los tomates, el ajo, las alcaparras y el orégano (o la albahaca). Salpimiente. Añada aceite y mezcle.

En un tazón grande, bata la mezcla de verduras y la cubierta de *bruscetta* con suficiente aderezo de tomate como para cubrir ligeramente las verduras. Divida los vegetales en cuatro platos y cubra cada ensalada con la misma cantidad de pollo, jamón, pavo, tocino, queso suizo y queso feta. Rocíelos con glaseado balsámico de tomate, tome un tenedor y ¡disfrútelos!

ADEREZO DE TOMATE ASADO A LAS BRASAS

Tiempo de preparación: 5 minutos.
Tiempo de cocinado: 5 minutos. Rinde alrededor de 1 taza.

- ½ taza de tomates asados a las brazas enlatados, cortados en cubos y drenados
- 6 hojas de albahaca fresca
- 4 cucharadas de vinagre de arroz integral orgánico o de vinagre balsámico
- 1 cucharadita de mezcla de condimentos tipo cajún
- ½ diente de ajo
- 2 cucharadas de cebollinos orgánicos, finamente picados
- un chorrito de néctar de agave para dar sabor
- 1/3 de taza de aceite de oliva extravirgen, orgánico
- 4 cucharadas de mayonesa de canola orgánica
- sal marina y pimienta gruesamente molida, al gusto

Ponga los tomates, la albahaca, el vinagre, el condimento cajún, el ajo, las cebollas y el agave en una licuadora o procesador de alimentos. Licue hasta formar un puré. Con la licuadora aún en movimiento, añada poco a poco aceite de oliva hasta que la mezcla espese. Agréguele la mayonesa y calcule hasta que quede mezclada y cremosa. Salpimiente y ajuste la sazón a su gusto. Vierta en un recipiente de vidrio de cerrado hermético y guárdelo hasta por una semana en el refrigerador.

Consejo: Añada tres o cuatro tomates en aceite secados al sol para obtener un sabor más intenso a tomate.

GLASEADO BALSÁMICO DE TOMATE

Tiempo de preparación: 5 minutos.
Tiempo de cocción: 4 minutos. Rinde ½ taza.

1/3 de taza de pasta de tomate orgánica
2 cucharadas de vinagre balsámico
½ diente de ajo machacado
néctar de agave al gusto
2 cucharaditas de jugo de lima

Mezcle todos los ingredientes en una cacerola a fuego medio. Deje hervir por tres minutos y revuelva constantemente. Retire de la flama y deposite en un recipiente. Coloque el recipiente en un baño de hielo o el refrigerador para enfriar. Cuando el glaseado se enfríe, viértalo en una botella blanda para apretar. Así será más fácil de aplicar a las ensaladas. Consérvelo en refrigeración.

ENSALADA MAR Y TIERRA

Los vegetales marinos son ricos en minerales y micronutrimentos, incluidos el calcio, el magnesio, el hierro, el potasio, el yodo, el manganeso y el cromo, en niveles mucho mayores que los vegetales terrestres. Contienen las vitaminas folato, riboflavina y ácido pantoténico del complejo B y, al igual que las semillas de linaza y calabaza, son ricos en lignanos, unos fitoquímicos con propiedades protectoras contra el cáncer. Los vegetales marinos también proporcionan vitaminas, fibras, enzimas y proteínas de alta calidad. Tienen un sabor muy delicado.

Tiempo de preparación: 90 minutos.
Rinde 4 raciones.

2 tazas de *arame* seco
1 taza de *hijiki* seco
½ taza de pimiento rojo cortado en juliana
½ taza de escalonias picadas
½ taza de zanahorias orgánicas crudas, cortadas en juliana
½ taza de pepinos, pelados, despepitados y rebanados
220 gramos de *tofu* orgánico
1 cucharada de semillas de ajonjolí

ADEREZO JAPONÉS

- ½ taza de salsa de soya baja en sodio
- ½ taza de vinagre de arroz
- ½ taza de *mirin*
- ½ taza de aceite de ajonjolí
- 2 cucharadas de jengibre recién rallado

Remoje el *arame* y el *hijiki* por 30 minutos. Escurra y deseche cualquier materia extraña. Cueza en agua hirviendo por 30 minutos o hasta que se ablande. Escurra y aparte mientras se enfría.

Entretanto, mezcle el aderezo japonés y apártelo. Pique las verduras.

Corte el *tofu* en tiras.

Combine las algas con las verduras, el *tofu*, las semillas de ajonjolí y el aderezo japonés. Deje reposar por 30 minutos y agite antes de servir.

ENSALADA FRÍA DE FIDEOS SOBA CON CURRY VERDE Y TOFU JAPONÉS

Esta ensalada es deliciosa caliente o fría, y resulta fabulosa acompañada de camarones o pollo además del *tofu*. Puede usar pasta de curry rojo en lugar de verde. Los fideos *soba* están hechos de alforfón y son una buena fuente de proteínas, potasio y hierro, y como tienen un bajo índice glucémico, no promueven la formación de AGE. Los fideos *soba* se llevan de maravilla con las ensaladas frías, las sopas calientes y los platillos sofritos picantes. Son una alternativa poco glucémica a los fideos de arroz y la pasta tradicional.

Tiempo total: 25 minutos. Rinde 4 raciones.

---

220 gramos de fideos *soba*
½ taza de arvejas chinas (chícharos azucarados) o vainas de guisante, finamente rebanadas.
½ pimiento rojo finamente rebanado
1/3 de taza de germen de frijol
220 gramos de *tofu* japonés salado o su *tofu* favorito marinado y horneado, cortado en trozos pequeños
2 cucharaditas de aceite de canola
1 tallo de limoncillo gruesamente picados
2 dientes de ajo machacado
1 cucharada de jengibre machacado
2 cucharadas de pasta de curry verde (al gusto)
½ litro de leche de coco orgánica
¼ de taza de cilantro picado

Cocine los fideos *soba* según las instrucciones del paquete. Cuando termine, escúrralos y enjuáguelos bajo un chorro de agua fría. Colóquelos en un tazón.

Ponga las vainas de guisante, el pimiento rojo, el germen de frijol y el *tofu* encima de los fideos.

Caliente aceite en una cacerola grande. Añada el limoncillo, el ajo y el jengibre. Cocine por un minuto. Añada la pasta de curry. Cocine por un minuto. Agregue la leche de coco y cueza a fuego lento por cinco minutos.

Cuele en un colador de malla fina. Deseche el jengibre, el ajo y el limoncillo.

Vierta el curry caliente sobre los fideos y las verduras. Revuelva todo y póngalo a enfriar durante al menos una hora.

Sírvase frío, cubierto de cilantro.

GUARNICIONES SABROSAS

Un estudio realizado en la Universidad de Georgetown, publicado en la gaceta *British Journal of Cancer*, descubrió que el indol-3-carbinol, una sustancia propia de verduras tales como la col, los brotes de brócoli, las coles de Bruselas, la coliflor, el *bok choy* y el *kale*, ayuda al ADN a reparar las células y pueden evitar que se vuelvan cancerosas. El ADN es el material que se encuentra en el núcleo de las células, y contiene nuestra información genética. Si usted tiene predisposición genética al cáncer, tal vez sea posible reforzar el mecanismo de reparación en su ADN y así evitar el cáncer, otra razón más para amar las verduras.

COLES DE BRUSELAS CON MANTEQUILLA DE TRES CÍTRICOS

Tiempo total: 15 minutos. Rinde 8 raciones.

- 1 kilo 700 gramos de coles de Bruselas mondadas y partidas a la mitad
- ½ barra de mantequilla sin sal o ¼ de barra de mantequilla regular y ¼ de taza de aceite de oliva
- 2 cucharaditas de cáscara de limón orgánico
- 2 cucharaditas de cáscara de naranja orgánica
- sal y pimienta al gusto

Cueza las coles de Bruselas en una cacerola grande de agua hirviendo con sal por 5 o 6 minutos. Escúrralas y colóquelas en una fuente. Derrita mantequilla en una cacerola. Añada las cáscaras de los cítricos. Incorpore las coles de Bruselas. Salpimiente. Sirva de inmediato.

KALE DE AJONJOLÍ Y JENGIBRE

Tiempo total: 15 minutos.
Rinde de 4 a 5 raciones.

- 1 cucharada de aceite de oliva extravirgen
- 3 dientes de ajo machacados
- 3 cucharadas de salsa de soya baja en sodio o de *tamari*
- 1 cucharada de jengibre machacado
- 2 cucharaditas de aceite de ajonjolí
- 1 cucharadita de hojuelas de pimiento rojo o de salsa picante estilo asiático
- 700 gramos de *kale* desgranado, enjuagado y picado
- 1/3 de taza de caldo de verduras, caldo de pollo o agua
- 2 cucharadas de semillas de ajonjolí ligeramente tostadas

Caliente el aceite en un *wok* o sartén grande a fuego medio-alto. Añada el ajo, la salsa de soya, el jengibre, el aceite de ajonjolí y las hojuelas de pimiento rojo. Incorpore el *kale* y revuelva para cubrirlo ligeramente. Añada el caldo de verduras, tape y cocine por cinco minutos o hasta que el *kale* se ablande. Agregue las semillas de ajonjolí, retire del *wok* y disfrute de inmediato.

GUISADO DE ESPÁRRAGOS Y GUISANTES TIERNOS

Tiempo de preparación: 10 minutos.
Tiempo de cocinado: 6 minutos.
Rinde 6 raciones.

---

1 cucharada de sal marina
900 gramos de espárragos orgánicos
1 taza de guisantes orgánicos frescos, desvainados
4 cucharadas de mantequilla orgánica sin sal
1/3 de taza de queso *parmigiano-Reggiano* (parmesano auténtico), rallado
2 cucharaditas de cáscara de limón
2 cucharadas de menta fresca, machacada
sal marina y pimienta negra recién molida

Llene a la mitad una cacerola grande de agua. Añada sal y póngala a hervir. Limpie los espárragos y despréndales los extremos duros. Córtelos en trozos de 5 centímetros. Reduzca la flama a fuego lento. Agregue los espárragos y deje que se cuezan por dos minutos. Incorpore los guisantes y cocínelos por 30 segundos. Escurra y coloque en un tazón. Añada la mantequilla, el queso, el limón y la menta. Revuelva para cubrir bien. Sazone con sal y pimienta.

ACELGAS CON NUECES, LIMÓN Y QUESO DE CABRA

Tiempo total: 15 minutos. Rinde 4 raciones.

1 cucharada de aceite de oliva orgánico
2 dientes de ajo machacados
450 gramos de acelgas limpias, mondadas y picadas, con los tallos separados de las hojas
1/3 de taza de caldo de pollo o de verduras
4 cucharadas de nueces picadas
la cáscara de un limón
1 cucharada de vinagre balsámico marca 12 Star
sal y pimienta al gusto
60 gramos de queso de cabra, desmoronado

Caliente aceite a fuego medio en una cacerola grande con mango. Añada el ajo y los tallos de acelga. Agregue el caldo. Tape y cueza por tres minutos. Añada las hojas de acelga y cocine por dos minutos, hasta que se ajen. Agregue las nueces, la cáscara de limón y el vinagre balsámico. Salpimiente. Retire de la flama y cubra con queso de cabra.

ESPINACAS ASADAS CON AJO Y LIMÓN

Las espinacas han estado entre mis verduras favoritas desde hace mucho tiempo. Pero no me refiero a esas gachas cocidas en exceso que sirven en las cafeterías, resultado de cocinar con espinacas congeladas. Lo ideal es que usted elija espinacas frescas y las sirva sólo ligeramente asadas para conservar sus nutrimentos y su atractivo color verde intenso.

Pero las espinacas ofrecen mucho más que un buen sabor. Caloría por caloría, estos y otros vegetales de hoja color verde oscuro proporcionan más nutrimentos y antioxidantes contra las enfermedades y el envejecimiento que la mayoría de los alimentos. Las espinacas se encuentran entre las verduras con mayor cantidad de clorofila, una sustancia soluble en grasa que estimula la producción de hemoglobina y glóbulos rojos.

Además, estos vegetales poseen un altísimo contenido de fitonutrimentos antioxidantes y antiinflamatorios muy poderosos, incluidos flavonoides como la quercetina y carotenoides como los carotenos beta y la luteína. Las espinacas también son excelentes para agudizar la mente. Investigadores de la Universidad de Tufts informan que los hombres que consumían alimentos ricos en folato (como las espinacas) por tres años, mostraban habilidades cognitivas más agudas al final del estudio.

Tiempo de preparación: 15 minutos.
Tiempo de cocinado: 4 minutos. Rinde 8 raciones.

---

2 cucharadas de aceite de oliva
4 dientes de ajo machacados
900 gramos de hojas de espinaca tierna, sin tallo, bien lavadas y escurridas
sal marina y pimienta negra
cuñas de limón fresco

Caliente a fuego medio una cacerola grande con mango. Añada el aceite y ase el ajo por un minuto, hasta que se ablande. Agregue las espinacas y cocínelas de dos a tres minutos, volteándolas con tenazas hasta que adquieran un tono verde brillante y comiencen a ajarse. Sazone con sal, pimienta y jugo de limón recién exprimido. Sírvase de inmediato.

DIP DE ESPINACAS Y ALCACHOFAS

Tiempo total: 1 hora.
Rinde 8 raciones.

- 1 lata de 400 gramos de corazones o fondos de alcachofa, drenados y enjuagados
- 1 paquete de 300 gramos de espinacas congeladas, picadas y descongeladas
- 1 pimiento rojo asado, picado
- ½ taza de queso *parmigiano-Reggiano*
- ½ taza de queso Cheddar o Monterrey Jack bajo en grasa
- 1/3 de taza de mayonesa de canola *light*
- 4 dientes de ajo machacados

Precaliente el horno a 180 °C. Pique las partes de la alcachofa en trozos pequeños y colóquelos en un tazón. Ponga las espinacas en una toalla de cocina limpia y exprímalas dentro del fregadero para eliminar el exceso de agua. Coloque las espinacas en un tazón. Agregue el pimiento rojo, los quesos, la mayonesa y el ajo. Mezcle. Pase todo a un refractario y cúbralo con una tapa o con papel aluminio. Cocine por 30 minutos hasta que empiece a burbujear. Retire el papel aluminio y cocine por 10 minutos más hasta que adquiera un tono dorado. Sírvase con barritas de verduras frescas.

PILAF DE CEBADA Y ESPINACAS

Tiempo de preparación: 10 minutos.
Tiempo de cocinado: 60 minutos. Rinde de 6 a 8 raciones.

1½ cucharadas de mantequilla orgánica sin sal
1½ cucharada de aceite de oliva
1 taza de cebada orgánica
½ taza de cebolla roja finamente picada
170 gramos de hongos orgánicos picados
1 diente de ajo machacado
3 tazas de caldo de verduras orgánicas
220 gramos de espinacas tiernas orgánicas
¼ de taza de nueces pecanas picadas

Derrita la mantequilla y el aceite de oliva en una cacerola grande. Añada la cebada y cocine por un minuto. Agregue la cebolla, el ajo y los hongos. Cocine por alrededor de cinco minutos. Añada el caldo y deje hervir. Tape, reduzca la flama a fuego medio-bajo y cueza de 45 a 55 minutos o hasta que el líquido se absorba y la cebada esté blanda. Otra opción es pasar todo a una cacerola tapada y hornear a 180 °C por 40 minutos. Agregue las espinacas cuatro minutos antes de que la cebada esté lista. Salpimiente al gusto. Cubra con las nueces y sirva.

PILAF DE QUINOA CON ESPINACAS TIERNAS, PIÑONES Y ALBAHACA

Tiempo de preparación: 10 minutos.
Tiempo de cocinado: 30 minutos. Rinde 6 raciones.

- 2 cucharadas de aceite de oliva
- 1 cebolla mediana finamente picada
- 2 dientes de ajo machacados
- ½ pimiento rojo dulce, finamente picado
- 1 bolsa de 300 gramos de espinacas tiernas
- 2 tazas de quinoa enjuagada tres veces
- 4 tazas de caldo de pollo o de verduras
- ¼ de taza de piñones
- 3 cucharadas de albahaca fresca picada
- sal marina y pimienta negra molida

Caliente el aceite a fuego medio en una cacerola grande con mango. Añada la cebolla, el ajo y el pimiento rojo. Cocine de 3 a 5 minutos o hasta que los pimientos se suavicen. Agregue las espinacas y cocínelas hasta que se ajen. Añada la quinoa y el caldo. Hierva a fuego alto. Reduzca la flama a fuego lento, tape y cocine por 20 minutos hasta que la quinoa esté tierna y el agua se haya absorbido. Incorpore los piñones y la albahaca. Salpimiente. Esponje la quinoa con un tenedor y sirva.

DESAYUNO Y BRUNCH

Los huevos son una magnífica fuente de proteínas y ácidos grasos esenciales omega-3. La clave es comprar huevos de gallina criada en libertad y alimentada con lino. No sólo son más nutritivos sino que tienen un sabor maravilloso.

Un huevo duro y una manzana son una combinación deliciosa para un bocadillo: los carbohidratos saludables y la fibra de la manzana (recuerde que las manzanas tienen excelentes propiedades para estabilizar el azúcar de la sangre) con las proteínas y la grasa saludable del huevo.

HUEVOS DUROS PERFECTOS

Tiempo de cocinado: 20 minutos.
Rinde una docena de huevos duros.

Con suavidad, coloque una docena de huevos en una cacerola y llénela de agua fría. Hierva y retire inmediatamente del fuego. Cubra y deje que los huevos reposen de 10 a 12 minutos. Póngalos en un escurridor bajo un chorro de agua helada por uno o dos minutos. Consúmalos de inmediato o póngalos de vuelta en el cartón y refrigérelos hasta que vaya a usarlos.

MINI FRITTATAS DE ESPÁRRAGOS Y QUESO GOUDA MADURO

Tiempo total: 40 minutos.
Rinde 12 raciones.

Aceite de cocina en aerosol
220 gramos de espárragos, con los extremos desprendidos
2 cucharaditas de aceite de oliva
½ taza de cebolla cortada en cubos
2 dientes de ajo machacados
1 cucharadita de tomillo seco
sal y pimienta negra al gusto
5 claras de huevos grandes
3 huevos grandes
1/3 de taza de leche orgánica
1 cucharadita de polvo para hornear
¾ de taza de queso Gouda maduro desmenuzado
páprika

Precaliente el horno a 190 °C. Rocíe con el aceite una plancha para pastelillos. Parta los espárragos longitudinalmente por la mitad, y píquelos en trozos de un centímetro. Llene una sartén con seis centímetros de agua. Ponga a hervir. Añada los espárragos y cocínelos por tres minutos, hasta que queden color verde brillante y tiernos. Escúrralos y póngalos en un tazón de agua helada.

Caliente aceite en una sartén. Agregue aceite y ajo. Cocínelos durante tres minutos, hasta que se ablanden. Incorpore los espárragos, el tomillo, la sal y la pimienta.

En un tazón separado, bata los huevos con la leche y el polvo para hornear. Agregue las verduras y el queso.

Reparta equitativamente la mezcla de huevo entre los moldes para pastelillos. Espolvoree con páprika. Hornee de 20 a 25 minutos, hasta que se sienta firme al tacto.

HUEVOS REVUELTOS FÁCILES

La próxima vez que intente salir de su casa por la mañana, pruebe esta receta en lugar de omitir el desayuno. Es sencilla y deliciosa.

Tiempo de preparación: 10 minutos.
Tiempo de cocinado: 5 minutos. Rinde 4 raciones.

- 4 huevos de gallina criada en libertad
- ¼ de taza de leche orgánica
- 1 cucharada de aceite de oliva
- 3 chalotes medianos picados
- 1 diente de ajo cortado en cubos
- ½ taza de queso parmesano rallado
- sal y pimienta al gusto

Bata los huevos y la leche en un tazón grande. En una cacerola grande con mango, caliente aceite de oliva a fuego medio y ase los chalotes hasta que estén translúcidos, revolviendo con frecuencia. Añada el ajo picado y ase hasta que empiece a oler.

Vierta los huevos en la cacerola, tápelos y cocínelos durante 30 segundos. Retire la tapa y revuelva las mezcla de huevo con una cuchara grande. Asegúrese de despegar la mezcla del fondo de la sartén. Vuelva a tapar y destapar hasta que el huevo obtenga la consistencia deseada. Sírvase caliente con queso parmesano rallado y sal y pimienta al gusto.

OMELET DE VERDURAS Y QUESO

Tiempo de preparación: 15 minutos.
Tiempo de cocinado: 4 minutos. Rinde 2 raciones.

- 2 huevos grandes de gallina criada en libertad
- 1 o 3 claras de huevo, batidas
- 1 cucharadita de estragón
- sal y pimienta al gusto
- aerosol antiadherente para cocinar
- 2 cucharadas de pimiento rojo orgánico picado
- 2 cucharadas de brócoli orgánico picado
- 2 cucharadas de calabacitas orgánicas picadas
- 2 cucharadas de hongos orgánicos picados
- 30 gramos de queso Cheddar bajo en grasa

Mezcle los huevos con el estragón, la sal y la pimienta; ponga aparte. Rocíe una sartén con el aerosol antiadherente. Añada los vegetales y cocínelos durante dos minutos hasta que estén suaves. Vierta los huevos y cocínelos hasta que queden firmes. Espolvoree el queso. Cocine hasta que el queso se derrita.

FRITATTA DE ESPINACAS, ALCACHOFAS Y TOMATE SECADO AL SOL

Tiempo de preparación: 20 minutos.
Tiempo de cocinado: 20 minutos. Rinde de 6 a 8 raciones.

- 1 cucharada de aceite de oliva extravirgen
- ½ taza de cebolla dulce finamente picada
- 3 dientes de ajo machacados
- ½ taza de alcachofas picadas
- 1 bolsa de 300 gramos de espinacas tiernas orgánicas
- 5 huevos grandes orgánicos
- 4 claras de huevos grandes orgánicos
- ¼ de taza de leche descremada orgánica
- 3 cucharadas de tomate secado al sol, escurrido y finamente rebanado
- 1 cucharadita de albahaca
- 1 cucharadita de tomillo
- sal marina y pimienta gruesamente molida, al gusto
- 100 gramos de queso de cabra con pimienta, desmoronado

Precaliente el horno a 200 °C. Caliente a fuego medio una cacerola para hornear grande y con mango. Añada el aceite de oliva y ase la cebolla y el ajo hasta que se suavicen. Añada las alcachofas y las espinacas. Cocine hasta que las espinacas se ajen. Agregue un poco de agua si es necesario. En un tazón, bata los huevos, las claras, la leche, los tomates, la albahaca y el tomillo. Salpimiente. Vierta en la cacerola. Use una espátula para levantar las espinacas y alcachofas de modo que los huevos se expandan por debajo. Cocine a fuego medio hasta que los huevos estén apenas firmes. Rocíelos con queso de cabra y métalos al horno. Hornee de 15 a 20 minutos hasta que queden bien firmes.

CEREAL DE QUINOA PARA DESAYUNAR

Tiempo de cocinado: 10 minutos.
Rinde 5 raciones.

- 1 taza de quinoa orgánica
- 2 tazas de agua
- ½ taza de manzanas finamente rebanadas
- 1/3 de taza de pasas orgánicas
- ½ cucharada de canela
- yogur natural orgánico
- bayas frescas (opcional)

Enjuague la quinoa. En una cacerola mediana, hierva en agua la quinoa. Reduzca la flama y cueza a fuego lento por cinco minutos. Añada las manzanas, las pasas y la canela. Cocine hasta que se absorba el agua (alrededor de 10 minutos). Sirva con una porción de yogur, si lo desea. Para hacerlo más sabroso, puede cubrirlo con bayas frescas.

SMOOTHIES

Los *smoothies* son una fantástica manera de disfrutar los enormes beneficios que los alimentos verdes tienen para la salud.

Para incrementar aún más su valor nutrimental, añada una paletada de PEP (mezcla de péptidos polisacáridos) o del polvo Super Berry Powder. Estas deliciosas recetas de *smoothies* son cortesía de Judy Brown, la gerente de ventas de la Green Foods Corporation para la Costa Este y el Medio Este. Judy realizó una maestría en economía del consumidor y ha escrito varios libros sobre comida y nutrición. Es autora de *The Natural Lunchbox – Vegetarian Meals for School, Work, and Home*, y de *Flax – The Superfood* (vea la sección *Recursos*).

SMOOTHIE DE GRANADA Y BAYAS

Rinde 2 tazas

1 taza de jugo de granada orgánico sin endulzar
½ taza de arándanos azules orgánicos congelados
8 fresas frescas o congeladas
2 cucharaditas de jugo de hierba de cebada en polvo Green Magma

Licue todos los ingredientes hasta darles una textura uniforme.

SMOOTHIE DE ASAÍ CON GRANADA

Rinde 2 raciones (1¾ de taza).

1 taza de jugo de granada orgánico sin endulzar
½ taza (1 paquete) de asaí puro, congelado y sin endulzar
8 fresas frescas o congeladas
2 cucharaditas de jugo de hierba de cebada en polvo Green Magma

Licue todos los ingredientes hasta darles una textura uniforme.

SMOOTHIE DE ASAÍ CON FRESAS

Seguramente mis lectores se sorprenderán al ver una receta con jugo de manzana. Sin embargo, el jugo de manzana sin endulzar tiene un índice glucémico de 40, lo cual lo convierte en una opción aceptable para esta receta de *smoothie.* Tan sólo recuerde que, cuando coma fruta o prepare un *smoothie* no lo consuma con el estómago vacío. Coma primero algunas proteínas para evitar una elevación del azúcar en la sangre.

Rinde 2 raciones (1¾ de taza).

1 taza de jugo de manzana orgánico sin endulzar
½ taza (1 paquete) de asaí puro, congelado y sin endulzar
8 fresas frescas o congeladas
2 cucharaditas de jugo de hierba de cebada en polvo Green Magma

Licue todos los ingredientes hasta darles una textura uniforme.

SMOOTHIE DE GRANADA, PLÁTANO Y MAGMA

Rinde 2 raciones (1¾ de taza).

1 taza de jugo de granada
½ taza de agua
2 plátanos pelados y congelados
8 fresas congeladas
2 cucharaditas de jugo de hierba de cebada en polvo Green Magma

Licue todos los ingredientes hasta darles una textura uniforme.

SMOOTHIE DE BAYAS Y MAGMA

Rinde 2 tazas.

1 taza de agua
8 fresas frescas o congeladas
½ taza de arándanos azules orgánicos congelados
2 cucharaditas de néctar de agave orgánico
2 cucharaditas de jugo de hierba de cebada en polvo Green Magma

Licue todos los ingredientes hasta darles una textura uniforme.

Recursos

Para recibir las últimas noticias sobre salud, belleza, antienvejecimiento y otros temas presentados en *Rostro sin edad, mente sin edad*, visite www.nvperriconemd.com

Productos tópicos antioxidantes, antienvejecimiento y antiinflamatorios para la piel; Stimucell® y productos a base de mensajeros de las células madre

Productos tópicos de carnosina; agentes antiglicantes; productos para dar brillo a la piel

N.V. Perricone, M.D. Ltd., 888-823-7837
o www.nvperriconemd.com

N.V. Perricone M.D. Ltd. - Tienda principal : 791 Madison Avenue (esquina con 67th St.), Nueva York, NY

Sephora

Select Neiman Marcus

Nordstrom

Select Bloomingdales

Select Saks

Clyde's on Madison (926 Madison Avenue esquina con 74th St., Nueva York, NY)

Henri Bendel

Máscara de terapia de luz

Llame a N.V. Perricone, M.D., Therapeutics, 888-823-7837 para mayor información.

Guante de estimulación muscular eléctrica (EMS)

Llame a N.V. Perricone, M.D., Therapeutics, 888-823-7837 para mayor información.

Productos para problemas inflamatorios de la piel, incluido el acné

Skin Clear Nutritional Support System - Sistema de apoyo nutrimental

N.V. Perricone, M.D. Ltd., 888-823-7837 o www.nvperriconemd.com

N.V. Perricone M.D. Ltd. - Tienda principal : 791 Madison Avenue (esquina con 67th St.), Nueva York, NY

Problem Skin Topical Products Outpatient Therapy - Tratamientos tópicos

N.V. Perricone, M.D. Ltd., 888-823-7837 o www.nvperriconemd.com

N.V. Perricone M.D. Ltd. - Tienda principal : 791 Madison Avenue (esquina con 67th St.), Nueva York, NY

Sephora

Select Neiman Marcus

Nordstrom

Select Bloomingdales

Select Saks

Clyde's on Madison (926 Madison Avenue esquina con 74th St., Nueva York, NY)

Henri Bendel

Filtro solar para cara y cuerpo con humectante activo y factor de protección solar 15

N.V. Perricone, M.D. Ltd., 888-823-7837 o www.nvperriconemd.com

N.V. Perricone M.D. Ltd. - Tienda principal : 791 Madison Avenue (esquina con 67th St.), Nueva York, NY

Sephora

Select Neiman Marcus

Nordstrom

Select Bloomingdales

Select Saks

Clyde's on Madison (926 Madison Avenue esquina con 74th St., Nueva York, NY)

Henri Bendel

Impulsores de la libido, la energía y el bienestar

Fragancia terapéutica antienvejecimiento a base de neuropépidos y feromonas

Esta fórmula única combina las feromonas con una fragancia rica en esencias botánicas terapéuticas. El resultado es un impulsor terapéutico del ánimo y la libido que también puede reforzar la memoria y la claridad mental, aliviar la depresión, aumentar la seguridad en uno mismo e incrementar nuestro atractivo para el sexo opuesto. Además, como la parte límbica del cerebro es la que controla las funciones autónomas del cuerpo, estas fragancias también pueden disminuir la presión arterial; incrementar la irrigación sanguínea hacia el cerebro, con lo cual eliminan la confusión que a veces afecta a las personas mayores; aumentar la capacidad para resolver problemas; reducir los niveles del cortisol, adrenalina y de las hormonas del estrés, y retardar el proceso de envejecimiento. Para aprender más sobre el producto Synergy, consulte el libro *Dr. Perricone's 7 Secrets to Beauty, Health and Longevity.*

N.V. Perricone, M.D. Ltd., 888-823-7837 o www.nvperriconemd.com

N.V. Perricone M.D. Ltd. - Tienda principal : 791 Madison Avenue (esquina con 67th St.), Nueva York, NY

Sephora

Select Neiman Marcus

Nordstrom

Select Bloomingdales

Select Saks

Clyde's on Madison (926 Madison Avenue esquina con 74th St., Nueva York, NY)

Henri Bendel

Agentes antiglicantes

Benfotiamina
Carnosina
Piridoxamina
Coenzima Q-10 (CoQ-10)
Glutatión

N.V. Perricone, M.D., Therapeutics, 888-823-7837 o www.nvperriconemd.com

N.V. Perricone M.D. Ltd. - Tienda principal : 791 Madison Avenue (esquina con 67th St.), Nueva York, NY

Total Skin and Body - Suplementos para reducir las arrugas

N.V. Perricone, M.D. Ltd., 888-823-7837 o www.nvperriconemd.com

N.V. Perricone M.D. Ltd. - Tienda principal : 791 Madison Avenue (esquina con 67th St.), Nueva York, NY

Sephora

Select Neiman Marcus

Nordstrom

Select Bloomingdales

Select Saks

Clyde's on Madison (926 Madison Avenue esquina con 74th St., Nueva York, NY)

Henri Bendel

Productos para el control del peso/Estabilizadores del azúcar en la sangre

Suplementos para el control del peso
Cromo marca Chromate®
Extracto de las fracciones D y SX del hongo maitake
Ácido linoleico conjugado
Coenzima Q-10
Carnitina y Acetil-L-Carnitina
Ácido Alfa Lipoico
Ácido Linoleico Gamma
Polvo de Glutamina L

N.V. Perricone, M.D. Ltd., 888-823-7837 o www.nvperriconemd.com

N.V. Perricone M.D. Ltd. - Tienda principal : 791 Madison Avenue (esquina con 67th St.), Nueva York, NY

Cápsulas de aceite de pescado de alta calidad

N.V. Perricone, M.D. Ltd., 888-823-7837 o www.nvperriconemd.com

N.V. Perricone M.D. Ltd. - Tienda principal : 791 Madison Avenue (esquina con 67th St.), Nueva York, NY

Vital Choice Seafood, 8000-608-4825, www.vitalchoice.com

Optimum Health International, 800-228-1507 www.opthealth.com

Suplementos nutrimentales/Rejuvenecedores de las mitocondrias

Suplementos contra el envejecimiento y la inflamación

Los suplementos nutrimentales Skin and Total Body formulados por N.V. Perricone M.D., están disponibles en:

N.V. Perricone, M.D. Ltd., 888-823-7837 o www.nvperriconemd.com

N.V. Perricone M.D. Ltd. - Tienda principal : 791 Madison Avenue (esquina con 67th St.), Nueva York, NY

Sephora

Select Neiman Marcus

Nordstrom

Select Bloomingdales

Select Saks

Clyde's on Madison (926 Madison Avenue esquina con 74th St., Nueva York, NY)

Henri Bendel

Optimum Health International, 800-228-1507 www.opthealth.com

Life Extension Foundation, 800-544-4440 o www.lef.org

AstaREAL® - suplementos de astaxantina

N.V. Perricone, M.D. Ltd., 888-823-7837 o www.nvperriconemd.com

CAN-C - gotas de carnosina para los ojos

IAS Group.(International Aging Systems), www.antiaging-systems.com

Nombre: International Antiaging Systems
Dirección: IAS House, PO Box 6, Dept.P, Sark GY9 oSB, Gran Bretaña
Teléfono (EUA) 415-992-5563 (RU) 0208.123.2106
Fax (EUA) 415-366-1503 (RU) 0208.181.6106
Email: ias@antiaging-systems.com
Sitio en internet: www.antiaging-systems.com

Nota: Mencione al doctor Perricone y obtenga el envío y el manejo gratis en su primera orden.

Piridoxamina – La rara vitamina B antienvejecimiento

IAS Group (International Aging Systems), www.antiaging-systems.com

Nombre: International Antiaging Systems
Dirección: IAS House, PO Box 6, Dept.P, Sark GY9 oSB, Gran Bretaña
Teléfono (EUA) 415-992-5563 (RU) 0208.123.2106
Fax (EUA) 415-366-1503 (RU) 0208.181.6106
Email: ias@antiaging-systems.com
Sitio en internet: www.antiaging-systems.com
Nota: Mencione al doctor Perricone y obtenga el envío y el manejo gratis en su primera orden.

Pycnogenol

Distribuidor exclusivo para Norteamérica: Natural Health Science, Inc., Hoboken, NJ. Hoy, el Pycnogenol® está disponible en más de 600 suplementos alimenticios, multivitamínicos y alimentos funcionales de todo el mundo. Los productos con Pycnogenol® están a la venta en la tienda naturista, farmacia o colmado de su localidad, así como en internet.

Si desea más información, por favor visite su sitio en internet en www.pycnogenol.com

Rhodiola-Arctic Root®

El suplemento Arctic Root está hecho a partir de un especialísimo extracto de *Rhodiola rosea* (SHR-5), y fue creado para aliviar el estrés, aumentar la claridad mental y la energía, y fomentar un estado de ánimo positivo. Arctic Root es un producto único, y fue producido después de 30 años de investigaciones, pruebas clínicas y estudios de seguridad realizados por el Instituto Sueco de Herbolaria.

Información y pedidos: www.proactivebio.com

Resveratrol
Enzymatic Therapy
Enzimatic Therapy, Inc., 825 Challenger Drive, Green Bay, WI 54311, www.enzy.com

Vitacost
Resveratrol NSI – 100 mg
Extracto de semilla de uva con Resveratrol NSI – 120 mg
Té verde, C, Complejo de uva NSI
www.vitacost.com

Bullwater Health & Fitness
Pomología antienvejecimiento con la fórmula del Resveratrol
www.pomology.com/

Country Life
www.country-life.com/

Jarrow Formulas
www.jarrow.com/main.php

Suplementos para la salud de los huesos y el apoyo cardiovascular

Vitamina K2

Vitamina K2/Soluciones para los huesos

Advanced Biosolutions, 888-887-7498 o www.drsinatra.com

Ácido ortisilícico estabilizado con colina (ch-OSA®), Jarrow Formulas® BioSil®, disponibles en www.jarrow.com

Orégano P 73 y productos relacionados

El aceite de orégano es un producto herbario empleado desde los tiempos bíblicos. Fue muy usado en la antigua Grecia con fines terapéuticos. El aceite de orégano es un potente antiséptico, es decir, mata los gérmenes. Las investigaciones demuestran que es muy efectivo para matar una amplia variedad de hongos, levaduras y bacterias, incluidos el estafilococo EDMR y el responsable de la gripe aviar, así como parásitos y virus.

North American Herb & Spice, 800-243-5242 o www.oreganol.com

Lectura recomendada: *Natural Cures for Killer Germs* y *The Cure is in the Cupboard* de Cass Ingram (www.amazon.com)

Bloqueadores de carbohidratos y azúcares
Bloqueadores de carbohidratos Phase 2

Natrol's Carb Intercept y Slenderlite, están disponibles en farmacias, supermercados y tiendas naturistas

Contacte a Carb-Ease para encontrar un distribuidor cerca de usted: www.advocare.com

Alimentos recomendados

Salmón salvaje de Alaska/atún/mero/sardinas; arándanos azules silvestres; chocolate oscuro orgánico; hierbas y especias orgánicas; tés orgánicos; salchichas y hamburguesas de salmón.

Vital Choice Seafood: El salmón salvaje de Alaska tiene un perfil de ácidos grasos más saludable (menos grasas saturadas, mayor proporción de ácidos grasos omega-3 en relación con las grasas saturadas) que el salmón de criadero. Los productos de Vital Choice Seafood (el salmón, el atún y el mero) se pescan en el mar, se congelan de inmediato, se empacan en hielo seco y se entregan vía FedEx o UPS a precios accesibles. En el año 2000, el salmón salvaje de Alaska fue el primer producto pesquero declarado sustentable por el Marine Stewardship Council. www.vitalchoice.com o 800-608-4825.

Acai (Fruta amazona rica en antioxidantes)

La fruta del acai tiene más antioxidantes que el arándano azul, la granada o el vino tinto; también contiene omegas esenciales (grasas saludables), aminoácidos, calcio y fibra.

Superpolvo de bayas con acai

Polvo de bayas para preparar bebidas. Contiene altas cantidades de antioxidantes y antiinflamatorios. Ambas sustancias ayudan a mantener la buena salud celular y protegen contra el daño de los radicales libres, además de apoyar el funcionamiento de los órganos principales del cuerpo. Contiene acai, considerado el superalimento n.°1 en el libro *The Perricone Promise* del doctor Perricone.

N.V. Perricone, M.D. Ltd., 888-823-7837 o www.nvperriconemd.com

N.V. Perricone M.D. Ltd. - Tienda principal : 791 Madison Avenue (esquina con 67th St.), Nueva York, NY

Las bebidas de acai marca Sambazon también pueden encontrarse en Whole Foods Market y en las tiendas Wild Oats. www.samabzon.com

Aguacate
Recetas e información: The California Avocado Board, www.avocado.org

Frijoles y lentejas
Westbrae Naturals vende frijoles orgánicos certificados, incluidas las raras variedades *heirloom*. Consulte en internet www.wesrbrae.com/productos/index.html o llame al 800-434-4246.

Pasta de pluma con bloqueador de carbohidratos Phase 2
www.molinarimills.com

Aceite de coco
www.spectrumorganics.com

Foods Alive - Galletas orgánicas de lino dorado (sin grano)
www.foodsalive.com

Productos lácteos y quesos orgánicos
www.organicvalleycoop.com

Organic Valley es una granja orgánica y pertenece a los productores desde 1988.

Esta cooperativa de más de 1100 granjeros tiene los mejores productos orgánicos, entre ellos, leche, yogur y queso. Están disponibles en tiendas naturistas y en la sección de alimentos orgánicos de los supermercados. Para encontrar una tienda cerca de usted, visite su página en internet.

Productos lácteos de cabra y oveja
Redwood Hill Farms
www.redwoodhills.com

El delicioso yogur de leche de cabra y los finos quesos artesanales de esta empresa son excelentes para cocinar. Pruebe el yogur de leche de cabra en casi cualquier receta que lleve leche, crema, crema ácida o mantequilla. Sus quesos, jóvenes o maduros, blandos o granulosos, untables o duros, son perfectos para cualquier plato. El queso de cabra, al igual que su leche, es más fácil de digerir y contiene menos calorías, colesterol y grasa que su contraparte bovina. Además, es rico en calcio, proteínas, vitamina A, vitamina K, fósforo, niacina y tiamina. En su página en internet, podrá encontrar fabulosas recetas.

The Coonridge Organic Goat Cheese Dairy – queso de cabra orgánico
www.coonridge.com

Desde 1981, la compañía Coonridge Organic Goat Cheese Dairy ha cambiado el panorama de los quesos naturales. Ofrece un sabor superior y una nutrición completa en paquetes reusables. Coonridge demuestra que la excelencia en el sabor y la nutrición no están reñidas con el medio ambiente, la salud de las cabras o su salud. Además de ofrecer quesos y productos de origen animal sostenibles, libres de sustancias químicas y no industrializados, se esfuerzan por siempre vivir en armonía con el mundo natural que nos sostiene a todos.

Queso feta
www.malincho.com

Ordene en línea o llame al 866-203-3525. Esta compañía ofrece un excelente queso feta de cabra proveniente de los Balcanes, de gran sabor. También vende otros productos.

Quesos italianos para rallar, incluido el Pecorino Romano y el parmigiano Reggiano
www.formaggio-kitchen.com

Desde los quesos de las altas montañas del Valle d'Aosta y del brumoso Piedmont hasta los de la Toscana y de las islas Sicilia y Cerdeña, los quesos de Italia ofrecen variedad no sólo en tamaño y forma, sino también en textura y sabor.

Kefir y Yogur

Helios Nutrition es una pequeña fábrica de productos lácteos ubicada en Sauk Centre, Minnesotta que elabora *kefir* de varios sabores adicionado con FOS (un polisacárido prebiótico). Localice sus tiendas en el 888-3 HELIOS o en www.heliosnutrition.com/html/where_to_buy.html

El yogur Stonyfield Farm se encuentra a la venta en varios comercios de alimentos. Vea el localizador de tiendas en www.stonyfield.com/StoreLocator/

El yogur Horizon Organic se encuentra a la venta en varios comercios de alimentos. Vea el localizador de tiendas en www.horizonorganic.com/findingproducts/index.html

Diamond Organics, Inc. vende yogur orgánico directamente a los consumidores a través de www.diamondorganics.com/diary.html#straus

Goji (baya tibetana)
The Tibetan Goji Berry Company

Todas las bayas *goji* que se distribuyen en el mundo se procesan por medio de la Tibetan Goji Berry Company. Esta distribuidora exclusiva trabaja en pro de la conservación botánica y contra el cultivo excesivo de esta limitada especie de baya silvestre. Disponible en el 866-328-4654 o en www.GojiBerry.com

Carne de res 100 por ciento alimentada con pasto
www.eatwild.com/

Eatwild.com es su opción para comprar carne de res, cordero, cabra, bisonte, aves y cerdo, así como productos lácteos seguros, saludables, naturales y nutritivos, todos obtenidos de animales alimentados con pasto. Este sitio tiene tres metas: poner a los consumidores en contacto con proveedores confiables de productos naturales derivados de los animales alimentados con pasto; proporcionar información completa y precisa sobre los beneficios de criar animales en las pasturas; y crear un mercado para los granjeros que crían su ganado exclusivamente en las pasturas y que promueven de manera activa el bienestar de sus animales y la salud de las tierras.

El Neff Family Ranch ofrece carne de ganado alimentado 100 por ciento en pasturas orgánicas.
www.nfrnaturalbeef.com

Lecturas recomendadas:

Perricone, Nicholas, *Dr. Perricone's 7 Secrets to Beauty, Health and Longevity,* Nueva York, Ballantine Books, 2006. www.amazon.com

Perricone, Nicholas, *The Perricone Weight Loss Diet,* Nueva York, Ballantine Books, 2005. www.amazon.com

Perricone, Nicholas, *The Perricone Promise,* Warner Books, 2004.

Perricone, Nicholas, *The Clear Skin Prescription*, HarperCollins, 2003.

Perricone, Nicholas, *The Perricone Prescription, HarperCollins, 2002.*

Perricone, Nicholas, *The Wrinkle Cure*, Warner Books, 2001.

Preuss, Harry y Bill Gotlieb, *The Natural Weight Loss Pharmacy,* Broadway Books, 2007. www.amazon.com

Preuss, Harry y Sensuke Konno, *Maitake Magic*, Freedom Press, 2002. www.amazon.com

Robinson, Jo, *Pasture Perfect: The Far-Reaching Benefits of Choosing Meat, Eggs and Dairy Products from Grass-Fed Animals,* www.eatwild.com

Pollen, Michael, *The Omnivore's Dilemma.* De venta en librerías, www.amazon.com y www.eatwild.com

Hagiwara, Yoshishide, *Green Barley Essence: The Ideal Fast Food,* Hightstown, Nueva Jersey, McGraw-Hill, 1985.

Swope, Mary Ruth y David A. Darboro, *Green Leaves of Barley: Nature's Miracle Rejuvenator,* Lone Star, Texas, Swope Enterprises, 1996.

Meyerowits, Steve, *Wheat Grass: Nature's Finest Medicine,* Great Barrington, MA, Sproutman Publications, 1998. www.amazon.com. *Nota*: Este libro trata sobre las hierbas de los cereales, no sólo la del trigo, y contiene una extensa sección de investigaciones científicas sobre los beneficios para la salud del jugo de hierba de cebada.

Simonsohn, Barbara, *Barley Grass Juice: Rejuvenation Elixir and Natural, Healthy Power Drink,* Twin Lakes, WI, Lotus Press, 2001.

Alimentos verdes

Hierba de cebada orgánica certificada, polvo Green Magma y suplementos. Disponibles en tiendas naturistas como Whole Foods y Wild Oats. Si desea conocer otras tiendas y vendedores en línea, visite www.greenfoods.com

Té verde

Para tés de alta calidad (verde, blanco y negro) con el mayor contenido de polifenol:

The Yau Hing Company, 415-395-0868 www.YHTEAS.com

888-ORGANIC (888-674-2642).

Extracto de té verde

Las sustancias activas del té verde son los polifenoles, de los cuales el más poderoso es un antioxidante llamado galato de epigalocatequina 3 (EGCG por sus siglas en inglés). Usted puede encontrar en farmacias y tiendas naturistas varios productos que contienen extracto de té verde o EGCG. Shogun Imperial Green Tea, el té verde más potente del mundo, está disponible en forma de cápsula en farmacias y tiendas naturistas regionales, o bien, en www.grenfoods.com. Life Extension ofrece un excelente extracto de té verde disponible en www.lef.org.

Teavigo Pure - potente extracto de té verde natural
DSM Nutritional Products www.dsm.com

Frutas y verduras orgánicas a domicilio

Diamond Organics, Inc. vende bayas orgánicas certificadas (en temporada, de mayo a octubre) directo a los consumidores. Visite www.diamonorganics.com o llame al 888-ORGANIC (888-674-2642).

Mercados orgánicos

En ellos encontrará pescado, pollo, otras carnes, huevos, verduras, cebada, avena, alforfón, frijoles, lentejas, chiles, nueces, semillas, aceite de oliva extravirgen, hierbas, especias, agua de manantial, té (verde, blanco y negro), suplementos nutrimentales, *kefir* y yogur, etcétera.

Whole Foods Market tiene una notable variedad de alimentos orgánicos. Regístrese en su sitio en internet para encontrar una tienda cerca de usted. www.wholefoods.com

Wild Oats es otra cadena nacional que ofrece una excelente selección de alimentos orgánicos y naturales. Para encontrar una tienda cerca de usted, visite www.wildoats.com

Productos alimentarios con péptidos polisacáridos (antiinflamatorios y antienvejecimiento)

N.V. Perricone, M.D. Ltd., 888-823-7837 o www.nvperriconemd.com

N.V. Perricone M.D. Ltd. - Tienda principal : 791 Madison Avenue (esquina con 67th St.), Nueva York, NY

Pistaches

California Pistachio nuts www.everybodynuts.com. A la venta en supermercados y tiendas de abarrotes.

Jugo y concentrado de granada (muy rico en antioxidantes)

POM Wonderful: 310-966-5800 o www.pomwonderful.com También disponible en supermercados y tiendas naturistas.

Agua pura de manantial

Agua Poland Spring. A la venta en supermercados y tiendas de abarrotes.

Fiji water es un tipo de agua artesanal embotellada en su fuente en las islas Fiji. Disponible en las principales tiendas de abarrotes y cadenas de supermercados. También puede pedirse a domicilio en los territorios continentales de Estados Unidos en www.fijiwater.com

Vegetales marinos

Maine Coast Sea Vegetables. www.seaveg.com

Eden Foods. www.edenfoods.com

Germinados: Información y distribuidores

La International Sprout Growers Association (ISGA – www.isgasprouts.org) es una organización profesional de productores y empresas de germinados que ofrecen productos y servicios a la industria de los germinados. En su página en internet, podrá encontrar información, recetas y notas de gran interés sobre la salud.

Extracto de cúrcuma

New Chapter, Inc. ofrece el potentísimo extracto de cúrucuma TurmericForce. www.new-chapter.com u 800-543-7279.

La mayoría de las tiendas naturales y de abarrotes también venden raíz fresca de cúrcuma.

Recetas

www.wildoats

Quisiera agradecer a Judy Brown, gerente de ventas de Green Foods Corporation para la Costa Este y el Medio Oeste, por crear las deliciosas recetas para *smoothies* que se incluyen en este libro. Judy realizó una maestría en economía del consumidor. Es autora de *The Natural Lunchbox – Vegetarian Meals for School, Work, and Home*, y de *Flax – The Superfood*, publicados por la Book Publishing Company. 800-695-2241.

Judy ha publicado más de 40 artículos sobre alimentos naturales.

Utensilios de cocina

No es sorpresa que mis utensilios de cocina favoritos provengan de Francia, uno de los países más afamados por su excelsa cocina. Los utensilios que usted elija son muy importantes tanto para su salud como para el sabor de su comida. Los de porcelana y hierro esmaltado no interactúan con sus alimentos, lo cual es particularmente importante al manejar alimentos ácidos como el vinagre y el limón. Evite los utensilios antiadherentes. Aunque los recomendados cuestan un poco más, si se les cuida apropiadamente le durarán toda la vida, una sabia inversión que sólo tendrá que hacer una sola vez.

Emile Henry – Utensilios de cocina
www.emilehenry.com.

La región francesa de la Borgoña es el hogar de los utensilios de cocina Emile Henry. Desde 1850, cinco generaciones de la familia Henry han fabricado a mano estos famosos productos que pueden usarse por igual en el horno y en la mesa. Desde que empezaron a producirlos, su mayor beneficio ha sido su capacidad de distribuir calor de manera gradual y equitativa en todo el alimento, de modo que las fibras se suavizan poco a poco. Disponible en tiendas finas como Willims-Sonoma. Si desea ver listas completas de ventas al pormenor y en línea, visite su página en internet.

Le Creuset

Le Creuset es el principal productor mundial de utensilios de cocina de hierro esmaltado. Al igual que Emile Henry, los productos de Le Creuset son tan bonitos como funcionales. Todos están hechos de hierro esmaltado, material que se ha usado para utensilios de cocina desde la Edad Media. En 1925, la fundería empezó a producir hierro esmaltado al vaciar a mano el hierro fundido en moldes de arena, todavía la etapa más delicada del proceso de producción. Aún hoy, después de vaciarlo, cada molde se destruye y el utensilio se pule y lija a mano. Una vez que los artículos están listos para esmaltarse, se les rocía con dos capas de esmalte, y tras cada procesose les pone al fuego a una temperatura de 800 °C. Entonces, el esmalte se vuelve extremadamente rígido y durable, lo cual lo hace casi invulnerable al daño por uso normal. Como muchos de sus acabados están hechos a mano, cada pieza de hierro esmaltado de Le Creuset es única.

Productos recomendados para el cuidado del hogar

Seventh Generation

Existe una alternativa a los limpiadores tóxicos, así como al papel y el plástico antiecológicos. Yo recomiendo los productos Seventh Generation, los cuales ofrecen una línea completa de productos no tóxicos para el cuidado del hogar. Todos sus productos están diseñados para funcionar tan bien como los tradicionales, pero usan materiales renovables, no tóxicos, libres de fosfato y biodegradables que, además, nunca se prueban en animales. Son tan suaves con el planeta como con las personas, y no crean vapores ni dejan residuos que puedan afectar a su familia o a sus mascotas. Si desea saber más y encontrar alguna tienda o vendedor en línea, visite www.seventhgeneration.com.

Información sobre educación para la salud

Estos sitios en internet ofrecen información interesante sobre temas de nutrición, curación natural, comida y salud holística.

IAS Group es una notable fuente de información acerca de medicina contra el envejecimiento, nutrición y otros temas.

Nombre: International Antiaging Systems
Dirección: IAS House, PO Box 6, Dept.P, Sark GY9 0SB, Gran Bretaña
Teléfono (EUA) 415-992-5563 (RU) 0208.123.2106
Fax (EUA) 415-366-1503 (RU) 0208.181.6106
Email: ias@antiaging-systems.com
Sitio en internet: www.antiaging-systems.com
Nota: Mencione al doctor Perricone y obtenga el envío y el manejo gratis en su primera orden.

Para conocer las últimas noticias científicas e información sobre alimentos y suplementos nutrimentales, incluidos los beneficios de la semilla de ajonjolí en la pérdida de peso, visite www.lef.org.

El Consejo Europeo de Información sobre alimentos (EUFIC) es una organización no lucrativa que maneja información científica sobre alimentos y temas relacionados para ofrecerla a medios de comunicación, educadores, nutriólogos y líderes de opinión. www.eufic.org.

Más información sobre el índice glucémico en www.glycemicindex.com.

Si desea información sobre salud y nutrición general, por ejemplo, sobre los diferentes tipos de carnes y azúcares, visite www.mercola.com.

Si desea saber más sobre los fitonutrimentos anticancerígenos presentes en las frutas y verduras, visite la página del American Institute for Cancer Research: www.aicr.org.

Si desea encontrar información sobre los beneficios de varios tipos de ejercicio, con ilustraciones, visite las siguientes páginas en internet: El President's Council on Physical Fitness (PCPFS), www.fitness.gov y el National Institute of Aging www.niapublications.org.

Beneficios del aceite de oliva en la salud

www.iooc.com

Edulcorantes no glucémicos

Para saber más sobre los pros y contras de todos los edulcorantes disponibles, tanto naturales como artificiales, visite www.holistimced.com/sweet.

Si desea información sobre la estevia, visite www.stevia.net.

Si desea información sobre el sustituto natural de azúcar ZSweet, visite www.eridex.com.

Si desea información completa sobre alimentos de soya, visite www.soyfoods.com.

Para conocer acerca de la seguridad en pescados y mariscos, visite la página en internet de la Union of Concerned Scientists, www.ucsusa.org; la página sobre seguridad alimentaria de la Federal Food and Drug Administration (FDA), www.cfsan.fda.gov/~frf/sea-mehg.html; y las de la Environmental Protection Agency (EPA), www.epa.gov/ost/fish, www.epa.gov/mercury, o www.vitalchoice.com.

Sobre el autor

El doctor Nicholas Perricone es el reconocido autor de libros como *Dr. Perricone's 7 Secrets to Beauty, Health and Longevity*; *The Perricone Weight-Loss Diet*; *The Wrinkle Cure*; *The Perricone Prescription* y *The Perricone Promise.* Es dermatólogo, inventor, investigador científico y experto en la prevención del envejecimiento. Ha sido tema de una serie de documentales de la PBS así como un popular invitado en *The Oprah Winfrey Show*, *Today*, *20/20*, *Good Morning America* y *Larry King Live,* entre otros programas. Es profesor adjunto de medicina en el Colegio de Medicina Humana de la Universidad Estatal de Michigan. Visite su página en internet: www.nvperriconemd.com.